PROFESSIONS À PART ENTIÈRE

JULIEN PRUD'HOMME

PROFESSIONS À PART ENTIÈRE

Histoire des ergothérapeutes, orthophonistes, physiothérapeutes, psychologues et travailleuses sociales au Québec

Les Presses de l'Université de Montréal

Catalogage avant publication de Bibliothèque et Archives nationales du Québec et Bibliothèque et Archives Canada

Prud'homme, Julien

Professions à part entière: histoire des ergothérapeutes, orthophonistes, physiothérapeutes, psychologues et travailleuses sociales au Québec

Comprend des réf. bibliogr.

ISBN 978-2-7606-2254-8

1. Personnel paramédical - Québec (Province) - Histoire - 20e siècle. 2. Pratique professionnelle - Québec (Province) - Histoire - 20e siècle. 3. Femmes en médecine - Québec (Province) - Histoire- 20e siècle. 4. Santé, Services de - Québec (Province) - Histoire - 20e siècle. I. Titre.

R697.A4P78 2011 610.6909714'09045 C2011-941075-3

Dépôt légal : 3e trimestre 2011
Bibliothèque et Archives nationales du Québec

Les Presses de l'Université de Montréal reconnaissent l'aide financière du gouvernement du Canada par l'entremise du Fonds du livre du Canada pour leurs activités d'édition.
Les Presses de l'Université de Montréal remercient de leur soutien financier le Conseil des arts du Canada et la Société de développement des entreprises culturelles du Québec (SODEC).

Cet ouvrage a été publié grâce à une subvention de la Fédération canadienne des sciences humaines de concert avec le Programme d'aide à l'édition savante, dont les fonds proviennent du Conseil de recherches en sciences humaines du Canada.

IMPRIMÉ AU CANADA EN JUILLET 2011

Remerciements

La production de ce manuscrit doit beaucoup au soutien enthousiaste de MM. Robert Gagnon, Yves Gingras et Paul-André Linteau, professeurs au département d'histoire de l'Université du Québec à Montréal (UQÀM), ainsi qu'à Peter L. Twohig, professeur d'histoire à la St. Mary's University et membre du Gorsebrooke Research Institute.

Il me faut remercier avec insistance le Centre interuniversitaire de recherche sur la science et la technologie (CIRST) et son personnel pour le soutien apporté à mon travail. Mes travaux ont également bénéficié de l'aide financière du Conseil de la recherche en sciences humaines du Canada (CRSH) et de la Chaire de recherche du Canada sur l'histoire et la sociologie des sciences.

J'ai aussi reçu, lors de mes visites auprès de multiples ordres professionnels, établissements de soins et centres de documentation, l'appui enthousiaste et éclairé d'un grand nombre de professionnelles et de professionnels d'une remarquable ouverture d'esprit, sans qui cet ouvrage n'aurait jamais vu le jour. Que tous et toutes reçoivent les plus vifs remerciements.

Enfin, j'aimerais remercier de tout cœur Paschale, Rémi, Simon et Léon pour leur soutien, leur amour et leur inspiration.

Introduction

Sur le patient en quête de soins se penchent de nombreux visages. Avec le temps, ces visages changent. Il y a peu, le personnel soignant se divisait pour l'essentiel en deux groupes, médecins et infirmières. Depuis une trentaine d'années, des professionnelles d'un troisième type brouillent ce portrait convenu, transforment les milieux de soins et l'expérience des patients. Ergothérapeutes, psychologues, orthophonistes, physiothérapeutes diagnostiquent et traitent désormais à leur manière, incarnant un type nouveau d'expert en matière de soins.

Telle n'était pas leur vocation originelle. Intégrées aux hôpitaux sous les épithètes d'« auxiliaires » ou de « paramédicales », elles ne se sont que peu à peu émancipées et pourvues des personnalités propres qui en font aujourd'hui des « professionnelles de la santé ». En réinventant leur rôle auprès des patients, ces soignantes ont bousculé les hiérarchies et fondé des pratiques neuves. En ce début de 21e siècle, orthophonistes, physiothérapeutes et psychologues travaillent en toute autonomie, évaluant et traitant des patients dont elles assument seules la responsabilité.

La multiplication des paramédicales témoigne de leur nouvelle importance. De quelques dizaines en 1950, l'effectif total des professions soignantes, mais non médicales et non infirmières, est passé à plus de 26 000 personnes en 2005 au Québec, dont 16 000 dans les seuls établissements publics. De 1990 à 2000, leur nombre dans le réseau public a crû de 43 %, alors que l'effectif médical et infirmier demeurait stationnaire[1]. Par

1. M. St-Pierre, *Le système de santé et des services sociaux du Québec. Une image chiffrée*, Québec, MSSS, 2001, cité par Gilles Dussault et Carl-Ardy Dubois,

voie de conséquence, la part des paramédicales dans le personnel soignant est ainsi passée de 2 % à 17 % entre 1961 et 2001. C'est dire à quel point ces groupes contribuent au renouvellement tous azimuts des marchés de la santé.

Ce livre lève le voile sur des professions jeunes, féminines et méconnues. Pour en apprécier le poids et la diversité, il ratisse large en abordant l'histoire conjointe de cinq professions paramédicales dans le Québec de 1940 à 2010. Toutes exercent des métiers bien différents. Les psychologues et les travailleuses sociales sont des professions *psychosociales*, intéressées aux troubles de la psyché et de l'intellect. Les ergothérapeutes, les physiothérapeutes et les orthophonistes sont des spécialistes de la *réadaptation physique*: elles s'attardent aux maux du corps, aident les gens à atténuer les effets de lésions physiques et, plus récemment, de fonctions altérées du cerveau. Leurs histoires racontent des pratiques changeantes, des concurrences houleuses et des échanges entre marchés publics et privés. Elles renouvellent notre compréhension du monde québécois de la santé.

Car l'histoire des professions paramédicales est stimulante à plus d'un titre. Nombreuses, cohabitant dans des espaces restreints, elles appellent une approche comparative qui souligne les convergences, les divergences et le poids des contacts interprofessionnels. La place à part des « paramédicales », c'est-à-dire un personnel soignant qui n'est ni médecin ni infirmier, nous incite à dépasser une vision convenue des divisions du travail soignant. Leurs métamorphoses dans un contexte de réformes publiques successives révèlent aussi les rapports entre les personnels de la santé et les structures qui les emploient. Enfin, leur éclosion tardive, au milieu du 20ᵉ siècle et surtout après 1970, nous plonge dans les mutations les plus récentes de notre réseau de soins, forçant l'historien à prendre place dans les discussions actuelles sur la santé – une tâche salutaire pour des érudits qui, comme l'indiquait François Guérard, s'en sont trop abstenus jusqu'ici[2].

« Les personnels de la santé », Vincent LEMIEUX *et al.* (dir.), *Le système de santé au Québec*, Québec, Presses de l'Université Laval, 2003, p. 239-241; Gilles DUSSAULT, « Les producteurs de services sociosanitaires », Vincent LEMIEUX *et al.* (dir.), *Le système de santé au Québec*, Sainte-Foy, Presses de l'Université Laval, 1994, p. 198-204.

2. François GUÉRARD, « Ville et santé au Québec. Un bilan de la recherche historiographique », *Revue d'histoire de l'Amérique française*, 53, 1 (1999): 43.

On suivra ces professionnelles de la santé à la trace et sur un temps assez long qui s'étend de 1940 à 2010. Une première période voit l'origine des métiers paramédicaux, de la fin du 19e siècle jusqu'à la Révolution tranquille. La seconde période court de 1970 à 1985 : elle met en scène des professions arrivant à maturité dans ce qui devient le « réseau » québécois de la santé. La troisième période couvre les années 1985-2010, une époque de mutations tout aussi conséquentes que les précédentes et auxquelles les paramédicales s'insèrent avec volontarisme. Durant toutes ces années, les paramédicales agissent et évoluent. Elles se constituent autour d'écoles qui leur servent d'interfaces avec la science. Elles se dotent d'associations qui les représentent sur la place publique, négocient avec l'État et croisent le fer avec divers rivaux, médecins, infirmières ou – cela arrive – autres paramédicales.

Mais aussi, et surtout, les cliniciennes s'absorbent dans leur travail, qu'elles transforment au quotidien pour le conformer à leurs aspirations professionnelles.

Raconter les professionnelles de la santé

Dès leur entrée, timide, dans les hôpitaux québécois du milieu du 20e siècle, les soignantes « paramédicales » ont revendiqué un titre précis, celui de « professionnelles ». Mais que désiraient-elles ? En français, une telle demande paraît floue, car le terme « profession » peut désigner n'importe quelle occupation rétribuée. Ce qu'elles ont en tête est plus précis : en anglais, le nom décrit un cercle plus restreint de métiers prestigieux et pourvus de privilèges légaux importants, comme les médecins. Ce privilège légal rend les membres du groupe seuls aptes à accomplir certains actes ; nul autre qu'un médecin, par exemple, n'a le droit de pratiquer la chirurgie et de prescrire des médicaments. Devenir « professionnel » au 20e siècle signifie donc joindre un club huppé de métiers détenant, chacun, le plein monopole d'une expertise.

Mais pour se muer en pareilles « expertes », les paramédicales devront se métamorphoser du tout au tout. Le chemin ne sera pas linéaire : il sera sinueux et incertain. Et il ne suffit pas d'aller revendiquer au Parlement : les politiques de la santé, les politiques de l'expertise, sont plus subtiles. C'est leur pratique entière, jusqu'à la finalité de leur travail, que les physiothérapeutes, les psychologues ou les orthophonistes transformeront en profondeur, et plus d'une fois. Raconter leur histoire, c'est raconter l'évolution des regards sur le patient, des interactions quotidiennes avec les collègues, les médecins ou les administrateurs, c'est raconter l'apprivoisement de concepts et d'outils thérapeutiques qui vont jusqu'à modifier ce que le mot « santé » veut dire dans les sociétés du 20e, puis du 21e siècle.

C'est également raconter comment les paramédicales nomment leurs patients, les trient, les évaluent. On parlera de « diagnostic », pas dans le sens étroit de l'esprit de la loi qui le réserve aux médecins, mais au sens de l'acte général d'interpréter les problèmes de son patient et d'y assigner une définition, une cause, un pronostic, un traitement à suivre. Au travail, lorsque se présente un patient, diagnostiquer signifie nommer le mal, identifier ce qu'il faut en faire, décider de la suite des opérations : admettre ou non le patient, le prendre en charge soi-même, l'adresser à d'autres, ou pas. Les catégories utilisées déterminent l'avenir du patient, mais aussi la place de chaque professionnel au travail.

Faire usage d'un diagnostic, faire reconnaître les catégories que l'on utilise sont des gestes importants, au cœur des luttes pour la reconnaissance en milieu de travail et l'accès à la clientèle. Tel concept diagnostique peut favoriser tel professionnel, au détriment de tel autre ; il peut être contesté et, de fait, les catégories diagnostiques ont leur histoire. À l'égal d'autres idées humaines, elles naissent, circulent et disparaissent. Barbara Sicherman[3] a pu écrire une brillante histoire de la neurasthénie : ce diagnostic, né en 1869 de la mise en rapport de symptômes jugés jusque-là disparates, connaît une fortune certaine avant de se dissiper, après 1900, au profit d'autres diagnostics entre lesquels sont redistribués ses symptômes. En règle générale, le diagnostic rassemble une sélection de symptômes autour d'une « étiologie », d'une cause primaire attribuée au mal et qui définit sa nature. Une même palette de symptômes peut être qualifiée différemment selon l'étiologie qu'on lui attribue : au 19e et au 20e siècle, un certain profil de langueur généralisée a été défini tour à tour comme une maladie du sang (une anémie), un trouble de la rate ou un désordre neurologique (la neurasthénie), selon la spécialité des médecins. Le sens et l'emploi d'un diagnostic dépendent des soignants qui l'utilisent : selon Keith Wailoo, cette relation entre la maladie et le thérapeute est parfois

3. Barbara Sicherman, « The Uses of a Diagnosis. Doctors, Patients, and Neurasthenia », *Journal of the History of Medicine and Allied Sciences*, 32, 1 (1977) : 33-54.

si forte que leurs identités en deviennent « mutuellement constitutives[4] ». C'est ce que raconte le Néerlandais Ad Prins, qui narre l'émergence du diagnostic d'Alzheimer : en attribuant aux désordres de la vieillesse des causes neurologiques, cette catégorie a entraîné le recul du diagnostic de « sénilité psychotique » qu'employaient les psychologues et, du coup, fait basculer une vaste clientèle du marché de la psychologie vers celui des médecins neurologues[5].

Que font les paramédicales de leur journée ? Elles travaillent, et au fil de leur travail, à mesure qu'avance le 20e siècle et que s'étendent les institutions de santé, elles apprennent à maîtriser des diagnostics et des thérapies qui leur sont propres, à interpréter les maux sous l'angle de leur seule expertise. Cet apprentissage est foisonnant et ses retombées, incertaines, car un concept diagnostique n'est jamais qu'une idée : son usage concret, lui, est tributaire de circonstances qui varient et assouplissent les définitions officielles. Cet écart entre science et pratique, et le caractère socialement informé des usages concrets, poussaient Elliot Freidson à conclure que « *the actual substance of the knowledge that is ultimately involved in influencing human activities is different from the formal knowledge that is asserted by academics and other authorities*[6] ». Un même diagnostic peut faire l'objet d'usages différents, voire divergents, d'un établissement à l'autre[7], pour des raisons allant du comportement des patients aux traditions propres à chaque milieu, en passant surtout par les aléas locaux d'une concurrence interprofessionnelle, occasionnelle ou permanente, qui voit paramédicales, médecins ou infirmières se disputer l'accès au patient, le droit de l'évaluer, de le nommer, de l'adresser à un autre professionnel.

4. Keith Wailoo, *Drawing Blood. Technology and Disease Identity in Twentieth-Century America*, Baltimore, Johns Hopkins University Press, 1997.

5. Ad Prins, Aging and Expertise. Alzheimer's Disease and the Medical Professions, 1930-1980, thèse de doctorat (histoire), Université d'Amsterdam, 1998, 315 p.

6. Elliot Freidson, *Professional Powers*, Chicago, University of Chicago Press, 1986, p. xi.

7. La question de la variété des usages cliniques et du poids des facteurs locaux a été traitée sous plusieurs angles et à diverses échelles. Au Canada, elle a surtout été abordée à l'échelle régionale, voir : Chris Dooley, « Reflections on 'Region' in Recent Writings on the History of Health and Medicine in Canada », *Journal of Canadian Studies*, 41, 3 (2007) : 166-184.

Les paramédicales au Québec

À force de chercher des champs d'expertise, des objets d'intervention affranchis de la concurrence d'autrui, les soignants étendent tout au long du 20e siècle (et assurément du 21e, pour autant qu'on puisse le prévoir) leurs intérêts à des problèmes qui, auparavant, n'auraient pas relevé de la santé – comme l'échec scolaire, ou la timidité, ou la turbulence des enfants. Leurs aspirations stimulent ce que d'aucuns appellent la « médicalisation » de nos sociétés[8]. On le voit bien chez les paramédicales qui, pour contourner la domination des médecins sur les clientèles établies, n'ont souvent d'autre choix que d'explorer de nouvelles avenues. Cet élargissement « par contournement » des expertises paramédicales, moins spectaculaires qu'un conflit frontal avec la médecine, nous renseigne néanmoins sur les mécanismes les plus implicites, mais souvent les plus décisifs, de l'expansion des territoires de soins.

Les paramédicales travaillent, et elles travaillent quelque part. De 1940 à 2010, elles travaillent en majorité sous l'autorité, parfois lointaine, d'administrations hospitalières ou gouvernementales. Dans les années 1950 et 1960, l'intégration des thérapeutes professionnels à de grandes bureaucraties, publiques ou privées, en avait poussé plusieurs à prédire que les soignants y perdraient leur autonomie. Devenus salariés, disait-on, les soignants développeraient envers leur organisation une dépendance incompatible avec leur aptitude à définir eux-mêmes le contenu de leur travail.

Un demi-siècle plus tard, force est de constater qu'il n'en a rien été, au Québec comme ailleurs. Les réformes publiques des années 1970, puis 1990, en témoignent éloquemment, on le verra. Si l'autorité administrative s'est bien appliquée à contrôler à peu près l'organisation de la force de travail (salaires, conditions de travail, gestion du matériel, etc.), elle a laissé aux mains des soignants eux-mêmes le soin de définir le contenu de leurs tâches, et tout particulièrement du diagnostic. Mieux pourvus en ressources, les professionnels des soins ont donc plutôt consolidé leur contrôle sur les actes les plus importants de leur pratique. Au Québec,

8. Sydney Halpern, « Medicalization as Professional Process : Postwar Trends in Pediatrics », *Journal of Health and Social Behavior*, 31 (1990) : 28-42. Voir Pierre Aïach et Didier Fassin (dir.), *Les métiers de la santé*, Paris, Anthropos, 1994, 364 p. ; Pierre Aïach et Daniel Delanoë (dir.), *L'ère de la médicalisation*, Paris, Anthropos, 1998, 282 p.

cette non-ingérence des gestionnaires dans le contenu des tâches cliniques se manifeste par une documentation administrative qui compte et évalue presque tout, mais qui demeure indifférente au contenu des actes de soins eux-mêmes, contenu dont l'administration ne rend pas compte. Au quotidien, cette latitude fait des professionnels soignants les maîtres réels du diagnostic et, partant, de la définition concrète des besoins de santé.

Comment, dès lors, raconter l'histoire véritable, concrète, vivante des milliers de professionnelles des soins psychosociaux ou de réadaptation physique qui, aspirant à un meilleur sort, transforment de 1940 à 2010 l'entièreté de leur pratique clinique et, avec elle, le monde québécois de la santé ? Ce sont les évolutions informelles, introduites au quotidien par les soignantes au travail, qui transforment le plus profondément jusqu'aux contours de ce que nous appelons la « santé ». Plusieurs sources documentaires doivent être appelées à contribuer : les archives des ordres professionnels et de certaines universités, les revues professionnelles et les fonds documentaires d'établissements de soins, de Montréal et d'autres régions du Québec, ont été systématiquement dépouillés. Ces documents ouvrent une fenêtre non seulement sur les représentations politiques, mais aussi sur l'activité concrète des paramédicales au travail. Espérons que le cumul des témoignages cliniques, des regards de praticiennes sur la programmation et la réalité des soins offre un point de vue plus fin qu'à l'habitude sur l'évolution des pratiques de terrain, et leurs profondes incidences.

Une dernière précision : les paramédicales sont des femmes. Plus précisément, les professionnelles de la réadaptation physique le sont d'emblée dans une proportion écrasante, tandis que les professions psychosociales, plus mixtes à leurs débuts, se féminisent vite. L'ensemble, au total, est un ensemble de femmes, ce qui explique le choix d'une écriture au féminin malgré quelques accrocs occasionnels à la grammaire d'usage. Ce livre, pourtant, n'est pas un livre d'« histoire des femmes » au sens où il ne se concentre pas sur les rapports de genre, ou ce qu'on appelle aujourd'hui les « rapports sociaux de sexe ». Cela ne signifie pas que la discrimination sexuelle et le poids des stéréotypes ne jouent pas un rôle dans cette histoire ; on y reviendra à quelques reprises. Mais pourquoi pas une véritable histoire féministe ? Il faudra bien l'écrire, en effet. Cela dit, l'histoire paramédicale demeure encore trop fréquentée pour que l'on présume de la mesure réelle des facteurs de genre. Après tout, les professions étudiées ici usent des mêmes stratégies, rencontrent des obstacles similaires et connaissent des destins comparables à ceux d'autres groupes, masculins ou mixtes, comme les audioprothésistes ou les chiropraticiens. Par ailleurs, nos présomptions sur le rôle du genre dans le travail de santé découlent largement de l'histoire des infirmières, surtout avant 1970, alors que les paramédicales divergent des infirmières à plusieurs égards. On ne saurait douter que les rapports de genre demeurent un élément clef de l'évolution du travail soignant après 1950. Mais cette question, si on veut l'aborder sérieusement, devra demeurer ouverte tant que l'on n'aura pas suggéré une compréhension au moins minimale des mutations générales du travail et des professions de la santé dans la seconde moitié du 20e siècle. C'est ce à quoi s'attarde cet ouvrage.

CHAPITRE I

L'hôpital, les « paramédicales » et les médecins spécialistes dans le Québec d'après-guerre

À la fin de la Seconde Guerre mondiale, les médecins du Québec ont depuis longtemps l'habitude de s'appuyer sur un personnel auxiliaire féminin, composé principalement d'infirmières. Très tôt, dès les années 1880, les médecins des hôpitaux se montrent soucieux d'encadrer ces services infirmiers le plus directement possible. Plusieurs pilotent ou favorisent la création d'écoles de *nursing* à l'hôpital même : lancé dans le milieu anglo-protestant, ce système est inauguré dans le Québec francophone à l'hôpital Notre-Dame de Montréal où les médecins fondent, en 1899, une école de gardes-malades. Les futures infirmières y reçoivent d'abord une formation pratique qui laisse une grande place à l'apprentissage « sur le tas » et aux tâches d'intendance[1]. Durant les années 1910,

1. Yolande COHEN, *Profession infirmière. Une histoire des soins dans les hôpitaux du Québec*, Montréal, Presses de l'Université de Montréal, 2000, p. 123 ; Johanne DAIGLE, « Devenir infirmière : les modalités d'expression d'une culture soignante au 20e siècle », *Recherches féministes*, 4, 1 (1991) : 67-86 ; Denyse BAILLARGEON, *Naître, vivre, grandir. Sainte-Justine, 1907-2007*, Montréal, Boréal, 2007, p. 219-238 ; Kathryn MCPHERSON, *Bedside Matters The Transformation of Canadian Nursing, 1900-1990*, Toronto / Londres, Oxford University Press, 1996, ch. 2.

toutefois, les tâches infirmières se complexifient et font l'objet d'une spécialisation accrue. On assiste à l'apparition du vocable « paramédical », qui désigne alors des infirmières spécialisées dans des tâches spécifiques, comme la manipulation de machines de diagnostic ou la tenue des dispensaires. En 1938, à Notre-Dame, 18 infirmières sur 48 remplissent de telles tâches particulières, distinctes, selon les registres, des « soins généraux[2] ».

Le métier d'infirmière, fortement encadré par les médecins, offre cependant peu d'occasions d'autonomie et sa reconnaissance à titre de profession demeure ambiguë. Cela rebute certaines femmes, souvent issues des classes moyennes ou supérieures, qui désirent travailler dans le milieu de la santé mais aspirent à une certaine autonomie au travail, ainsi qu'à un standing social plus élevé[3]. Parmi ces femmes, un nombre croissant, quelques dizaines dans le Québec d'avant 1940, se tourne vers d'autres métiers, alors émergeants, comme la psychologie, la « thérapie occupationnelle » ou le « massage thérapeutique ». Plusieurs de ces métiers sont nés hors de l'hôpital et leur association au monde de la santé est encore incertaine. Après 1940, cependant, les hôpitaux doivent ouvrir leurs portes à ces groupes féminins auxquels se transpose, définitivement, l'épithète de « paramédical ».

Les hôpitaux doivent en effet affronter de multiples turbulences. Leur clientèle croît beaucoup, et vite. Les causes en sont nombreuses. L'une est la généralisation de régimes d'assurance qui rendent l'hôpital accessible à

2. Yolande Cohen, « La contribution des Sœurs de la Charité à la modernisation de l'hôpital Notre-Dame, 1880-1940 », *Canadian Historical Review*, 77, 2 (1996) : 195-205.

3. En fait, les études fouillées manquent pour étoffer cette caractérisation des origines sociales des premières paramédicales. Ici comme chez Nadia Fahmy-Eid *et al.*, *Femmes, santé et professions. Histoire des diététistes et des physiothérapeutes au Québec et en Ontario. L'affirmation d'un statut professionnel, 1930-1980*, Montréal, Fides, 1997 on appuie cette impression sur le cumul des preuves anecdotiques rencontrées au cours des recherches en archives. En ce qui concerne le regard de certaines paramédicales sur les métiers infirmiers, on pourrait néanmoins citer, à la suite de Pauline Fahmy, cette physiothérapeute, formée dans les années 1950, qui explique s'être détournée du nursing car elle « trouvai[t] que se promener avec un dossier, puis faire un café pour les docteurs puis jamais avoir [s]on mot à dire, c'était comme pas intéressant », Pauline Fahmy, « Témoignages vécus », Nadia Fahmy-Eid *et al.*, *op. cit.*, p. 272.

un plus grand nombre. Dans les années 1920, des programmes publics avaient favorisé l'accès aux soins pour les indigents ou les accidentés du travail ; après 1939, c'est le retour à la prospérité économique qui stimule la diffusion de l'assurance santé privée dans la classe moyenne. Par ailleurs, les hôpitaux eux-mêmes se multiplient. Le Plan national d'hygiène adopté par le gouvernement fédéral en 1948 favorise la construction de nouveaux établissements. Au Québec, le nombre d'hôpitaux passe ainsi de 79 en 1932 à 122 en 1955, puis à 187 en 1970, tandis que le nombre de lits par tranche de 1000 habitants passe de 2,4 à 5,2, puis à 6 durant les mêmes années[4]. Enfin, en 1961, l'adhésion du Québec au programme fédéral d'assurance hospitalisation facilite l'accès des particuliers à ces hôpitaux en assurant la couverture publique d'une partie des soins qui y sont donnés.

Il n'y a pas que la demande qui évolue. L'offre médicale s'étend, elle aussi. La médicalisation de la naissance et de la mort, par exemple, intensifie le recours à l'hospitalisation : au Québec, alors que seulement 7,3 % des naissances et 21,2 % des décès avaient lieu à l'hôpital en 1931, ces taux s'élèvent respectivement à 92,3 % et 55,5 % en 1961. De manière générale, le taux annuel d'admissions dans les hôpitaux québécois passe de 37,4 à 99,1 pour mille habitants entre 1932 et 1955, et continue de progresser après la Révolution tranquille[5]. L'hôpital se transforme en une véritable industrie : de 1950 à 1955 seulement, les hôpitaux canadiens voient leur clientèle croître de 40 % et triplent leurs coûts d'opération, accélérant l'embauche de nouveaux employés pour faire du système hospitalier l'un des principaux employeurs au pays[6].

4. Pierre BERGERON et France GAGNON, « La prise en charge étatique de la santé au Québec », Vincent LEMIEUX *et al.* (dir.), *Le système de santé au Québec*, Québec, Presses de l'Université Laval, 2003, p. 16. François GUÉRARD, *Histoire de la santé au Québec*, Montréal, Boréal, 1993, p. 79-82.

5. François GUÉRARD, « Les principaux intervenants dans l'évolution du système hospitalier en Mauricie, 1889-1939 », *Revue d'histoire de l'Amérique française*, 48, 3 (1995) : 379-385 ; Claudine PIERRE-DESCHÊNES, « Santé publique et organisation de la profession médicale au Québec, 1870-1918 », *Revue d'histoire de l'Amérique française*, 35, 3 (1981) : 382-384, 396 ; François ROUSSEAU, *La croix et le scalpel. Histoire des Augustines et de l'Hôtel-Dieu de Québec*, t. 2, *1892-1989*, Sillery, Septentrion, 1994, p. 211, 217, 266.

6. David COBURN, « Professionalization and Proletarianization : Medicine, Nursing, and Chiropractic in Historical Perspective », *Labour / Le Travail*, 34 (1994) : 148 ; Kathryn MCPHERSON, *op. cit.*, p. 316, note 14.

Ce boom de la fréquentation hospitalière tient aussi à ce que les médecins délaissent progressivement leur pratique en cabinet pour investir les hôpitaux. L'hôpital, en effet, leur donne accès à des équipements, comme les rayons X ou les laboratoires biochimiques, devenus essentiels mais trop onéreux pour la pratique de cabinet. En réunissant un vaste bassin de patients, l'hôpital aide aussi les médecins à mettre en place des activités plus spécialisées, comme la neurochirurgie ou la psychiatrie. Très vite, ces spécialités pèsent de façon croissante dans la pratique de la médecine : au Québec, la part des spécialistes dans le corps médical passe de 22,5 % en 1951, à 40 % en 1961, puis à 54,4 % en 1971[7]. Sources de prestige et de revenus, les « services de spécialités » voient leur essor encouragé par les administrations hospitalières.

C'est cette spécialisation des services qui stimule l'embauche des nouvelles paramédicales dans les hôpitaux. En effet, les médecins spécialistes ont besoin d'équipement, mais aussi d'un personnel auxiliaire tout aussi spécialisé. Si certains, comme les médecins cardiologues ou hématologues, forment eux-mêmes leurs infirmières ou techniciens, d'autres préfèrent embaucher les quelques paramédicales disponibles, physiothérapeutes, diététistes ou psychologues. Celles-ci envahissent rapidement les hôpitaux, îlots de sécurité économique et de reconnaissance sociale, où leur nombre croît rapidement. De 1953 à 1967, alors que le personnel des hôpitaux québécois quadruple, le nombre de ces paramédicales, lui, est multiplié par huit ; de 1956 à 1967, le nombre de physiothérapeutes y passe de 147 à 373, le nombre d'ergothérapeutes de 49 à 177, le nombre de psychologues de 85 à 260, et le nombre de travailleuses sociales de 139 à 285[8]. Cela dit, le poids relatif des paramédicales dans les effectifs totaux de la santé reste modeste : en 1961, l'intégralité du personnel soignant non technicien, non infirmier et non médical ne représente pas plus de 800 personnes, soit à peine 2 % de l'ensemble du personnel soignant des hôpitaux – les infirmières comptant pour 47 % du personnel et les médecins, 15 %[9].

À une époque où, depuis les années 1920, le marché des soins à domicile est en forte contraction, l'entrée à l'hôpital comporte d'indéniables

7. Gilles Dussault, « Les médecins au Québec (1940-1970) », *Recherches sociographiques*, 16, 1 (1975) : 70-73.

8. Richard Béland et Thomas Boudreau, *La prévision de la main-d'œuvre dans le secteur hospitalier*, Commission d'enquête sur la santé et le bien-être social, annexe 8, 1970, p. 151, 163-165.

9. Tiré de Nadia Fahmy-Eid *et al.*, *op. cit.*, p. 41, 44.

avantages[10]. Elle a toutefois son prix : abdiquer son autonomie pour joindre, à titre d'auxiliaire, l'orbite de l'autorité médicale. Cela ne va pas sans mal : plusieurs de ces femmes, on l'a dit, n'étaient-elles pas précisément en quête de cette autonomie ? De 1940 à 1970, l'expérience paramédicale est tributaire de cette tension, propre au nouvel univers hospitalier créé par les médecins spécialistes : ces médecins captent à leur profit le travail d'une nébuleuse de groupes, souvent féminins, infirmières, techniciens ou paramédicales, en leur offrant des postes, subordonnés certes, mais qui leur ouvrent aussi de nouvelles portes dans le monde de la santé. Ces groupes, entre lesquels les distinctions étaient restées plutôt fluides jusque-là, préciseront aussi leurs identités respectives en s'arrimant, bon gré mal gré, aux attentes médicales[11].

Avant d'aller plus loin, il vaut la peine de saisir concrètement ce que signifie le travail auprès de médecins spécialistes, et les tensions qu'il génère. Empruntons l'exemple de l'environnement créé par une spécialité médicale particulière : la « physiatrie », ou médecine physique, déterminante dans l'histoire des professions de réadaptation physique.

Le cas des physiatres

Au début de la Seconde Guerre mondiale, il existe déjà des physiothérapeutes, des ergothérapeutes et des orthophonistes au Québec. En l'absence d'écoles de formation, elles demeurent toutefois rares : quelques dizaines

10. Kathryn McPherson, *op. cit.*, p. 129-146 ; Cynthia Toman, « "Body Work", Medical Technology, and Hospital Nursing Practice », Dianne Dodd, Tina Bates et Nicole Rousseau (dir.), *On All Frontiers : Four Centuries of Canadian Nursing*, Ottawa, University of Ottawa Press, 2005, p. 89-105.

11. Sur l'entrée d'autres groupes féminins dans l'orbite de la médecine hospitalière au milieu du 20e siècle, voir : David Coburn, George M. Torrance et Joseph M. Kaufert, « Medical Dominance in Canada in Historical Perspective : the Rise and Fall of Medicine ? », *International Journal of Health Services*, 13 (1983) : 407-432 ; Denyse Baillargeon, « Les rapports médecins – infirmières et l'implication de la Métropolitaine dans la lutte contre la mortalité infantile, 1909-1953 », *Canadian Historical Review*, 77, 1 (1996) : 37-39 ; Yolande Cohen, « Rapports de genre, de classe et d'ethnicité. L'histoire des infirmières au Québec », *Canadian Bulletin of Medical History / Bulletin canadien d'histoire de la médecine*, 21, 2 (2004) : 399-401. Sur la fluidité des rôles hospitaliers avant 1950, voir : Peter L. Twohig, *Labour in the Laboratory : Medical Laboratory Workers in the Maritimes*, Montréal, McGill-Queen's University Press, 2005, 241 p.

de thérapeutes, tout au plus, parfois autodidactes, majoritairement anglophones et concentrées à Montréal. Elles évoluent dans des lieux épars, souvent sans lien avec la santé et qui ne présagent en rien d'une éventuelle rencontre à l'hôpital. Ce n'est qu'à l'initiative, et grâce au pouvoir, de médecins spécialistes particuliers, les physiatres, que ces paramédicales joignent résolument le monde de la réadaptation physique et se voient dotées d'écoles durables et bien établies.

La physiatrie, ou médecine physique, est une spécialité consacrée à la réadaptation des handicapés. Elle émerge à l'occasion de la Seconde Guerre mondiale. Les médecins intéressés par cette question profitent à la fois des expériences du front et du soutien de l'État à l'hospitalisation des vétérans éclopés. L'objectif de ces médecins, souvent jeunes, est d'assurer la réinsertion sociale d'handicapés moteurs adultes, notamment paraplégiques ou hémiplégiques. À cette fin, ils promeuvent une approche globale qui rassemble, sous leur férule, plusieurs groupes auxiliaires dont la physiothérapie, la fabrication d'orthèses, l'ergothérapie, l'orthophonie et le travail social. Développée en Angleterre et aux États-Unis, la médecine physique connaît après 1945 un essor réel. Au Canada, les premiers programmes complets de physiatrie sont introduits dans des établissements relevant du ministère fédéral des Anciens combattants, qui crée au Québec deux hôpitaux destinés aux vétérans para- et quadraplégiques, l'un situé à Saint-Augustin-de-Desmaures, en banlieue de Québec, et l'autre à Sainte-Anne-de-Bellevue, près de Montréal[12].

L'un des principaux apôtres canadiens de la médecine physique est le Dr Gustave Gingras, un ancien médecin militaire qui connaît, par son infatigable travail de promotion et de pédagogie, une renommée internationale. Gingras joue un rôle clef dans l'émergence de la physiatrie au Québec. Ayant travaillé au Queen Mary's Veterans Hospital de Montréal,

12. Montreal Rehabilitation Survey Committee, *Re-Establishment of Disabled Persons*, Montréal, Sun Life, 1949, p. 48, 133. Voir : Mary Tremblay, « The Right to the Best Medical Care : Dr. W. P. Warner and the Canadian Department of Veteran Affairs, 1945-1955 », *Canadian Bulletin of Medicine History / Bulletin canadien d'histoire de la médecine*, 15 (1998) : 3-25 ; « The Canadian Revolution in the Management of Spinal Cord Injury », *Canadian Bulletin of Medical History / Bulletin canadien d'histoire de la médecine*, 12 (1995) : 125-155 ; Julie Anderson, « "Turned into Taxpayers" : Paraplegia, Rehabilitation and Sport at Stoke Mandeville, 1944-1956 », *Journal of Contemporary History*, 38, 3 (2003) : 461-475.

il rassemble une équipe de fidèles collaborateurs, tous médecins, avec qui il entend instituer la pratique de la réadaptation au Québec et en étendre l'action aux populations civiles. Soutenu par des groupes philanthropiques comme le Rotary Club, il fonde, en 1949, l'Institut de réhabilitation de Montréal (IRM) dont il fait le principal lieu de formation en physiatrie au Canada. Dès sa fondation, on trouve à l'Institut plusieurs physiothérapeutes, quelques « thérapistes occupationnelles » et une orthophoniste. Ces paramédicales, toutes des femmes, travaillent dans des équipes interdisciplinaires aux structures plutôt lâches, mais toujours soumises à l'autorité du physiatre.

Dans les années 1950, Gingras supervise la création d'une dizaine de services de physiatrie dans des milieux aussi divers que l'hôpital Notre-Dame de Montréal, l'Hôtel-Dieu Saint-Vallier de Chicoutimi ou la Clinique de réhabilitation de Québec, dont les médecins responsables sont souvent formés eux-mêmes à l'IRM[13]. Le rôle éminent de Gingras et de l'Institut dans la diffusion de la physiatrie au Québec assure la reproduction aux quatre coins de la province du modèle de pratique préconisé à l'IRM. Or, ce modèle exige la pleine subordination des paramédicales : selon les principes énoncés par Gingras, les physiothérapeutes, ergothérapeutes et orthophonistes ne rencontrent les patients que sur prescription médicale et, dans le cas de la physiothérapie, sous la supervision du médecin[14]. Dans ce cadre, les paramédicales font office de prolongement du bras médical, en attente des instructions de celui-ci et similaires en espèce à des infirmières spécialisées.

Pour s'assurer un apport stable en main-d'œuvre, des physiatres prennent aussi en main la formation de « leurs » paramédicales. De 1943 à 1965, ce sont des médecins physiatres qui président à la création d'écoles

13. Rapport annuel de l'Institut de réadaptation de Montréal, 1953, p. 2 ; 1958, p. 1, 9 ; 1959, p. 8 ; 1960, p. 17 ; 1963, p. 27. Archives de l'Université de Montréal, boîte 5940, dossier « Mémoire : Royal Commission on Health Services », Gustave Gingras *et al.*, *Brief on Physical Medicine and Rehabilitation prepared for the CMA (Quebec Division)*, décembre 1961, p. 5.

14. *Ibid.*, p. 2 ; Archives de l'Université de Montréal, boîte 5952, dossier : « Centre médical – École de réhabilitation », Gustave Gingras, « Aspect industriel de la réadaptation », mai 1962, 6 p. ; Archives de l'Institut de réadaptation de Montréal, dossier « Gustave Gingras », Gustave Gingras, *La médecine physique et réadaptation*, IRM, Montréal, [1970-1973], 2 p. ; Rapport annuel de l'Institut de réadaptation de Montréal, 1960, p. 5-6 ; 1969.

paramédicales au sein des facultés de médecine du Québec. En 1943, le physiatre Guy Fisk, du Montreal General Hospital, est à l'origine de la création d'une école de physiothérapie à l'Université McGill, à laquelle est ajouté un cours d'ergothérapie en 1950 ; l'école, qui prend alors le nom de School of Physiotherapy and Occupational Therapy, sera dirigée par Fisk jusqu'en 1974. Du côté francophone, c'est Gustave Gingras lui-même qui, en 1954, met sur pied, au sein de la faculté de médecine de l'Université de Montréal, l'École de physiothérapie et de thérapie occupationnelle, qui devient l'École de réadaptation de l'Université de Montréal (ÉRUM) après l'ajout d'un programme d'orthophonie et audiologie en 1956. Elle sera dirigée par Gingras jusqu'en 1976. En 1965, le même genre d'initiative médicale entraîne la création de l'École de réadaptation de l'Université Laval, elle aussi dirigée par un médecin jusqu'en 1974.

Ces écoles donnent un enseignement conforme aux vues des physiatres sur le rôle des paramédicales : un rôle d'auxiliaire, aux besoins théoriques limités et dont l'horizon s'arrête aux frontières de la médecine. À l'ÉRUM, au milieu des années 1950, la médecine générale monopolise 50 % des heures de cours tandis que les enseignements plus propres aux disciplines paramédicales, comme le bégaiement en orthophonie, occupent moins du quart du cursus. En réalité, l'apprentissage du métier passe surtout par les stages : à l'ÉRUM, ceux-ci occupent de 50 % à 66 % des programmes entre 1954 et 1966 – et ce, même en faisant abstraction des internats finaux[15]. En l'absence de cadre théorique autonome, cet ancrage dans les stages consolide le statut technique de métiers transmis sous la supervision des médecins comme un simple surgeon de la physiatrie.

Rétrospectivement, l'apport des physiatres à l'histoire paramédicale paraît ambigu. D'un côté, la création d'écoles fournit les premières bases solides à l'essor de la physiothérapie, de l'ergothérapie et de l'orthophonie. De l'autre, toutefois, les besoins des médecins ne sont pas tous conformes aux aspirations de « leurs » paramédicales. De fait, si on souligne ici les limites d'un statut auxiliaire, c'est que plusieurs paramédicals s'en montrent vite très insatisfaites. On assiste à des conflits ouverts, qui tournent généralement au détriment des paramédicales, d'autant que les médecins physiatres, dont le statut de spécialiste est lui-même loin d'être assuré, se

15. Annuaires de l'École de réadaptation de l'Université de Montréal, 1954-1956.

montrent rarement réceptifs aux demandes de leurs employées. En 1961, par exemple, l'orthophoniste Germaine Huot, qui travaille à la fois à l'IRM et à l'Université de Montréal, est congédiée par le Dr Gingras pour avoir revendiqué un enseignement plus spécialisé pour ses étudiantes ; d'autres départs surviennent aux sections d'orthophonie et d'ergothérapie de l'université en 1966[16].

Le milieu clinique est aussi le théâtre de tensions, dont l'intensité varie selon les établissements. Dans l'après-guerre, la scène montréalaise de la réadaptation physique est particulièrement intéressante à observer. C'est qu'en concurrence indirecte avec l'influent Institut du Dr Gingras, on y trouve un autre centre, l'Occupational Therapy and Rehabilitation Center (OTRC) qui, pour un temps du moins, offre un modèle radicalement différent d'organisation du travail. Ouvert en 1951, le centre, qui n'est pas dirigé par des médecins mais par des ergothérapeutes et des physiothérapeutes, offre l'exemple, rare dans ces années, d'un projet mis en œuvre par des paramédicales en l'absence d'une autorité médicale directe. En comparant le projet alternatif de l'OTRC à l'orthodoxie physiatrique de l'IRM, on saisira mieux l'environnement des professionnels de la réadaptation dans les années 1950 et 1960.

De petits centres de réadaptation comme l'IRM ou l'OTRC émergent dans un contexte où les assureurs et les œuvres charitables assument une part croissante de l'entretien des patients rendus inactifs par des accidents ou une maladie. Ces organismes ont un intérêt financier à accélérer le retour au travail de leurs clients et manifestent un grand intérêt pour les promesses de réinsertion économique des handicapés. L'IRM et l'OTRC, malgré des origines différentes, jouent tous deux sur cette corde sensible pour convaincre leurs bailleurs de fonds. L'IRM, fondé par des médecins, se présente comme un centre médical qui s'attribue un mandat de réinsertion ; l'OTRC, à l'inverse, se présente comme un milieu de réforme sociale qui se donne un volet clinique. Le centre est d'abord un « atelier protégé », fondé en 1937 pour mettre au travail les personnes handicapées. Il se transforme ensuite sous l'impulsion de deux ergothérapeutes, Constance Lethbridge et Joan Hosack, qui, en 1946, soumettent au puissant Montreal Council of

16. Julien Prud'homme, « La formation universitaire et l'établissement d'une nouvelle profession. L'orthophonie-audiologie à l'Université de Montréal, 1956-1976 », *Revue d'histoire de l'Amérique française*, 56, 3 (2003) : 329-356.

Social Agencies le projet d'un centre plus complet de réadaptation. Soutenu par le conseil, financé par des œuvres charitables, le nouveau centre ouvre ses portes en 1951. Pourvu d'un mandat qui ajoute des interventions « physiques, mentales et psychosociales » à ses visées originelles d'employabilité, il se dote de nouveaux équipements et, surtout, de nouvelles professionnelles de la santé dont deux ergothérapeutes, deux physiothérapeutes et une orthophoniste. La direction est assumée par l'instigatrice du projet, Constance Lethbridge.

Les différences avec l'IRM sont multiples. L'IRM accueille surtout les patients adressés par des médecins de cabinets, tandis que l'OTRC reçoit ses clients d'hôpitaux et de la Commission des accidents de travail. Surtout, un gouffre les sépare quant à l'évaluation des patients et l'implication des paramédicales. À l'IRM, les paramédicales ne voient que les patients préalablement admis et adressés par les physiatres; cette clientèle déjà filtrée, elles ne l'évaluent ensuite elles-mêmes que dans 2 % à 9 % des cas. À l'OTRC, le contraste est frappant: les paramédicales y mènent des évaluations détaillées sur plus de la moitié de tous les patients accueillis au Centre, et sélectionnés selon leur propre jugement[17]. À l'IRM, les physiatres, en contrôlant l'admission et la référence des patients, cantonnent les paramédicales aux quelques clientèles sur lesquelles ils gardent un contrôle étroit, comme les cas de para- ou quadraplégies ou bien d'hémiplégies consécutives à des accidents vasculaires cérébraux (AVC). Ces clientèles requièrent peu d'évaluations de la part des paramédicales, desquelles elles exigent plutôt des interventions intensives et répétitives à proximité du médecin. Le service de paraplégie, par exemple, occupe huit physiothérapeutes et cinq ergothérapeutes sous la supervision de quatre médecins, un ratio assez élevé, et prévoit des soins paramédicaux très intensifs, soit de trois à quatre traitements quotidiens par patient[18]. Dans le cas de l'hémiplégie, les nombreuses séquelles possibles d'un AVC pourraient, en principe, ouvrir la porte à une plus vaste gamme d'interventions, mais le pouvoir médical d'adresser ou pas joue un réel rôle de

17. Rapport annuel de l'Institut de réadaptation de Montréal, 1963-1965; Rapport annuel du Centre de réadaptation Constance-Lethbridge, 1955-1956.

18. *Ibid.*, 1964, p. 44-45; 1970, p. 7; Archives de l'Institut de réadaptation de Montréal, dossier « CH Reine-Marie », Centre des paraplégiques de Montréal, *Le Centre des paraplégiques de Montréal*, Montréal, Queen Mary's Veterans Hospital, avril 1970, p. 3-4.

blocage de 1963 à 1973, plus de 30 % des hémiplégiques de l'IRM ne sont jamais adressés aux paramédicales, qui ne peuvent ainsi choisir les maux sur lesquels travailler. Chez les patients qui leur sont adressés, le contenu du traitement et le moment du congé demeurent à la discrétion du médecin, même lorsque ses critères d'évaluation divergent de l'opinion des paramédicales[19]. Les orthophonistes, par exemple, qui souhaiteraient traiter les problèmes d'accès à la syntaxe ou au vocabulaire d'hémiplégiques « aphasiques », doivent s'en tenir aux seuls problèmes moteurs d'articulation, mieux sujets à la compétence du physiatre[20].

À l'OTRC, les paramédicales exercent beaucoup plus de contrôle sur le contenu de leur travail. En l'absence de physiatre, une équipe multidisciplinaire rencontre et évalue chaque nouveau patient. Physiothérapeutes, ergothérapeutes et orthophonistes profitent ainsi d'un accès immédiat aux patients, choisissent leurs clients et fixent elles-mêmes les objectifs de leur thérapie sans subir le filtre du médecin[21]. Dans ce contexte démédicalisé, le nouveau mandat thérapeutique du centre est exploité par Constance Lethbridge et ses consœurs comme un tremplin pour se dégager, progressivement, des exigences de leurs mécènes anglo-montréalais, uniquement intéressés au retour à l'emploi des handicapés. À titre de thérapeutes, Lethbridge et ses collègues présentent ainsi, prudemment, l'entraînement au travail non comme une fin en soi, mais comme le véhicule de thérapies aux visées cliniques plus vastes. Dès 1958, elles lancent ainsi de nouveaux services dont l'objectif n'est pas le retour à l'emploi. Elles créent notamment une clinique de soir pour le suivi d'anciens patients déjà revenus sur le marché du travail mais qu'on veut quand même aider à atteindre un « *maximum peak of physical efficiency*[22] ». Un nouveau service à domicile est aussi mis sur pied à l'attention de victimes

19. Katherine Ladd, *Rehabilitation of Hemiplegia*, Montréal, IRM, 1977, p. 2, 6, 35.

20. *Ibid.*, p. xlvii-xlviii, 25-26, 57 ; Rapport annuel de l'Institut de réadaptation de Montréal, 1953, p. 8 ; 1964, p. 72.

21. Rapport annuel du Centre de réadaptation Constance-Lethbridge, 1951, p. 3 ; 1952, p. 10 ; 1954, p. 8 ; 1955, p. 10-11, 19 ; 1956, p. 6 ; 1957, p. 5 ; 1959, p. 6-7.

22. En 1962, 25 % des patients vus de soir sont retournés en clinique de jour pour des traitements d'appoint, insérant ces objectifs extra-vocationnels dans la pratique courante ; rapport annuel du Centre de réadaptation Constance-Lethbridge, 1956, p. 7 ; 1957, p. 3-6 ; 1958, p. 1 ; 1959, p. 8 ; 1960, p. 2 ; 1962, p. 2 ; 1963, p. 3.

de paralysie cérébrale et de sclérose en plaques. Peu à peu, on accepte plus de patients «*for whom job placement is not the goal of treatment*[23]», une diversification qui permet aux physiothérapeutes, aux ergothérapeutes et aux orthophonistes d'élargir leurs activités à des clientèles variées.

Cette latitude dans le choix des patients et des modalités d'intervention est rendue possible par une organisation du travail où ce sont les paramédicales elles-mêmes, et non des médecins, qui tiennent le haut du pavé. Quand elle s'ouvre à de nouvelles clientèles, la direction du centre prend d'ailleurs soin de solliciter les références d'acteurs non médicaux, comme des travailleuses sociales, des infirmières visiteuses et des associations de patients. Pourtant, en s'insinuant dans les territoires de la santé et de la thérapie, notamment en accueillant les patients des hôpitaux, le Centre rend inévitable le contact avec l'autorité médicale. Dès le départ, Lethbridge garde à cet égard un profil bas et évite de se poser en concurrente. Année après année, elle réitère l'engagement de l'OTRC à attendre l'autorisation du médecin traitant et à le tenir informé des traitements mis en œuvre. Au début, ces accommodements, en l'absence physique des médecins hospitaliers ou de cabinet, ont peu d'incidence pratique. À la fin des années 1950, cependant, l'autorité médicale se fait plus concrète avec l'arrivée, contre l'avis de Lethbridge, d'un médecin physiatre à l'OTRC.

L'OTRC bénéficie en fait depuis 1954 des services d'un omnipraticien. Embauché pour certaines tâches précises, il exerce toutefois peu d'influence. Sa présence, pourtant, n'était déjà pas le fait de Lethbridge, mais plutôt du conseil d'administration de l'OTRC, contrôlé par des notables et des philanthropes, et conseillé par un comité médical où siège, notamment, l'influent physiatre Guy Fisk. En 1958, malgré les réserves de Lethbridge, le conseil d'administration approuve la suggestion du comité médical d'engager, cette fois, un physiatre. Il s'agit, en l'occurrence, du médecin britannique K. A. Sowden, qui travaillera aussi au Royal Victoria Hospital et à la faculté de médecine de l'Université McGill, soit dans la sphère d'influence naturelle du Dr Fisk[24]. L'arrivée du nouveau physiatre a, selon les mots de Lethbridge, «*a marked impact on the entire pro-*

23. Rapport annuel du Centre de réadaptation Constance-Lethbridge, 1951, p. i; 1952, p. 5, 13; 1954, p. 5-7; 1955, p. 19-20; 1956, p. 7; 1959, p. 7-10.

24. *Ibid.*, 1954, p. 3, 6; 1955, p. 1; 1957, p. 3-6; 1958, p. 1.

gram[25] ». Dès 1959, Sowden implante un nouveau mode d'opération dans lequel, pour la première fois, « *the focus of treatment is determined by the medical department*[26] », le patient étant désormais « assigné » aux paramédicales par le physiatre, qui spécifie la nature et la fréquence de chaque traitement, ainsi que le moment des congés. Cette nouvelle emprise médicale s'affermit avec l'arrivée de deux autres physiatres dans les années qui suivent.

Les paramédicales en place n'accueillent pas de bonne grâce ces transformations. Dès 1958, tant Lethbridge que Sowden tentent de conjurer un malaise évident, la première en rappelant la nécessité d'une responsabilité partagée de la thérapie et le second en précisant « *what a physiatrist is and what he does*[27] ». Après la mort de Lethbridge, en 1963, l'influence des paramédicales accuse un certain recul. La nouvelle directrice, la physiothérapeute Évelyne Tipson, perd la responsabilité du rapport annuel, que Lethbridge avait longtemps utilisé pour mettre en valeur le travail des paramédicales ; en 1964, le Centre abolit aussi le comité technique consultatif, qui faisait pendant au comité médical en réunissant plusieurs paramédicales, comme la pionnière de l'orthophonie Mary Cardozo. En 1969, après que Tipson a remis une démission « surprise », sa remplaçante intérimaire, la physiothérapeute Christyn Frost, évoque à son tour les divergences au sein du centre, qu'elle explique par l'existence de « plusieurs versions du mot "réadaptation"[28] ». Peine perdue puisqu'elle est remplacée en 1971 par un nouveau directeur qui, louant les vertus d'une « coordination du personnel professionnel » par les médecins, resserre définitivement le processus d'admission autour du diagnostic médical[29].

Cet épisode, qui révèle l'écart entre l'orthodoxie diffusée depuis l'IRM et l'idéal, fragile, des paramédicales de l'OTRC, donne la mesure de l'équilibre des pouvoirs dans le monde de la santé du Québec d'après-guerre. Nouvelles venues sur le marché des soins, les paramédicales font l'expérience d'une situation tendue, et d'un véritable dilemme. D'un côté, l'accès direct à l'évaluation des patients offre l'espoir raisonnable d'une pratique

25. *Ibid*, 1958, p. 5.

26. *Ibid*, 1958, p. 5 ; 1959, p. 7 ; 1960, p. 2 ; 1961, p. 1 ; 1963, p. 2 ; 1964, p. 5 ; 1965, p. 3 ; 1967, p. 3.

27. *Ibid*, 1958, p. 8-10 ; 1959, p. 6.

28. *Ibid*, 1969, p. 5-6 ; 1970, p. 3.

29. *Ibid.*, 1971, p. 4-5.

autonome, désirée par plusieurs. De l'autre, le parrainage médical, jugé contraignant, n'en demeure pas moins essentiel : qu'il s'agisse d'un emploi à l'hôpital, de la création d'une école ou du financement d'un centre, les paramédicales dépendent de lieux de pouvoir où les médecins sont omniprésents et dont elles-mêmes sont exclues.

Physiothérapeutes, ergothérapeutes, orthophonistes, mais aussi psychologues et travailleuses sociales partagent, de 1940 à 1970, cette situation ambiguë. Les fortunes de chacune varient, cependant, et l'expérience de chaque groupe témoigne d'attitudes variées devant ce mélange déroutant de contraintes et d'opportunités.

La réadaptation physique dans l'orbite des médecins

Mais d'où viennent et où se dirigent ces paramédicales ? De 1940 à 1970, l'expérience des paramédicales de la réadaptation physique témoigne de la variété des destins possibles sous la gouverne commune de la médecine spécialisée. Avant leur réunion sous la houlette médicale, la physiothérapie, l'ergothérapie et l'orthophonie ont en fait peu de choses en commun. Issus de milieux différents, ces métiers en émergence ne partagent que le fait d'être peu répandus au Québec et au Canada avant la Seconde Guerre mondiale : quelques dizaines de thérapeutes, tout au plus, parfois autodidactes, majoritairement anglophones et, au Québec, concentrées à Montréal. La création d'écoles universitaires sous l'impulsion des médecins dans les années 1940 et 1950 leur offre une deuxième naissance. Désormais mieux alimentées en recrues, elles croissent, se francisent et se répandent à la grandeur de la province.

Les exemples de l'IRM et de l'OTRC montrent à quel point la gouverne médicale pèse lourd sur les aspirations de certaines. Chaque groupe réagit à ces contraintes en essayant d'accéder à de nouvelles clientèles, moins sujettes à l'autorité des médecins. À cette fin, on veut réinventer les protocoles de soins et les langages diagnostiques, des entreprises qui se butent à des contraintes variables d'une profession à l'autre. Sur le strict plan de l'autonomie, les physiothérapeutes semblent les plus mal loties. Leur expertise, qui porte sur les maux du corps, des muscles, est celle qui recoupe le plus le champ d'intérêt des médecins, et surtout des physiatres. Elle est donc plus sujette au contrôle médical. La situation est différente pour les ergothérapeutes et les orthophonistes. Exogènes à la santé, leurs expertises les situent plus en marge de l'autorité médicale. Leurs tentatives pour étendre leur travail au-delà de la médecine se font plus systématiques, et parfois plus conséquentes. Plus porteuses de déceptions, aussi, car, à court terme du moins, elles se soldent par des résultats au mieux mitigés.

Les physiothérapeutes : entre l'appareil et le patient

Les racines de ce qu'on appelle aujourd'hui la physiothérapie plongent dans l'Europe de la fin du 19e siècle. Les premières écoles apparaissent à Paris en 1883 tandis que, en Angleterre, des infirmières se regroupent autour de l'usage thérapeutique des massages. Au début du 20e siècle, quelques-unes de ces « infirmières masseuses » traversent l'océan. Au Québec, la première en date serait Esther Asplet, embauchée au Montreal General Hospital en 1909. Dans les années 1910, un petit nombre de « masseuses » trouvent un emploi dans les hôpitaux pour enfants où elles appliquent, sous l'autorité de médecins orthopédistes, des massages et des exercices correctifs auprès de cas de scoliose, de poliomyélite ou de paralysie[30]. La Première Guerre mondiale stimule temporairement la demande : en 1917, la Commission fédérale des hôpitaux militaires organise des programmes accélérés de « massage et gymnastique corrective » aux universités McGill et de Toronto, qui forment un contingent de 250 physiothérapeutes certifiées dont la majorité est envoyée en Angleterre pour traiter les soldats souffrant de problèmes pulmonaires ou de séquelles de la typhoïde. Ces diplômées se regroupent en un projet associatif : la Montreal Society of Trained Masseuses, fondée en 1918, fusionne en 1920 avec son homologue torontoise pour former une association pancanadienne qui prendra le nom, en 1935, de Canadian Physiotherapy Association (CPA). Ces associations connaissent toutefois un creux dès la fin de la guerre. Une fois démobilisées, en effet, les physiothérapeutes trouvent peu d'emplois dans les hôpitaux civils. Qui plus est, les programmes de formation créés pendant la Grande Guerre sont abolis en

30. Ruby Heap, « Training Women for a New "Women's Profession" : Physiotherapy Education at the University of Toronto, 1917-1940 », *History of Education Quaterly*, 35, 2 (1995) : 137-140 ; François Hudon, *Histoire de l'École de réadaptation de l'Université de Montréal, 1954-2004. Cinquante années au service de la société*, Montréal, Faculté de médecine de l'Université de Montréal, 2004, p. 22-25 ; Nadia Fahmy-Eid *et al.*, *op. cit.*, p. 48-49 .

1918. Un nouveau diplôme est mis sur pied en 1929 au Department of University Extension de l'Université de Toronto mais ne forme qu'un nombre négligeable de nouvelles thérapeutes, si bien que l'on ne compte plus, au début des années 1950, qu'une centaine de physiothérapeutes dans les hôpitaux canadiens.

En fait, dans l'entre-deux-guerres, plusieurs hôpitaux mettent en place des services dits de «physiothérapie». Ceux-ci sont axés sur l'emploi de machines, comme des appareils d'électrothérapie ou des bains à remous de divers formats (on parle d'«hydrothérapie»), employées auprès de cas de paralysie ou de fracture. Toutefois, ces traitements, au même titre que d'autres technologies hospitalières comme la radiologie, sont le plus souvent délégués à des infirmières plutôt qu'à des physiothérapeutes diplômées. Les choses changent après 1945. À l'hôpital Notre-Dame de Montréal, par exemple, la création d'un service de physiothérapie en 1950 se traduit par l'introduction de nouvelles pratiques, comme la massothérapie et l'emploi d'appareils de musculation[31]. Ce changement est sans doute attribuable à l'arrivée d'une nouvelle génération de diplômées en physiothérapie. En tout cas, elle est consécutive à la mise sur pied de nouvelles écoles. Au Québec, on l'a vu, ces écoles sont le fruit du parrainage des médecins physiatres. Elles renouvellent vite l'effectif de la profession: de vingt ou trente en 1950, le nombre de physiothérapeutes québécoises passe ainsi à près de 450 en 1972, réparties dans la plupart des régions du Québec.

La philosophie médicale véhiculée par ces écoles transforme la pratique. Alors que les physiothérapeutes du début du siècle faisaient grand usage des massages, les nouvelles diplômées se définissent plutôt par l'emploi de l'exercice physique. À l'IRM, en 1965, les exercices représentent ainsi 47 % des actes de physiothérapie, contre seulement 6 % pour les massages[32]. Le sens de cette prédilection pour l'exercice peut cependant varier. À l'OTRC, la thérapie par l'exercice se compose surtout de gymnastique au sol: en observant le patient, la physiothérapeute évalue la force, l'amplitude et la coordination de ses mouvements et émet des avis qui modifient la suite du programme de soins[33]. À l'IRM, l'exercice se confond plutôt avec l'emploi

31. Rapport annuel de l'hôpital Notre-Dame de Montréal, 1947, p. 78; 1948, p. 57; 1950, p. 91; 1951, p. 94; 1953, p. 106, 174.

32. Rapport annuel de l'Institut de réadaptation de Montréal, 1965.

33. *Ibid.*, 1952, p. 12; 1953; 1954; 1955, p. 2, 13-14; 1959, p. 8; 1964, p. 5; 1965, p. 5; 1969, p. 7.

de machines, comme les bicyclettes stationnaires, les appareils à traction cervicale et les barres parallèles. Cette approche s'accompagne d'une supervision médicale serrée, le médecin pouvant prescrire un programme et en préciser les modalités (type d'exercice, répétitions, poids de la charge) avec d'autant plus de précision que le recours aux appareils, dont les ajustements peuvent être quantifiés, en formalise l'organisation[34].

Les nouvelles écoles préparent surtout à ce dernier usage de l'exercice, plus représentatif du milieu médical. Certaines physiothérapeutes déplorent d'ailleurs l'emprise médicale associée aux machines, ainsi que le rapport limité qu'elles supposent avec le patient. Diplômée de McGill en 1958, Gerda Diekmeyer dira ainsi regretter que sa formation n'ait visé que l'enseignement d'exercices au patient, que l'on touchait peu sauf pour opposer des résistances[35].

Hors de l'école, pour cette raison, des praticiennes se révèlent avides de techniques alternatives, qui leur donnent un rôle plus actif. Certaines adhèrent à une approche européenne, l'« approche Bobath », qui, par la posture et la mobilisation du corps, entend améliorer la tonicité musculaire des patients paralysés. Plus qu'une simple technique, cette méthode, « basée sur la neurophysiologie[36] », offre un cadre théorique complet qui explique les problèmes du patient par des causes posturales, et permet ainsi aux thérapeutes de formuler des évaluations et des plans de traitement en termes autres que médicaux. D'autres physiothérapeutes épousent des écoles différentes mais dont les promesses sont comparables, dans la mesure où elles proposent aussi l'emploi de nouvelles grilles d'évaluation. C'est le cas de la méziériste Raymonde Benmouyal, diplômée de McGill en 1961, qui diffuse dans les hôpitaux de Montréal l'emploi de corsets destinés au traitement de la scoliose par des voies posturales ; on pourrait aussi évoquer la diffusion de la méthode Kenny, venue d'Australie et enseignée à Montréal dans les années 1940[37].

34. Institut de réadaptation de Montréal, *Livret des résidents*, Montréal, Institut de réadaptation de Montréal, [1962-1965], p. 15-22.

35. *Physio-Québec*, 7, 3 (septembre 1982) : 35-36.

36. Archives de l'Université de Montréal (AUM), boîte 5948, dossier « Annual Supervisors' Meeting and Teaching Staff », procès-verbaux du comité des superviseurs cliniques de l'École de réadaptation, 28 mai 1964.

37. Joan CLEATHER, *Head, Heart and Hands : The Story of Physiotherapy in Canada*, Toronto, Canadian Physiotherapy Association, 1995 ; Naomi ROGERS,

Éparses, ces velléités d'aborder autrement les maux du corps témoignent du désir d'au moins certaines physiothérapeutes hospitalières de formuler elles-mêmes les termes de leur intervention. Ces aspirations génèrent des tensions avec l'autorité médicale. Gerda Diekmeyer se rappelle comment les physiothérapeutes les plus ambitieuses « devenaient de plus en plus agressi[ve]s..., plus hostiles envers les médecins qui leur disaient quoi faire avec un patient, comment le faire, combien de fois, et quand arrêter[38] ». Pour certaines, comme Marielle Montour qui quitte l'hôpital Notre-Dame de Montréal en 1963, le départ de l'hôpital vers une clinique privée se présente comme une véritable promotion[39].

La position de ces thérapeutes est d'autant plus inconfortable qu'elles sont encadrées étroitement par des médecins physiatres, dont l'assise repose précisément sur le contrôle des traitements physiologiques. La situation des ergothérapeutes et des orthophonistes, on l'a dit, est quelque peu différente et peut-être moins défavorable sur le plan de l'autonomie, même si elle se paie d'une attache parfois plus incertaine au monde de la santé.

Les ergothérapeutes : entre la thérapie et l'occupation

Les premiers pas de la « thérapie occupationnelle » remontent aux années 1910. Aux États-Unis, des infirmières et des travailleuses sociales introduisent dans des établissements divers, hospitaliers ou pas, l'enseignement de tâches artisanales, comme la couture ou la menuiserie, à des personnes handicapées physiques ou mentales. Cet enseignement se spécialise rapidement, assez pour entraîner la création d'une école à Chicago en 1915, puis d'une association étasunienne en 1917. La thérapie occupationnelle ne se présente alors pas clairement comme un métier de la santé. Bien qu'on lui attribue parfois un rôle thérapeutique, elle désigne le plus souvent l'enseignement d'un métier à des fins de réinsertion à l'emploi[40]. D'ailleurs,

« "Silence has its own stories" : Elizabeth Kenny, Polio and the Culture of Medicine », *Social History of Medicine*, 21, 1 (2008) : 145-161.

38. *Physio-Québec*, 7, 3 (septembre 1982) : 35-36.

39. *Physio-Québec*, 5, 2 (juin 1980) : 16.

40. À ce sujet, voir : « What is a "Health" Professional ? The Changing Relationship of Occupational Therapists and Social Workers to Therapy and Healthcare in Quebec, 1940-1985 », *Canadian Bulletin of Medical History*, 28, 1 (hiver 2011) : 71-94.

bien que l'on qualifie la pratique d'« *occupational therapy* », ses praticiennes elles-mêmes sont plutôt appelées « *occupational aids* » ou « *professional aids* », plutôt que « *therapists* ». Au Canada comme aux États-Unis, c'est encore la Première Guerre mondiale qui stimule la création d'un premier programme de formation. Dans la même foulée que la physiothérapie, l'Université de Toronto crée, en 1918, un cours de six semaines « destiné à des jeunes femmes afin de les préparer à enseigner une variété d'activités propres à évaluer les intérêts et aptitudes des soldats blessés[41] » à des fins de réinsertion professionnelle. Comme en physiothérapie, le programme est abandonné à la fin de la guerre mais renaît de ses cendres dans les années 1920, en l'occurrence en 1926 sous l'impulsion d'une nouvelle association nationale, la Canadian Association of Occupational Therapy (CAOT). En 1930, on trouve au Canada près d'une cinquantaine d'« *occupational therapists* », concentrées à Toronto où elles se partagent entre des hôpitaux et des ateliers de formation à l'emploi pour handicapés.

Certaines travaillent au Québec et fondent, en 1930, la Quebec Society for Occupational Therapy (QSOT) basée à Montréal. Certaines de ces « thérapeutes occupationnelles », comme on les appelle même en français, travaillent au Royal Victoria Hospital ou au Verdun Protestant Hospital, mais la plupart œuvrent dans des organismes à vocation sociale, notamment des ateliers de réinsertion professionnelle pour handicapés comme le Montreal Industrial Institute. Depuis les années 1920, on trouve aussi des thérapeutes visiteuses au Victorian Order of Nurses et à la Jewish Jr. Welfare League. Visiteuses ou en établissement, ces thérapeutes se consacrent au retour au travail des handicapés en leur enseignant un petit métier, à quoi elles ajoutent un certain réconfort moral. Selon les mots de la QSOT en 1934 :

> Occupational therapy... is helping and guiding... persons back to health and happiness by teaching them simple handwork and crafts by which they may earn a little money and which at the same time occupies their mind and relieves them of their worries[42].

41. François HUDON, *op. cit.*, p. 25.

42. Archives de l'Ordre des ergothérapeutes, dossier « Correspondance 1927-1931 », bulletin de la Quebec Society of Occupational Therapy de 1934 ; archives de l'Ordre des ergothérapeutes, procès-verbaux de la Quebec Society of Occupational Therapy, 30 janvier 1930, 8 février et 18 octobre 1934.

La QSOT qualifie d'ailleurs de «leçons», plutôt que de thérapies, les séances où des handicapés apprennent la broderie et le travail du bois. Le goût du travail et la bonne tenue des thérapeutes doivent aussi offrir des exemples édifiants de rectitude morale, un mélange de préoccupations économiques et morales qui rapproche le travail des «aides» de celui des travailleuses sociales.

Pour celles qui travaillent à l'hôpital, cependant, il paraît insuffisant de se borner à une telle activité «commerciale». Cela est d'autant plus vrai qu'on trouve, dans les hôpitaux et les sanatoriums, des patients tuberculeux ou des malades mentaux qui ne se destineront jamais au travail, mais que certaines thérapeutes se considèrent tout de même aptes à aider. Des médecins partagent d'ailleurs cet avis, dont l'éminent John C. Meakins, représentant du ministère des Anciens combattants et futur doyen de la faculté de médecine de l'Université McGill. Pendant la Seconde Guerre mondiale, sous la recommandation de Meakins, plusieurs thérapeutes sont enrôlées dans les hôpitaux militaires afin d'enseigner des activités manuelles (tissage, menuiserie) qui, en distrayant et en stimulant les patients, aident à contrer les effets morbides d'une hospitalisation prolongée. Cette stimulation par l'artisanat est fort appréciée par les thérapeutes qui, une fois démobilisées, cherchent à la transférer dans des hôpitaux civils pour vieillards ou malades chroniques[43]. La chose est toutefois difficile. Les thérapeutes éprouvent du mal à introduire la stimulation thérapeutique dans les grands hôpitaux et, une fois la guerre terminée, même les hôpitaux militaires s'en désintéressent et recommencent à attendre des thérapeutes qu'elles se consacrent plutôt au retour à l'emploi des vétérans handicapés[44].

Au Québec, l'avenir de la profession se précise sous l'impulsion, encore une fois, des physiatres. Signe d'une volonté d'annexion à la médecine, les

43. Archives de l'Ordre des ergothérapeutes, rapport du congrès annuel de la Canadian Association of Occupation Therapy, 1943, p. 1-4; 1944; 1945, p. 2-5; 1948, p. 2-6; 1950; 1953; rapport annuel de la Quebec Society of Occupational Therapy, 1957, p. 1.

44. Montreal Rehabilitation Survey Committee, *Re-Establishment of Disabled Persons*, Montréal, Sun Life, 1949, p. 48-53. Charles BATTERSHILL, «Social Dimensions in the Production and Practice of Canadian Health Care Professionals», B. Singh BOLARIA et Harley DICKINSON (dir.), *Health, Illness and Health Care in Canada*, Toronto, Harcourt Brace, 1994, p. 147.

écoles universitaires fondées après 1950 jumellent la thérapie occupationnelle à la physiothérapie dans des programmes conjoints. En 1950, la thérapie occupationnelle est ainsi insérée au programme de l'école de physiothérapie de McGill. À l'Université de Montréal, l'École créée par Gustave Gingras combine d'abord les deux disciplines dans un diplôme de trois ans ; à partir de 1962, elle offre des profils distincts mais toujours liés par un important tronc commun. Les représentantes de la QSOT acceptent cette union des programmes comme un alignement volontaire sur « la pensée médicale[45] » et reconnaissent que les diplômées seront formées pour entrer au service des médecins. Le jeu semble valoir la chandelle, surtout pour une profession désireuse d'assurer à ses membres un avenir en santé. Au Québec, les nouvelles écoles donnent un nouveau souffle à la profession : alors que le nombre de thérapeutes québécoises n'était que lentement passé de 11 à 40 entre 1936 et 1956, il grimpe à plus de 230 en 1973. De plus, le cadre médical promet un rôle où l'artisanat cesserait d'être une fin en soi pour devenir le véhicule de visées thérapeutiques plus élevées : désormais, comme le suggère un médecin, « *occupational therapy is not just making pot-holders*[46] ».

Dans les faits, cependant, un malentendu sépare les aspirations des physiatres et des thérapeutes. D'entrée de jeu, le programme de l'Université de Montréal suscite la perplexité des candidates attirées par la promesse d'une carrière soignante. Les médecins directeurs de l'École de réadaptation ont beau insister sur ses applications thérapeutiques, il reste que la formation porte surtout sur la maîtrise de l'artisanat lui-même. Les apprenties thérapeutes consacrent l'essentiel de leur temps à s'exercer à l'origami ou au tissage de tapis, dont l'application thérapeutique ne sera que « prescrite et sous direction médicale[47] ». Des étudiantes ont d'ailleurs rappelé leur aigreur face à une formation jugée peu conforme à l'exercice

45. Archives de l'Ordre des ergothérapeutes, rapport du congrès annuel de la Canadian Association of Occupation Therapy, 1948, p. 1 ; 1950, p. 1 ; 1953, p. 1 ; archives de l'Ordre des ergothérapeutes, procès-verbaux de la Quebec Society of Occupational Therapy, 7 janvier 1959, 19 octobre 1960.

46. Archives de l'Ordre des ergothérapeutes, rapport du congrès annuel de la Canadian Association of Occupation Therapy, 1951, p. 1-2.

47. Archives de l'Université de Montréal, boîte 5953, dossier « Questions d'examens, 1954-1955 », *Questions de thérapie occupationnelle (techniques)*, juin 1955, et *Questions de thérapie occupationnelle (théorie)*, juin 1955 ; dossier « Reprises d'examens, 1960-1961 », *Techniques en occupation thérapie*, mai et août 1961.

d'un rôle thérapeutique. La jeune Andrée Forget, par exemple, dit avoir été refroidie, en 1955, par un premier atelier où elle devait « fabriquer un animal à l'aide de papier journal et de papier crêpé[48] ».

Ces déceptions naissent de visions différentes du travail clinique en « ergothérapie », selon la dénomination qui s'impose au début des années 1960. Pour Gustave Gingras, l'ergothérapeute use de l'artisanat pour soutenir les objectifs de récupération motrice fixés par le médecin : la thérapeute, par exemple, enseignera une activité de céramique qui entretiendra la dextérité manuelle de patients arthritiques. Mais pour plusieurs thérapeutes, ce rôle d'enseignement, dont la finalité thérapeutique n'est qu'incidente, paraît insuffisant. En 1962, la présidente de la CAOT, une ancienne de l'OTRC, plaide pour un rôle plus large, plus actif dans la restauration des aptitudes physiques, mais aussi interpersonnelles du patient par une reconquête de « *what for him is a meaningful place in the community*[49] ». Ainsi, bien que chacun voie dans l'artisanat une modalité aux fins thérapeutiques, la définition de ces fins est loin de faire consensus. Ces divergences ont une incidence en clinique. À l'OTRC, par exemple, les ergothérapeutes privilégient des activités d'artisanat et de jardinage de groupe qui aident les patients à socialiser, et elles consacrent aussi un temps considérable à l'enseignement d'activités d'alimentation ou de locomotion[50]. Ces objectifs correspondent mal aux priorités de médecins plus intéressés aux troubles physiques : à l'IRM, qui accueille une clientèle similaire, ce sont plutôt les tâches d'entraînement physique, qui prolongent l'action du médecin et se rapprochent d'une physiothérapie de la main, qui représentent de 80 % à 87 % des tâches des ergothérapeutes[51].

Une trace indirecte des frustrations ressenties en médecine physique est l'espoir soulevé par l'entrée dans un autre champ d'exercice : la

48. *Le Transfert*, 8, 2 (juin 1984) : 8-9 ; *Revue québécoise d'ergothérapie*, 3, 4 (décembre 1994) : 136-140.

49. Archives de l'Université de Montréal, boîte 5940, dossier « Memoire : Royal Commission on Health Services », J. Bernd *et al.*, *Brief on OT in the PQ prepared by the QSOT*, Montréal, Quebec Society of Occupational Therapists, 1962, p. 1 ; Gustave Gingras, *Brief on Physical Medicine and Rehabilitation*, *op. cit.*, p. 2-3 ; boîte 5952, dossier « Centre médical – École de réadaptation », Gustave Gingras, *Aspect industriel de la réadaptation*, *op. cit.*, p. 2.

50. Rapport annuel du Centre de réadaptation Constance-Lethbridge, 1952, p. 13 ; 1954, p. 1-2 ; 1955, p. 3, 9 ; 1956, p. 3 ; 1964, p. 5 ; 1965, p. 5.

51. *Ibid.*, 1960, p. 11 ; 1961, p. 11 ; 1962-1964.

psychiatrie. En fait, on trouve depuis les années 1930 des ergothérapeutes dans un hôpital psychiatrique comme le Verdun Protestant Hospital, ou dans les services psychiatriques de certains grands hôpitaux généraux comme Notre-Dame de Montréal. Or, après 1950, les grands services psychiatriques engagent de plus en plus d'ergothérapeutes : en 1966, l'Institut Albert-Prévost compte neuf ergothérapeutes, ce qui en fait le plus gros employeur au Québec après l'IRM, tandis que le Douglas Hospital et le Allan Memorial Institute en comptent respectivement sept et cinq. Ces chiffres sont importants par rapport au service moyen de médecine physique qui, à Montréal, compte plutôt de une à trois ergothérapeutes[52] ; jusqu'aux années 1970, les hôpitaux psychiatriques s'imposent comme des employeurs importants en ergothérapie.

Traditionnellement, l'ergothérapeute en milieu psychiatrique supervisait des ateliers d'artisanat jouant un rôle d'éveil et de diversion auprès des patients internés. Dans les années 1960, cependant, les services psychiatriques desservent une clientèle externe, moins lourde, auprès de laquelle on peut varier les modes d'intervention. Des ergothérapeutes rêvent alors d'élargir leur pratique, en intervenant sur le comportement ou les aptitudes cognitives de ces patients. On se prend à évoquer les visées thérapeutiques généreuses que des psychiatres du début du siècle avaient couchées sur le papier – et qui encore aujourd'hui offrent un idéal d'approche « holistique ». En 1967, un vétéran de la pratique en psychiatrie entrevoit ainsi une ergothérapie qui, par l'usage thérapeutique de l'artisanat, irait jusqu'à « collaborer à la psychothérapie et la prolonger[53] ».

Ces larges vues se butent toutefois à une réalité peu commode. Les médecins psychiatres, d'une part, y acquiescent rarement. La praticienne citée plus haut, qui a l'expérience de plusieurs milieux psychiatriques, se

52. Archives de l'Ordre des ergothérapeutes du Québec, dossier « Correspondance », lettre d'André Chagnon à Eleanor Flanz, 14 juillet 1966, lettre de Thérèse Derome à la SEQ, 11 octobre 1967.

53. Archives de l'Ordre des ergothérapeutes du Québec, dossier « SEQ, 1967-1968 », Anonyme, *Ergothérapie*, [1964-1968], p. 2. Canadian Association of Occupational Therapists, *Royal Commission of Health Services*, *op. cit.*, annexe A. Société des ergothérapeutes du Québec, *Mémoire à la Commission d'enquête sur la santé et le bien-être social*, *op. cit.*, p. 3-7 ; *Mémoire présenté à la commission parlementaire spéciale des corporations professionnelles*, Montréal, SEQ, 1972, p. 2-4. Archives de l'Ordre des ergothérapeutes, procès-verbaux de la Quebec Society of Occupational Therapy, 2 mars 1964.

plaint amèrement des psychiatres qui, selon elle, brident les ergothérapeutes et les orientent dans des directions jugées inadéquates : « Durant leur entraînement, ils sont de grands inconnus dans nos départements mais, diplômes en poche, ils peuvent nous donner des ordres jusque dans les moindres détails[54]. » Devant ces réticences médicales, le faible contrôle des ergothérapeutes sur la sélection de leur clientèle devient un handicap certain. Jean-Guy Jobin a raconté avoir fait les frais de ce manque de contrôle. Ergothérapeute au service de psychiatrie de l'hôpital Notre-Dame de Montréal de 1964 à 1968, il se lasse du « rôle de porte-clefs » que lui attribuent les patients et même le personnel, qui le considèrent comme un simple gardien du matériel d'artisanat récréatif. En 1965, désireux de profiter de l'arrivée de nouvelles clientèles, il formule un projet d'atelier d'expressivité par les arts à l'attention des enfants « inhibés ». Mais le projet sombre rapidement en raison de la référence, par les psychiatres, d'enfants qui ne correspondent pas du tout au profil recherché, certains, loin d'être inhibés, manifestant au contraire de forts troubles du comportement[55].

Il est également vrai que les services de psychiatrie comptent une panoplie d'autres intervenants, travailleuses sociales, infirmières psychiatriques, éducateurs spécialisés, psychopédagogues, qui tous souhaitent étendre leurs activités. Les ergothérapeutes désireuses d'aller au-delà de leurs tâches d'éveil ou de préparation à l'emploi s'aventurent ainsi dans un espace professionnel assez encombré[56]. Peu à peu, le décalage entre des aspirations formulées à tâtons et une réalité vexante entraîne chez les ergothérapeutes de sérieux problèmes d'identité professionnelle, répétés de façon lancinante aux congrès de la QSOT durant les années 1950 et 1960. Comme le demande une thérapeute en 1953 : « *Are we practicing occupational therapy*[57] *?* »

54. Archives de l'Ordre des ergothérapeutes du Québec, dossier « SEQ, 1967-1968 », Anonyme, *Ergothérapie*, *op. cit.*, p. 1-4.

55. *Le Transfert*, 14, 3 (septembre 1990) : 23 ; *Revue québécoise d'ergothérapie*, 3, 4 (décembre 1994) : 136-140.

56. Veryl Margaret TIPLISKI, « Parting at the Crossroads : The Emergence of Psychiatric Nursing in Three Canadian Provinces, 1909-1955 », *Canadian Bulletin of Medical History*, 21, 2 (2004) : 253-279 ; Daniel SALHANI et Ian COULTER, « The Politics of Interprofessional Working and the Struggle for Professional Autonomy in Nursing », *Social Science and Medicine*, 68 (2009) : 1221-1228.

57. Archives de l'Ordre des ergothérapeutes, procès-verbaux de la Quebec Society of Occupational Therapy, 5 octobre 1953, 22 septembre 1958, 7 janvier et 5 octobre 1964, 3 mai 1965.

Les orthophonistes : entre l'élocution et le langage

La thérapie du langage émerge aux États-Unis entre 1910 et 1930, sous les traits d'un corps de « *speech correctionists* ». Ceux-ci, souvent des hommes, appartiennent au secteur scolaire et travaillent dans les écoles auprès des enfants bègues. Ces *correctionnists* forment rapidement un groupe cohérent et spécialisé, regroupé en 1926 dans l'American Academy of Speech Correction (AASC) et soutenu, dans les années 1930, par la création de programmes universitaires. La Seconde Guerre mondiale constitue un tournant pour la jeune profession. Plusieurs *correctionnists* entrent alors en contact avec la clientèle adulte des hôpitaux militaires, remplis de vétérans handicapés par des blessures physiques à la bouche. La profession se féminise et se déleste de son héritage scolaire pour verser plutôt dans le domaine de la santé. Peu à peu, les nouvelles praticiennes abandonnent alors le titre de *correctionnist* pour celui, mieux adapté, de « *speech therapist* ».

Au Québec, l'orthophonie s'implante directement dans les hôpitaux. Elle s'applique en premier lieu à des troubles physiques, et notamment au réapprentissage de la parole à des enfants ayant subi une opération chirurgicale au palais. C'est d'ailleurs à l'instigation de chirurgiens que sont créés les premiers services ou « écoles » d'orthophonie, d'abord au Children's Memorial Hospital en 1934, puis à l'hôpital Sainte-Justine au début des années 1940. Contrairement à la physiothérapie et à l'ergothérapie, l'orthophonie n'est enseignée dans aucune école canadienne avant les années 1950. La profession est donc introduite par des autodidactes, qui se comptent sur les doigts d'une seule main. Ainsi, au Children's, le service est tenu après 1944 par Mary Cardozo, titulaire d'un diplôme en psychologie et qui assure elle-même sa formation. À Sainte-Justine, la fondatrice du service, Aline Delorme, s'instruit elle aussi par ses propres moyens, au contact des enseignants de l'Institution des sourds de Montréal et grâce aux conseils de Cardozo. Elle s'adjoint les services d'une bénévole, Germaine Huot, qui la remplace vers 1947.

Dépourvues de formation spécialisée en orthophonie, ces pionnières n'en jettent pas moins les bases d'une pratique spécialisée sur le modèle étasunien. Dès l'immédiat après-guerre, Cardozo rassemble une petite équipe et diversifie sa pratique en visitant d'autres hôpitaux où elle rencontre des enfants souffrant d'anomalies faciales ou de paralysie cérébrale, ou encore des vétérans victimes de traumatismes crâniens. C'est aussi Cardozo qui, au début des années 1950, fonde un premier groupe d'affinités consacré aux troubles de la parole, la Société de logopédie et d'audiologie de la province de Québec qui reçoit ses lettres patentes en 1955.

Le véritable coup d'envoi de la profession est cependant l'entrée dans le sillage de deux spécialités médicales, soit la physiatrie et l'oto-rhino-laryngologie (ORL). Le contact avec la physiatrie est tout particulièrement important pour l'orthophonie francophone. Approché par Germaine Huot en 1954, Gingras donne à celle-ci l'occasion d'obtenir un diplôme de la School of Speech Correction and Audiology de l'Université Northwestern de Chicago. Au retour de Huot en 1956, il lui confie, outre la direction du service d'orthophonie de l'IRM, la mise sur pied d'un premier programme québécois de formation en orthophonie à l'Université de Montréal. Offert aux diplômées des collèges classiques féminins, ce programme débouche après deux ans sur un diplôme de maîtrise. Du côté anglophone, ce sont les médecins ORL du Royal Victoria Hospital qui créent, en 1963, la School of Speech and Communication Disorders de l'Université McGill, dont le programme de deux ans mène à l'obtention d'une maîtrise ès Sciences. Ces programmes ne produisent que quelques diplômées par année, mais cela suffit pour que la profession compte, en 1970, une centaine de membres actives. Les premières diplômées décrochent rapidement un emploi dans les hôpitaux de la province : si, dans les milieux francophones, l'expansion de la profession est indissociable de celle de la physiatrie, les diplômées anglophones suivent plutôt l'orbite des ORL du Royal Victoria Hospital et du Montreal Children Hospital.

L'autorité des médecins spécialistes, encore une fois, pèse lourd sur le travail des orthophonistes. En choisissant les patients qu'ils leur adressent, les médecins physiatres et ORL leur confient surtout des tâches de rééducation de la parole chez les victimes de blessures ou handicaps physiques, souvent des hémiplégiques souffrant de paralysie faciale ou des patients ayant subi une laryngectomie. Ces patients ont en commun de se rattacher aux champs d'intérêt et d'autorité des médecins, qui assignent à l'avance les objectifs à poursuivre. Plusieurs orthophonistes estiment que ce contrôle médical tronque leur champ d'intervention, en les privant notamment des cas de bégaiement ou de voix qui mettraient en valeur leurs compétences spécifiques. Des conflits éclatent. Dès la fin des années 1950, l'orthophoniste Pierre Marois doit ainsi quitter son travail hospitalier à Québec sous la pression des ORL de l'établissement. Germaine Huot elle-même est renvoyée par Gustave Gingras en 1961. Elle mène ensuite quelques autres batailles, joignant d'abord l'Hôtel-Dieu Saint-Vallier de Chicoutimi, où elle se bute elle aussi à l'hostilité de médecins ORL, puis, après 1966, le Centre hospitalier universitaire de Sherbrooke (CHUS) où elle dit avoir lutté encore « afin de soustraire notre service aux tiraillements de certains médecins physiatres et ORL[58] ». D'autres orthophonistes font aussi état de « controverses » les opposant à des médecins au sujet de l'accès aux patients ou de la décision d'entreprendre ou non la rééducation d'un patient[59].

En voulant étendre leur pratique au-delà des troubles anatomiques, ces cliniciennes suivent le modèle des « *speech therapists* » étasuniennes[60], véhiculé par des orthophonistes formées aux États-Unis, comme Germaine Huot ou E. J. Lennon, et par certaines thérapeutes d'origine britannique. À l'OTRC, par exemple, c'est une orthophoniste anglaise qui introduit, dès 1953, l'idée de ne pas se limiter aux « désordres physiques » et de s'attarder aux problèmes qui concernent « *the overall personality* », comme le bégaiement ou les facettes de l'aphasie relatives à l'intellect et aux émotions[61].

Ces velléités, cependant, n'ont souvent pas la faveur des médecins responsables. L'IRM, encore une fois, offre un exemple éloquent. En 1957, Germaine Huot cherche à diversifier sa clientèle en envoyant ses stagiaires dépister d'autres types de problèmes dans les écoles primaires de la région. La direction médicale s'y oppose et, après le congédiement de Huot en 1961, resserre le travail autour des adultes aphasiques, interrompant des traitements entamés auprès de jeunes bègues en 1957. En 1963-1964, la direction de l'IRM étouffe une autre initiative du même type : les orthophonistes ayant cette fois pris sur elles d'accepter des patients aux troubles non moteurs, le bureau médical les rappelle à l'ordre et exige que « le service d'orthophonie consacre de nouveau la majorité de ses efforts au

58. *Fréquences*, 9, 2 (1997) : 8 ; 11, 2 (1999) : 8.

59. Archives de l'Ordre des orthophonistes et des audiologistes du Québec, procès-verbaux de la Société d'orthophonie et d'audiologie de la province de Québec, 14 novembre 1966.

60. Aux États-Unis, dès la fin des années 1950, les cas d'ordre anatomique comme les fissures palatines comptent pour moins de 5 % des références en orthophonie. Elizabeth NEIDECKER, *School programs in speech-language*, Englewood Cliffs (New Jersey), Prentice Hall, 1980, p. 5-8.

61. Rapport annuel du Centre de réadaptation Constance-Lethbridge, 1952, p. 9, 14-15 ; 1953 ; 1954, p. 6-7 ; 1955, p. 4 ; 1964, p. 5 ; 1965, p. 5.

traitement des patients présentant… un handicap moteur », et qu'il cesse d'accepter des « cas de bégaiement, dysphonie [et] troubles du langage à l'état isolé[62] ». En 1965, les physiatres ayant rétabli leur autorité, les troubles moteurs de patients aphasiques représentent à nouveau la « presque totalité[63] » de la clientèle en orthophonie.

D'autres établissements offrent aux orthophonistes plus d'opportunités pour étendre leur action et diversifier leur clientèle. Ces occasions peuvent découler d'un éloignement relatif de l'autorité médicale, ou d'une diversification de la clientèle des médecins eux-mêmes. C'est le cas, par exemple, au service d'ORL de l'hôpital Notre-Dame de Montréal. À la fin des années 1950, le service avait embauché des orthophonistes pour des tâches conventionnelles, c'est-à-dire la rééducation à la parole des patients laryngectomisés ou souffrant d'autres troubles « spécifiques d'ORL ». Après 1960, cependant, les orthophonistes profitent de la baisse du nombre de laryngectomisés (ainsi que de l'éloignement physique des ORL au sein de l'hôpital, un facteur propre à Notre-Dame) pour diversifier leur clientèle. Elles tissent alors des contacts avec des écoles primaires dont elles reçoivent, à partir de 1967, un nombre croissant de jeunes souffrant de troubles de bégaiement ou de déglutition, atypiques dans le monde hospitalier d'alors[64]. Elles profitent aussi de leur relative autonomie pour modifier, de 1961 à 1968, les catégories qui décrivent la clientèle admise : progressivement, les catégories originelles, conçues pour n'englober que des problèmes physiques comme l'aphasie, la dysphasie[65] ou la dysphonie, sont ainsi remplacées par la catégorie plus large des « retards de langage », qui permet d'inclure une large variété de conditions rencontrées parmi la clientèle scolaire.

Les physiothérapeutes, ergothérapeutes et orthophonistes de l'après-guerre sont en grande, très grande majorité des femmes. Bien qu'avares de chiffres précis, les sources documentaires de l'époque le montrent à l'envi,

62. Rapport annuel de l'Institut de réadaptation de Montréal, 1964, 72, v. 1962, p. 55, 1963, p. 68.

63. Rapport annuel de l'Institut de réadaptation de Montréal, 1965.

64. *Ibid.*, 1967, p. 80 ; 1968, p. 83 ; archives de l'Université de Montréal, boîte 5954, dossier « Stages Notre-Dame », document anonyme rédigé au nom des cliniciennes en réadaptation de l'hôpital Notre-Dame de Montréal, 1981, p. 5-6.

65. La dysphasie prend à l'époque un sens beaucoup plus restrictif qu'aujourd'hui. Rapport annuel de l'hôpital Notre-Dame de Montréal, 1961, p. 96 ; 1964, p. 104 ; 1967, p. 82-83 ; 1968, 86-87.

la spécialisation du marché des soins, dans les années 1940 et 1950, continuant d'obéir à une logique sexuée. Dans son ouvrage sur les rapports de genre entre les dentistes et les hygiénistes dentaires, Tracey Adams a bien montré comment, au début du 20e siècle, les hommes en position d'autorité choisissaient d'engager des assistantes féminines dans le but explicite de s'assurer des auxiliaires plus dociles et moins menaçantes[66]. L'idée qu'un visage féminin soit l'attribut d'une profession strictement auxiliaire, vouée à un certain plafonnement persiste assurément dans les années 1950. Lorsque Gustave Gingras et ses collègues, par exemple, pilotent l'ajout d'un programme d'orthophonie à l'Université de Montréal, il leur paraît d'entrée de jeu essentiel de fermer la porte aux candidats masculins, arguant que « ce serait faire fausse représentation que d'ouvrir cette profession aux hommes si elle n'est pas assez rémunératrice[67] ».

Clairement, un visage trop féminin dessert les aspirations des paramédicales. Celles-ci semblent le comprendre assez vite. On ne peut que remarquer, à tout le moins, leur refus constant de se définir par des traits jugés féminins, comme la chaleur humaine ou le dévouement, ce qui les éloigne du monde infirmier[68]. En 1960, comme l'a relevé Nadia Fahmy-Eid, des représentantes canadiennes des physiothérapeutes favorisent ouvertement le recrutement d'hommes pour rehausser l'image de la profession[69]. Cela dit, d'autres réalités limitent l'horizon professionnel des femmes. Leurs obligations familiales et domestiques, notamment, prévoient qu'elles se retirent très tôt du marché du travail, dès leur mariage ou à la naissance de leur premier enfant, pour n'y revenir au mieux que plus tard dans la vie, ce qui prive les métiers féminins des praticiennes de carrière qui leur apporteraient l'expérience, l'assurance et l'autorité nécessaires à une réelle promotion professionnelle. Encore au milieu des années

66. Tracey L. ADAMS, *A Dentist and a Gentleman. Gender and the Rise of Dentistry in Ontario*, Montréal / Kingston, McGill-Queen's University Press, 2000, 235 p.

67. Archives de l'École de réadaptation de l'Université de Montréal, E-53, boîte 5952, procès-verbal du comité pédagogique, 23 novembre 1955.

68. Ce refus du *care* par des intervenantes féminines avait déjà été observé par Régina Kunzel, « The Professionalization of Benevolence : Evangelicals and Social Workers in the Florence Crittenton Homes, 1915 to 1945 », *Journal of Social History*, 22, 1 (1988) : 21-43.

69. Nadia FAHMY-EID *et al.*, *Femmes, santé et professions*, *op. cit.*, p. 59-60.

1960, on estime qu'à peine le quart des physiothérapeutes pratiquent pendant dix ans ou plus avant de se retirer[70].

C'est donc aussi en butte aux contraintes de leur sexe que plusieurs paramédicales de la réadaptation physique, chacune en fonction de ses moyens et de la marge de manœuvre, souvent mince, qui lui est concédée, cherchent à modifier, voire à subvertir les cadres de leur pratique pour s'attribuer un nouveau rôle soignant. Dans l'après-guerre, cette quête, dispersée mais bien visible, rapproche les physiothérapeutes, les ergothérapeutes et les orthophonistes québécoises d'autres professions, « psychosociales », avec lesquelles elles ont pourtant peu en commun.

Les professions psychosociales en quête d'un rôle thérapeutique

La psychologie et le travail social diffèrent en effet de la réadaptation physique. Loin des usages du corps, leur expertise concerne la psyché et les relations humaines. Au milieu du 20e siècle, leur existence comme groupe est déjà mieux assurée et leur effectif est plus important, moins clairement féminin. Leurs écoles sont moins précaires, plus anciennes, moins dépendantes de la médecine. Ces professions, enfin, sont plus multiformes : contrairement aux paramédicales de la réadaptation physique qui en viennent à se concentrer dans les hôpitaux, les psychologues et les travailleuses sociales, elles, n'œuvrent pas en majorité dans des établissements de santé.

Plusieurs y travaillent, cependant, et en nombre croissant après la Seconde Guerre mondiale. Elles sont invitées dans les hôpitaux à titre d'auxiliaires au service de médecins spécialistes, cette fois des psychiatres et des neurologues, entre autres. Elles y découvrent elles aussi un milieu marqué par la division hiérarchique des tâches et dominé par le médecin spécialiste. Elles y occupent, bref, une position « paramédicale », dans un sens non moins fort que dans le cas de la physiothérapie, de l'ergothérapie ou de l'orthophonie.

70. Lucie Piché et Nadia Fahmy-Eid, « À la recherche d'un statut professionnel dans le champ paramédical. Le cas de la diététique, de la physiothérapie et de la technologie médicale (1940-1973) », *Revue d'histoire de l'Amérique française*, 45, 3 (1992) : 375-401, 389-390. Pour la Commission Hall, qui siège de 1961 à 1964, la solution à cet intense roulement de personnel est encore une fois le recrutement d'hommes dans les professions paramédicales.

Qu'une part conséquente de psychologues et de travailleuses sociales en vienne ainsi à s'apparenter à des professions si différentes témoigne de l'orientation, mais aussi de l'ampleur des mutations structurelles de la santé dans les années 1940 et 1950. La multiplication des rôles paramédicaux dans l'entourage de spécialités médicales est une facette importante du refaçonnement de l'économie hospitalière. On s'attarde ici spécifiquement au destin des praticiennes psychosociales qui s'engagent dans le monde de la santé, et deviennent à leur tour des « paramédicales ». On verra que les aléas du travail de santé les guident vers des voies différentes de celles de leurs consœurs embauchées dans d'autres secteurs, comme les cours de justice ou les commissions scolaires. Cela dit, l'entrée massive de travailleuses sociales et de psychologues à l'hôpital, et leur identification accrue à la santé, ne sont pas non plus sans conséquence pour le reste de leurs professions respectives, comme on le verra également.

Les psychologues : entre les tests et la relation d'aide

Ce qu'on appelle la « psychologie » est d'abord apparu, à la fin du 19e siècle, comme une réflexion proprement académique, un dialogue savant entre la médecine et la recherche philosophique sur les catégories de la conscience. Sous l'impulsion de médecins, comme Sigmund Freud en Europe ou Adolf Meyer aux États-Unis, cette réflexion alimente toutefois une redéfinition des catégories appliquées à la maladie mentale. Elle inspire une nouvelle thérapeutique, basée non plus sur l'enfermement ou le traitement physique des malades mentaux, mais plutôt sur un dialogue avec la psyché. Bien que développée en toute autonomie à l'université, cette approche demeure, en clinique, l'apanage de médecins psychiatres. « Psychothérapeutiques », parfois « psychodynamiques », les nouvelles idées aident les psychiatres à sortir des asiles et autres lieux clos pour aller médicaliser, sous couvert d'« hygiène mentale », des problèmes sociaux comme l'amoralité, la faiblesse d'esprit ou la pauvreté persistante. Au Canada, cette activité prend forme à la fin de la Première Guerre mondiale avec la création simultanée, en 1918, du Canadian National Committee for Mental Hygiene et, au Québec, d'une nouvelle division des maladies mentales au sein du Conseil d'hygiène de la province[71].

71. André Paradis a souligné comment, au début du 20e siècle avant la révolution psychothérapeutique, « de façon générale, on ne prenait pas les médecins

En parallèle aux entreprises des psychiatres se constitue un corps diffus de spécialistes non médicaux de la psyché, dont certains portent le titre de « psychologue ». Après 1920, la coalescence de ces experts en un groupe identifiable doit beaucoup à leur réunion autour de psychiatres, qui leur délèguent certaines tâches. Dans la première moitié du 20e siècle, les psychologues, souvent des hommes, sont notamment affectés à l'administration de tests d'intelligence. L'usage des tests connaît alors une grande vogue et les psychiatres spécialisés en hygiène mentale les utilisent à des fins de dépistage et de diagnostic différentiel, surtout chez les enfants d'âge scolaire[72]. Après 1940, l'approche psychodynamique s'impose à l'hôpital et l'emploi d'auxiliaires psychologiques affectés aux tests s'accroît rapidement.

Cette entrée des psychologues dans les hôpitaux, dans le sillage de médecins spécialistes, rappelle évidemment celle de la physiothérapie ou de l'orthophonie. Il reste que la psychologie, comme science, n'entretient pas avec la médecine les mêmes liens de dépendance que les professions

d'asile trop au sérieux. Tant sur le plan scientifique que sur le plan du revenu, la spécialité de psychiatre n'avait rien de particulièrement attrayant. » « Thomas J. W. Burgess et l'administration du Verdun Protestant Hospital for the Insane (1890-1916) », *Canadian Bulletin of Medical History / Bulletin canadien d'histoire médicale*, 14 (1997) : 29. Sur la signification de la psychothérapie et de l'hygiène mentale pour les psychiatres canadiens durant la première moitié du 20e siècle, voir : Thomas Brown, « Dr. Ernest Jones, Psychoanalysis and the Canadian Medical Profession, 1908-1913 », S. Shortt (dir.), *Medicine in Canadian Society*, Montréal, MQUP, 1981, p. 318-322, 328-329, 352 ; David MacClennan, « Beyond the Asylum. Professionalization and the Mental Hygiene Movement in Canada, 1914-1928 », *Canadian Bulletin of Medical History / Bulletin canadien d'histoire médicale*, 4 (1987) : 7-23. Pour une perspective étasunienne, voir : Gerald Grob, « The Forging of Mental Health Policy in America : World War II to New Frontier », *Journal of the History of Medicine and Allied Sciences*, 42 (1987) : 412-422 ; John C. Burnham, « The Struggle between Physicians and Paramedical Personnel in American Psychiatry, 1917-1941 », *Journal of the History of Medicine and Allied Sciences*, 29, 1 (1974) : 93-106.

72. Martin Pâquet et Jérôme Boivin, « La mesure fait loi. La doctrine de l'hygiène mentale et les tests psychométriques au Québec pendant l'entre-deux-guerres », *Canadian Historical Review*, 88, 1 (2007) : 149-178 ; Céline Beaudet, *Évolution de la psychiatrie anglophone au Québec, 1880-1963. Le cas de l'hôpital de Verdun*, Québec, Institut supérieur des sciences humaines / Université Laval, 1976, p. 107-110.

de réadaptation physique. Discipline à part entière, la psychologie jouit depuis longtemps de départements universitaires autonomes. Au Canada, l'Université de Toronto crée un programme de psychologie en 1891, suivie de l'Université McGill en 1922. Du côté francophone, l'Institut de psychologie de l'Université de Montréal (IPUM) est fondé, en 1942, au sein de la faculté de philosophie par le père dominicain Noël Mailloux. Tant l'IPUM que le département de l'Université McGill mènent des activités de recherche et offrent vite les trois cycles de formation. D'autres universités québécoises se dotent de cours de psychologie, agglutinés en programmes autonomes à l'Université Bishop's en 1960, à l'Université Laval en 1961 et à l'Université de Sherbrooke en 1966. Cette autonomie distingue le profil de formation des psychologues de celui des paramédicales de réadaptation physique. Les exigences de diplomation sont aussi plus élevées : après la guerre, il est généralement attendu d'un psychologue qu'il obtienne une maîtrise avant de pratiquer et, en 1966, le quart des psychologues recensés au Québec a même un doctorat[73].

Dans l'après-guerre, ces programmes forment un nombre croissant de diplômés. L'IPUM, le département le plus important, passe ainsi de 65 étudiants actifs en 1957 à 422 en 1969. Même si tous ne se destinent pas à la clinique, les diplômés participent à une inflation certaine du personnel disponible : de 1954 à 1971, l'effectif de l'Association des psychologues de la province de Québec passe ainsi de 177 à 805 inscrits. Le champ d'activité de ces diplômés est cependant très large : si certains trouvent un emploi à l'hôpital, d'autres s'orientent vers les agences sociales, les commissions scolaires ou les grandes entreprises. Malgré cette dispersion, les psychologues de divers milieux décrivent leur travail comme une pratique de la santé. Les psychologues œuvrant en cabinet privé, notamment, qualifient leur pratique de « clinique », reproduisant un certain modèle médical. Comme, à la fin des années 1960, environ 13 % des psychologues travaillent en cabinet privé contre 32 % dans des établissements de soins, cela signifie qu'environ 45 % des psychologues québécois exercent alors dans des lieux directement associés à la santé. À tout moment entre 1954 à 1973, de 100 à 250 psychologues travaillent d'ailleurs à l'hôpital, qui demeure le plus important employeur pour la profession[74].

73. *Rel-Int* (avril 1966) : 4.

74. En guise de comparaison, en 1973, 23 % des psychologues travaillent en

Les psychologues hospitaliers sont alors concentrés dans un nombre limité d'établissements, soit les hôpitaux psychiatriques et les quelques hôpitaux généraux dotés de services notables de psychiatrie. Encore en 1973, on ne trouve des psychologues que dans une trentaine d'hôpitaux québécois, dont 15 comptent pas moins de 6 à 16 psychologues chacun. Au lendemain de la Seconde Guerre mondiale, leur travail consiste largement à faire passer des « tests mentaux » aux patients adressés par les médecins, pour qui le quotient intellectuel est une variable différentielle utilisée dans l'établissement de diagnostics. Cette activité correspond bien aux racines académiques de la psychologie, dont les percées les plus visibles au 20e siècle concernent précisément l'élaboration de tests d'intelligence comme les célèbres batteries Simon-Binet ou Weschler. Dans les années 1950, l'IPUM met d'ailleurs au point sa propre « échelle de développement mental », destinée à la mesure de l'intelligence chez l'enfant[75]. La mesure de l'intelligence, si elle assure une niche aux chercheurs universitaires, ne réserve pourtant aux psychologues en clinique qu'un rôle d'appoint au diagnostic posé par les médecins. Rétrospectivement, un psychologue racontera comment les médecins de l'après-guerre commandent des tests d'intelligence « comme on demande un test de laboratoire[76] », plaçant les psychologues dans une position à la limite de la technicité.

Amalgamés aux services de psychiatrie, les psychologues n'y rencontrent que la clientèle adressée et supervisée par des médecins. Jusqu'aux

milieu scolaire et 21 % à l'université. *Bulletin de la PAPQ* (mai 1954) : 14-17 ; *Bulletin de la CPPQ*, 5, 6-7 (juillet 1973) : 7-12 ; 5, 8-9 (septembre 1973) : 2 ; archives de l'Ordre des psychologues du Québec, procès-verbaux de la Corporation des psychologues de la province de Québec, 25 février et 27 juin 1966, 11 avril 1969.

75. *Bulletin de la PAPQ* (mai 1957) : iii ; *Rel-Int*, 2, 6 (décembre 1967) : 104-109 ; *Bulletin de la CPPQ*, 5, 8-9 (septembre 1973) : 2. Archives de l'Ordre des psychologues du Québec, procès-verbaux de la Psychological Association of the Province of Quebec, 25 mai 1957. Sur l'histoire des tests psychologiques, voir : Roderick D. BUCHANAN, « The Development of the Minnesota Multiphasic Personnality Inventory », *Journal of the History of Behavioral Sciences*, 30 (1994) : 148-161 ; Laura D. HIRSHBEIN, « The Senile Mind : Psychology and Old Age in the 1930s and 1940s », *Journal of the History of the Behavioral Sciences*, 38, 1 (2002) : 43-56 ; JoAnne BROWN, *The Definition of a Profession : The Authority of Metaphor in the History of Intelligence Testing, 1890-1930*, Princeton, Princeton University Press, 1992, 228 p.

76. *Cahiers du psychologue québécois*, 4, 3 (1982) : 13-15.

années 1960, ces derniers gardent aussi la main haute sur l'application de thérapeutiques auxquelles voudraient accéder les psychologues, comme la psychothérapie. C'est le cas, dans les années 1950, au service de neuropsychiatrie de l'hôpital Notre-Dame de Montréal ou au Queen Mary's Veterans Hospital : tandis que le psychologue fait passer annuellement plus de 200 tests, c'est le psychiatre qui use de modalités thérapeutiques de pointe comme les électrochocs, mais aussi les psychothérapies de groupe et la psychanalyse[77]. Le rôle réservé aux psychologues est le même auprès d'autres types de médecins spécialistes. À l'hôpital Notre-Dame de Montréal, après 1960, le Centre de l'ouïe et de la parole, dirigé par un ORL, retient les services d'un psychologue pour administrer des tests d'intelligence pour le diagnostic différentiel d'enfants malentendants[78]. Même dans le cadre moins médicalisé de l'OTRC, des psychologues utilisent les mêmes tests d'intelligence pour évaluer l'employabilité des patients afin d'alléger, cette fois, le travail des ergothérapeutes[79].

Ce rôle d'appoint sied mal à un groupe qui caresse des prétentions thérapeutiques, et dont une large part est allée jusqu'au doctorat pour servir cette fin. Tout au long de la période, des documents évoquent des tensions relatives au travail clinique, surtout en psychiatrie[80]. Cette insatisfaction s'inculque dès la formation. De 1948 à 1965, l'IPUM précise dans son annuaire que « l'Institut a été fondé… en vue de former des psychologues qui ne soient pas simplement des psychotechniciens[81] », nom donné aux

77. Rapport annuel de l'hôpital Notre-Dame de Montréal, 1948, p. 74 ; 1949, p. 76 ; 1950, p. 87-88 ; 1952, p. 110 ; 1953, p. 102-103. Archives de l'Université de Montréal, boîte 394, Institut de psychologie de l'Université de Montréal, *Organisation des stages*, Montréal, IPUM, 1951, p. 2-3.

78. Rapport annuel de l'hôpital Notre-Dame de Montréal, 1961, p. 97 ; 1962, p. 79 ; 1963, p. 98.

79. Rapport annuel du Centre de réadaptation Constance-Lethbridge, 1960, p. ii-iv, 7-9 ; 1961, p. iv, 10 ; 1962, p. 10-11 ; 1963, p. 4 ; 1964, p. 3-5 ; 1966, p. 7 ; 1967, p. 3 ; 1969, p. 7.

80. Montreal Rehabilitation Survey Committee, *op. cit.*, p. 48 ; archives de l'Ordre des psychologues du Québec, procès-verbaux de la Psychological Association of the Province of Quebec, 19 octobre 1955 ; 16 janvier 1962 ; procès-verbaux de la Corporation des psychologues de la province de Québec, 13 avril et 8 juin 1965.

81. Annuaires de l'Institut de psychologie de l'Université de Montréal, 1948-1965.

chargés de tests. On voudrait que le travail clinique inclue la mesure d'aspects plus raffinés de la personnalité, par des entrevues et des tests d'expressivité (« projectifs », comme le célèbre Rorschach) qui favorisent une interprétation plus ample des problèmes psychiques du patient, et leur résolution par la psychothérapie. Ce discours est audible très tôt à l'IPUM, qui enseigne la psychanalyse depuis sa création. En 1960, l'Institut lance même une populaire maîtrise en pratique clinique, précisément centrée autour de l'intervention directe sur la personnalité, sur la psychothérapie et sur les tests projectifs. Au même moment, le jeune département de psychologie de l'Université Laval, fondé en 1961, entend se doter de cours « centrés sur le counseling thérapeutique ou la psychothérapie[82] ». Les psychologues en cabinet privé s'engagent d'ailleurs résolument dans cette voie : en 1967, la Corporation des psychologues compte une soixantaine de membres pratiquant la psychothérapie, majoritairement en privé où ils traitent des problèmes de personnalité plutôt que de potentiel intellectuel[83].

Il en va différemment à l'hôpital. Les psychologues, engoncés dans une division des tâches qu'ils ne contrôlent pas, ne parviennent que tant bien que mal à implanter une évaluation psychologique de la personnalité, malgré des efforts manifestes. Le succès de ces tentatives est variable et dépend de la nature des services qui les emploient. Paradoxalement, ce sont les milieux non psychiatriques qui, peut-être par inertie, offrent le plus de résistance. Les médecins non psychiatres qui s'y sont attaché des psychologues l'ont fait pour des motifs bien précis et le rôle du psychologue y est plus campé. De plus, comme le psychologue y travaille souvent seul, l'administration des tests y est plus intensive et laisse moins de temps pour d'autres activités. À l'IRM, par exemple, la hausse de clientèle de l'Institut après 1957 gonfle la demande de tests d'intelligence et force les

82. En effet, plaide son directeur, « à défaut de doter nos élèves d'une bonne formation thérapeutique, nous risquons de les préparer à un rôle de psychodiagnosticien, de peu supérieur à celui du technicien en psychologie ». Archives de l'Université Laval, Fonds 523-17-1, Rapports annuels du département de psychologie, Michel Plechaty, *Rapport sur les activités du secteur clinique*, décembre 1969, p. 26.

83. Annuaires de l'Institut de psychologie de l'Université de Montréal, 1965 ; *Bulletin de la PAPQ* (avril 1955) : 12 ; *Rel-Int*, 2 (1965) : 8 ; 2, 3 (juin 1967) : 56-57 ; 2, 5 (septembre 1967) : 77 ; 2, 6 (décembre 1967) : 109 ; 3, 1 (mars 1968) : 20 ; *Bulletin de la CPPQ*, 3, 11 (novembre 1971) : 10, 15.

deux psychologues à pratiquement abandonner les entrevues psychosociales qu'ils tâchaient pourtant d'instituer depuis 1954[84]. En milieu psychiatrique, au contraire, le contact avec une clientèle spécialisée aide les psychologues à diversifier leurs tâches. Au service de neuropsychiatrie de l'hôpital Notre-Dame, le psychologue s'implique, à partir de 1964, dans la « dynamique de groupe » des patients internés. Ailleurs, comme à l'hôpital de Sainte-Anne-de-Bellevue, des stagiaires obtiennent, grâce à « la collaboration empressée mais non officielle[85] » du personnel, de se tremper les pieds dans de vraies séances de thérapie.

Au cœur de ces velléités se trouve la relation qu'entretiennent les psychologues avec les tests d'intelligence. Cette relation, encore une fois, varie selon les milieux. Dans un cadre non psychiatrique comme à l'IRM, les psychologues tentent désespérément de minimiser l'importance des tests d'intelligence, afin d'axer leur travail sur des aspects plus proches de la psyché comme l'estime de soi et la réinsertion familiale. En psychiatrie, par contre, les attitudes sont plus nuancées. Bien qu'on veuille là aussi déborder l'usage des tests, on n'entend pas s'en délester complètement et on essaie plutôt de les déléguer à des « psychotechniciens » formés sur le tas ; au milieu des années 1960, cet usage inspire même à l'Université McGill la brève expérience d'un cours de technicien, offert en 1968-1969[86].

On le voit, les aléas locaux de cliniques différemment structurées influent sur les visées des professionnels. C'est le cas dans le milieu de la santé, selon qu'une clinique soit dirigée par un psychiatre ou un autre type de spécialiste. L'écart, on s'en doute, est encore plus grand entre les psychologues des hôpitaux et ceux qui travaillent, par exemple, dans les commissions scolaires. Après 1940, l'écartèlement des psychologues entre

84. Rapport annuel de l'Institut de réadaptation de Montréal, 1954-1963.

85. Archives de l'Université de Montréal, boîte 394, dossier « Stages d'internat, 1964-1965 », Gabrielle CLERK, *Visites des internats, novembre – décembre 1964*, p. 2. V. Archives de l'Université de Montréal, boîte 394, Institut de psychologie de l'Université de Montréal, *Organisation des stages*, Montréal, IPUM, 1951, p. 2-3 ; rapport annuel de l'hôpital Notre-Dame de Montréal, 1950, p. 88 ; 1964, p. 110.

86. *Rel-Int*, 1, 2 (décembre 1966) : 21 ; 3, 1 (mars 1968) : 7 ; *Bulletin de la CPPQ*, 4, 1 (janvier 1972) : 8 ; 4, 9 (septembre 1972) : 8 ; 5, 8-9 (septembre 1973) : 7 ; archives de l'Ordre des psychologues du Québec, procès-verbaux de la Corporation des psychologues de la province de Québec, 13 mai et 19 août 1966 ; 5 janvier, 1er mars, 14 mars, 15 mars, 9 août et 25 octobre 1968 ; 21 février, 14 mars et 21 novembre 1969. Rapport annuel de l'Institut de réadaptation de Montréal, 1969-1975.

des milieux très différents suscite des tensions qui affectent l'histoire de la psychologie québécoise en entier.

Des différends opposent ainsi les psychologues hospitaliers et scolaires au sujet de la prise en charge des enfants. L'attitude de chacun à l'égard des tests d'intelligence est révélatrice. D'un côté, les psychologues associés à la santé et à la thérapie voient dans la clientèle infantile une occasion d'échapper au destin de « testeur ». Leur contact avec les enfants d'âge scolaire n'est d'ailleurs pas nouveau et remonte aux cliniques d'hygiène mentale du début du 20e siècle ; dans les années 1940, des services à l'« enfance inadaptée » sont déjà bien en place dans divers services psychiatriques hospitaliers, comme à l'hôpital Sainte-Justine, au Allan Memorial Institute, à l'Institut médico-pédagogique du Mont-Providence ou à l'hôpital Saint-Jean-de-Dieu. Pour les psychologues intéressés à la thérapie, le Centre d'orientation de Montréal, qui entretient des relations serrées avec l'IPUM et son directeur Noël Mailloux, offre cependant un cadre privilégié. Fondé en 1943 comme un simple service de placement d'enfants, le Centre, sous l'influence du père Mailloux, infléchit son mandat vers l'évaluation psychologique des jeunes perturbés. En 1947, il crée une Clinique d'aide à l'enfance décrite comme la « première clinique externe au Québec[87] » dans ce secteur. Animé par des psychologues qui mènent des psychothérapies et des entrevues d'évaluation, le Centre devient, en 1949, le principal lieu de stage de l'IPUM, diffusant chez les aspirants psychologues des rudiments d'une thérapie psychanalytique auxquels ils n'auraient guère accès dans les hôpitaux[88]. Comme leurs collègues des hôpitaux, les psychologues du Centre se décrivent comme des thérapeutes et entretiennent une vision essentiellement clinique des choses, qui les conduit à vouloir se dégager de l'administration de tests pour se consacrer à la psychothérapie. C'est dans cet esprit que le Centre d'orientation entretient des liens avec les commissions scolaires, où il dépiste une bonne part de sa clientèle[89].

87. Lucie QUEVILLON, Parcours d'une collaboration. Les intervenants psychiatriques et psychologiques à la Cour des jeunes délinquants de Montréal (1912-1950), mémoire de maîtrise (histoire), Université du Québec à Montréal, 2001, p. 89.

88. *Ibid.* ; v. *Bulletin de la CPPQ*, 3, 11 (novembre 1971) : 9 ; *Psychologie Québec*, 8, 5 (septembre 1991) : 1 ; Lucie QUEVILLON, *op. cit.*, p. 89-90.

89. *Rel-Int*, 1 (1965) : 8 ; 2 (1965) : 5 ; (avril 1966) : 3 ; 1, 2 (décembre 1966) : 19-20 ; 2, 5 (septembre 1967) : 78 ; *Bulletin de la CPPQ*, 3, 11 (novembre 1971) : 9 ; *Psychologue québécois*, 6, 2 (avril 1974) : 5.

Dans les années 1960, cependant, d'autres psychologues, directement employés par les commissions scolaires, contestent ce point de vue, en s'opposant tant à la dévaluation des tests qu'aux prétentions des « cliniques » sur la clientèle scolaire. En effet, après que le ministère de l'Éducation, à la suite du rapport Parent, eut multiplié les embauches et confirmé le scolaire comme un milieu d'intervention en soi, les « psychologues scolaires » entendent désormais se préserver de la concurrence des hôpitaux. Réunis en journées d'étude en 1966, des psychologues scolaires établissent ainsi avec fermeté que « l'hôpital exagère son rôle », « des hôpitaux comme Sainte-Justine [accomplissant] un travail qui devrait être réservé à l'école[90] ». Or, les tests d'intelligence ne jouent pas le même rôle dans l'organisation du travail en scolaire. Les enfants testés y sont adressés par des enseignants et non par des médecins, et l'autorité des psychologues sur l'interprétation des tests n'y est pas disputée. Dans les commissions scolaires, le diagnostic des « retardés mentaux » à l'aide de tests comme le Weschler, loin d'être une tâche auxiliaire, assure au contraire un statut enviable. Mieux, comme ils ne donnent pas prise à une thérapie de la psyché, les tests d'intelligence assurent aux psychologues scolaires une clientèle que ne brigueront pas leurs confrères « cliniciens ». Les aléas locaux de l'organisation du travail et la concurrence intra-professionnelle poussent ainsi les psychologues des hôpitaux et des commissions scolaires à adopter des attitudes différentes à l'égard des tests d'intelligence, les « thérapeutes » dévaluant des tests dont les « scolaires » luttent au contraire becs et ongles pour se garantir le monopole[91].

Le travail social : entre l'administration et la santé

En Amérique du Nord, le « service social » naît, à la toute fin du 19e siècle, de la professionnalisation d'activités philanthropiques, quand les pionnières de la profession prennent la relève des « visiteurs charitables » qui rencontraient les victimes de la pauvreté pour en déterminer les besoins.

90. *Rel-Int*, 1, 1 (automne 1966) : 6-8 ; 1, 2 (décembre 1966) : 32-33.

91. *Rel-Int* (avril 1966) : 5-6 ; 1, 1 (automne 1966) : 9-10 ; 1, 2 (décembre 1966) : 29-30 ; 2, 3 (juin 1967) : 53 ; *Bulletin de la CPPQ*, 3, 3 (mars 1971) : 4 ; 5, 4-5 (mai 1973) : 8 ; archives de l'Ordre des psychologues du Québec, procès-verbaux de la Corporation des psychologues de la province de Québec, 12 novembre et 3 décembre 1965 ; 4 février, 17 juin, 19 août et 30 août 1966, 15 mars et 26 avril 1968 ; 14 mars 1969.

Parce qu'elles s'appuient sur une méthode d'enquête (le *casework*) et des classifications différentielles (morales ou psychologiques) pour catégoriser leurs cas, les travailleuses sociales définissent très tôt leur travail en analogie à la médecine. Cette analogie est au cœur d'ouvrages influents de l'époque, comme le classique *Social Diagnosis* publié en 1917 par la chef de file étasunienne Mary Richmond. Certaines travailleuses sociales investissent vite les hôpitaux, où elles gèrent les relations entre l'établissement et les patients, en s'assurant de la capacité de ceux-ci à payer leurs factures et à suivre les instructions du médecin. Qualifiées de « *medical social workers* », ces praticiennes constituent un groupe suffisamment cohérent pour se rassembler, en 1918, dans l'American Association of Medical Social Workers. Au Canada, la Canadian Association of Social Workers est fondée en 1926 et compte, au début des années 1930, une section québécoise à laquelle s'ajoute, en 1946, un chapitre représentant spécifiquement la ville de Québec et l'est de la province.

Au Québec et au Canada, on trouve dès les années 1910 la trace d'un service social professionnalisé au sein d'organismes charitables, comme la Fédération nationale Saint-Jean-Baptiste. Des formations de premier cycle sont offertes à l'Université de Toronto en 1914, puis à l'Université McGill en 1918. Dans les années 1920, des établissements de soins comme l'hôpital Sainte-Justine disposent déjà de « services sociaux » employant des travailleuses sociales diplômées de ces programmes ou d'écoles étasuniennes. Le véritable coup d'envoi d'une profession structurée ne survient cependant qu'après 1930. Suivant l'exemple de leurs homologues juives et anglo-protestantes, les nébuleuses d'œuvres charitables franco-catholiques tendent dès lors à se regrouper en « agences » régionales plus centralisées, souvent diocésaines[92]. Chargées de coordonner plus rationnellement les ressources d'assistance en contexte de crise, les nouvelles agences, comme le Conseil des œuvres fondé à Montréal en 1932, recherchent un personnel francophone compétent formé en service social. À Montréal, après avoir financé la formation de quelques jeunes filles à l'Université McGill, le Conseil soutient, en 1939, la création d'une École

92. Ces regroupements sont aussi favorisés par des réformes du gouvernement Taschereau à la Loi sur l'assistance publique de 1921, dont le soutien financier, à la recommandation du rapport Montpetit, est étendu à l'assistance dite « sans mur », Lucia FERRETTI, « Les agences sociales à Montréal, 1932-1971 », *Études d'histoire religieuse*, 66 (2000) : 69-88.

de service social qui s'affilie à l'Université de Montréal en 1942. À Québec, la travailleuse sociale Hayda Denault, après un séjour d'études aux États-Unis, collabore avec le père Georges-Henri Lévesque pour créer, en 1943, l'École de service social de l'Université Laval. Comme la section d'orthophonie de l'Université de Montréal, ces écoles offrent des programmes dits de deuxième cycle mais ouverts aux diplômées des collèges classiques. Après 1950, elles offrent aussi des diplômes de premier cycle qui suffisent souvent à se placer sur le marché du travail. Au milieu des années 1950, le Québec forme une soixantaine de diplômées par an, un chiffre qui croît après 1960 avec la création de programmes à l'Université de Sherbrooke et à l'Université du Québec à Montréal. Sous l'effet cumulé de ces programmes universitaires, le nombre de travailleuses sociales diplômées actives passe de 300 en 1952 à un peu plus d'un millier en 1969.

Dans les années 1940, la majorité de ces diplômées travaille au sein d'agences sociales ou d'autres organismes d'assistance. Même s'il ne s'agit pas d'hôpitaux, le travail social dans ces milieux entretient des liens directs avec l'idée de santé. Ces liens sont d'abord largement symboliques. En réalité, la travailleuse sociale apporte aux nécessiteux un soutien principalement logistique, c'est-à-dire centré autour de tâches administratives comme l'attribution d'aide financière, le placement d'enfants ou la référence à d'autres organismes. Pourtant, cette activité est souvent décrite en analogie à l'art médical. Selon le père Lévesque, « à l'égard de la société, le service social se conduit comme un vrai médecin » et ses enquêtes de cas, ou *casework*, permettent de « porter un diagnostic et décider ensuite du secours qui doit être apporté » pour « refaire des cellules saines à la société[93] ». Dans la bouche des dirigeants d'agences, ces métaphores ont surtout pour but d'opposer l'expertise technique des agences à la charité désordonnée des bénévoles. L'analogie médicale n'implique toutefois pas une réelle autonomie de pratique pour celles que les dirigeants d'agences appellent leurs « auxiliaires sociales ».

Avec les années, toutefois, les travailleuses sociales d'agences donnent une certaine substance à cette métaphore, grâce à un exercice réellement thérapeutique du *casework* auquel elles donnent les dimensions d'une

93. Archives de l'Ordre professionnel des travailleurs sociaux du Québec, dossier « ACTS – Québec », Georges-Henri LÉVESQUE, « Le bon Samaritain à Québec », *L'Action catholique*, 24 novembre 1943.

relation d'aide plus complète. Au Bureau d'aide aux familles de Montréal, par exemple, on en vient à dévaluer les tâches administratives pour les opposer à ce que l'on décrit désormais comme « les fins propres de l'œuvre : le traitement social des familles[94] ». Après 1950, les travailleuses sociales du Bureau appréhendent même comme une menace l'augmentation des demandes d'aide financière : alors qu'on les jugeait autrefois constitutive du *casework*, on craint désormais qu'elle n'étouffe le travail de relation d'aide. En 1953, le Bureau réagit en déléguant les demandes d'aide financière à un personnel d'« aides sociales », moins qualifiées, pour réserver aux travailleuses sociales diplômées le cas des « personnes… présentant des possibilités de réhabilitation[95] ».

Hors de Montréal, on assiste à des évolutions comparables. Le Service social à l'enfance du diocèse de Chicoutimi, d'abord fondé par un prêtre à des fins spécifiques de placement d'enfants, embauche en 1952 ses premières travailleuses sociales diplômées. Celles-ci, sitôt arrivées, choisissent d'étendre leurs activités à « tous les problèmes sociaux pouvant affecter les familles, les enfants et les personnes seules[96] » ; en 1960, lorsque l'État lui délègue l'attribution de l'assistance financière, l'organisme manœuvre pour préserver ses activités psychosociales en se scindant, lui aussi, en deux sections, l'une consacrée à l'assistance financière et l'autre à la « réhabilitation ». En 1963, un comité d'étude provincial sur l'assistance sociale, le comité Boucher presse l'État d'entériner cette distinction entre logistique et thérapie, par la création de bureaux d'assistance qui déchargeraient les travailleuses sociales des tâches administratives pour leur permettre d'« enfin jouer leur véritable rôle : s'occuper exclusivement de réhabilitation et de protection sociale[97] ». En 1971, la commission Castonguay entérinera, voire saluera comme un « indice de progrès » cette « différence fondamentale qui doit exister entre la sécurité du revenu et

94. Archives de l'Ordre professionnel des travailleurs sociaux du Québec, dossier « ACTS – Québec », Jeanne CLOUTIER, « La préparation des praticiens : formation dans les Œuvres », conférence au Carrefour régional de Québec sur la formation en service social, 11 décembre 1954, p. 1-2.

95. *Ibid.*

96. Jacques Saint-Onge, *Les développements des pratiques en travail social au Saguenay–Lac-Saint-Jean, 1960-1980*, GRIR, Chicoutimi, 1999, p. 29-31.

97. Corporation professionnelle des travailleurs sociaux du Québec, *Cahier anniversaire*, Québec, CPTSQ, 1985, p. 10.

les services sociaux[98] » ; les commissaires décriront aussi l'introduction de la « réadaptation sociale » dans les organismes charitables et la professionnalisation du secteur comme l'importation d'un modèle issu des « services de santé[99] ».

De fait, les travailleuses sociales des agences entretiennent aussi des rapports avec les hôpitaux. Elles assurent, par exemple, le placement d'enfants handicapés ou y adressent des jeunes pour des examens psychométriques. Dans les années 1940, des agences, comme le Service familial de la ville de Québec, suivent même systématiquement les patients de certains services psychiatriques hospitaliers[100]. Après la Seconde Guerre mondiale, cependant, les hôpitaux tendent plutôt à engager leurs propres travailleuses sociales. Le mouvement est lancé dans les hôpitaux militaires fédéraux, où les travailleuses sociales entrent en contact, à leur tour, avec les spécialités médicales de la réadaptation physique ou de la santé mentale. Certaines y réorientent leur carrière, à l'image de Theodora Lambert qui, ayant joint le service de placement du ministère des Anciens combattants en 1943, poursuit ensuite sa carrière au Queen Mary's Veterans Hospital[101]. Liées ou non aux hôpitaux militaires, les embauches en milieu hospitalier se poursuivent durant l'après-guerre : en 1960, un regroupement des chefs de départements de « service social médical » compte déjà une trentaine de membres, qui fondent, en 1969, l'Association des praticiens du service social en milieu de santé.

L'origine de chaque service social hospitalier varie d'un endroit à l'autre. Il s'agit parfois d'une initiative de l'administration qui envoie des membres de son personnel se former à l'université : c'est le cas à l'hôpital Saint-François-d'Assise de Québec qui, en 1951, envoie sœur Marie-Alice, alors

98. Commission d'enquête sur la santé et le bien-être social, vol. 3, tome 2, 1971, p. 48-51 ; vol. 6, tome 1, 1972, p. 55-56.

99. *Ibid.*, p. 56.

100. Gabrielle C. de Beaumont, Étude de dix cas d'épileptiques, mémoire de maîtrise (service social), Université Laval, 1949. Archives de l'Ordre professionnel des travailleurs sociaux du Québec, procès-verbaux du chapitre de Québec de l'ACTS, 25 janvier 1964 ; *Savoir*, 1 (1967) : 10 ; 2 (1967) 13.

101. Archives de l'Ordre professionnel des travailleurs sociaux du Québec, Canadian Association of Social Workers, *Through the years in CASW*, *op. cit.*, p. 2, 15-16, 21-25, 30 ; procès-verbaux du chapitre de Québec de l'ACTS, 8 mai 1948 ; *Savoir*, 4 (1967) : 10.

âgée de 45 ans, compléter un diplôme à l'Université Laval pour fonder le service social de l'hôpital. Ailleurs, le service social est plutôt implanté de l'extérieur par des praticiennes d'agences : de 1957 à 1967, un travailleur social du Service familial de Québec contribue ainsi à l'implantation de services sociaux à l'hôpital Saint-Augustin et à la Clinique de réadaptation de Québec[102]. Dans les années 1950, l'hôpital devient un important domaine d'emploi pour les travailleuses sociales, et certaines y passent désormais la totalité de leur carrière. L'hôpital se fait même le fer de lance du travail social professionnel dans certaines régions, comme à Chicoutimi où le service social de l'hôpital Saint-Vallier, créé à la fin des années 1950, devient, dès 1962, le second plus gros employeur de la région[103].

Plus encore que dans d'autres professions, les tâches des travailleuses sociales en milieu de santé varient considérablement dans le temps et selon les endroits. Dans les années 1940 et 1950, les travailleuses sociales y sont embauchées pour des tâches administratives et logistiques, comme l'aide financière et la préparation des congés. L'Institut du cancer de Montréal, par exemple, mesure l'efficacité de son service social à son aptitude à gérer l'assistance financière et à ne pas « perdre de vue » les patients suivis. En réadaptation physique, comme à l'IRM ou à la Clinique de réhabilitation de Québec, la travailleuse cumule les tâches administratives à la tenue d'« enquêtes sociales » qui sont en fait une reconstitution de l'histoire médicale des patients, destinée à faciliter la tâche du médecin[104].

Les travailleuses sociales d'hôpitaux acquiescent sans mal à ces tâches qui leur reviennent d'emblée. Très tôt, cependant, certaines manifestent le désir d'y ajouter des gestes thérapeutiques comme dans les agences. Or,

102. *Bulletin de la CPTSQ* (février 1962) : 11 ; *Savoir*, 3 (1967) : 4 ; archives de l'Ordre professionnel des travailleurs sociaux du Québec, procès-verbaux du chapitre de Québec de l'ACTS, 7 octobre 1957.

103. Jacques SAINT-ONGE, *op. cit.*, p. 33-34 ; *Bulletin de la CPTSQ*, 15 (1965-1966) : 4, 9.

104. Rapport annuel de l'hôpital Notre-Dame de Montréal, 1951, p. 104 ; 1952, p. 130 ; 1953, p. 9, 128 ; 1954 ; 1962, p. 53 ; 1964, p. 70 ; 1968, p. 141 ; 1969 ; rapport annuel de l'Institut de réadaptation de Montréal, 1964, p. 69 ; rapport annuel du Centre Cardinal-Villeneuve, 1976, p. 10 ; *L'Aube* (mai 1985) : 6 ; Lise SAINT-JACQUES Gauthier, Le service social à la Clinique de réhabilitation de Québec inc., mémoire de maîtrise (service social), Université Laval, 1961, p. 64-70, 95-105 ; Archives de l'Ordre professionnel des travailleurs sociaux du Québec, dossier « Correspondance – ACTS Québec », lettre de L. Gauthier à Y. Boissinot, 10 mai 1960.

il est plus délicat, à l'hôpital, de s'aménager un espace thérapeutique dans le voisinage immédiat des médecins et autres thérapeutes. À la fin des années 1940, les travailleuses sociales du Service familial de Québec posent parfois des « diagnostics sociaux » (de « troubles du caractère », entre autres) qui envoient les bénéficiaires à l'hôpital Sacré-Cœur mais, déplorent-elles, ces cas ne leur reviennent jamais à des fins d'intervention thérapeutique. En 1956, une travailleuse sociale du Royal Victoria Hospital, férue de lectures psychanalytiques, s'attriste de ce que l'hôpital ne lui adresse jamais les « problèmes personnels de ses patients[105] ». Comme elle travaille auprès d'enfants, elle réagit de manière originale en se construisant elle-même une clientèle, en débusquant les problèmes personnels non pas des jeunes, mais de leurs parents, rencontrés d'abord pour des motifs plus administratifs. Cette façon d'identifier soi-même des cas parmi des sources alternatives de patients, se répand vite parmi les travailleuses sociales hospitalières, qui s'alimentent aussi des références d'infirmières ou de leurs consœurs d'agences sociales[106].

Ces entreprises ont un succès inégal selon les milieux. À l'OTRC, les travailleuses sociales trouvent un terreau propice à leurs aspirations. Leur département de « Social Casework » (plutôt que « Medical Social Work »,

105. Gabrielle C. de Beaumont, Étude de dix cas d'épileptiques, mémoire de maîtrise (service social), Université Laval, 1949, p. 46-49, voir p. 29, 78-88, 96-100, 121-136, 154 ; Ruth Gagné, Étude descriptive et évaluation du travail social dans un programme de réhabilitation, mémoire (service social), Université Laval, 1956, 2, 8-15, 29-49, 89-90.

106. Archives de l'Ordre professionnel des travailleurs sociaux du Québec, procès-verbaux de la Corporation des travailleurs sociaux professionnels de la province de Québec, 16 juin 1962, 18 mai 1963, 8 mai, 11 septembre, 23 octobre et 6 novembre 1964, 16 mai, 6 juin, 24 juillet et 24 octobre 1969, 18 juin 1971. Archives de l'Ordre professionnel des travailleurs sociaux du Québec, dossier « Correspondance – ACTS Québec », lettre de M. Peck à Y. Boissinot, 10 février 1959. Rapport annuel de l'hôpital Notre-Dame de Montréal, 1960, p. 95, 127-129 ; Corporation des travailleurs sociaux professionnels de la province de Québec et Corporation des psychologues de la province de Québec, *Mémoire sur la Loi de l'organisation des services de santé et des services sociaux (bill 65)*, 1971, p. 12, 18-19 ; Corporation professionnelle des travailleurs sociaux du Québec, *Mémoire à la commission parlementaire des Affaires sociales*, CPTSQ, 1976, p. 12-13 ; Corporation professionnelle des travailleurs sociaux du Québec, Groupe de Québec, *Mémoire présenté à la commission d'enquête sur la santé et les services sociaux connexes*, CPTSQ, 1986, p. 7.

comme dans les hôpitaux) cumule en effet des tâches administratives communes et des missions plus novatrices, comme la « *restoration of self-confidence* » chez les handicapés[107]. Ailleurs, cependant, l'ambition thérapeutique des travailleuses sociales paraît moins compatible avec les raisons premières de leur embauche. À l'hôpital Notre-Dame de Montréal, au début des années 1960, le service social peine à faire reconnaître ses interventions psychosociales, et la chef du service constate que l'augmentation des charges administratives empêche les praticiennes de se consacrer à « une évaluation sociale et [à] une action auprès du patient et de sa famille » sur des maux de l'esprit, comme l'anxiété et d'autres « problèmes latents » qu'on aimerait identifier. Comme chez d'autres paramédicales, la situation tourne parfois au vinaigre : à l'IRM, des divergences avec la direction médicale mènent, en 1963, à la démission en masse des travailleuses sociales[108]. C'est toutefois plus souvent la simple inertie des directions qui freine l'extension thérapeutique du service social. Une fois assuré le respect des priorités médicales, les objections se font ainsi moins vigoureuses avec le temps : de 1968 à 1972, tant l'IRM que l'hôpital Notre-Dame finissent par autoriser des « traitements sociaux par le groupe » par lesquels, du moins à Notre-Dame, des travailleuses sociales « agissent comme co-thérapeutes avec des résidents en psychiatrie » auprès de jeunes épileptiques, un projet qu'elles aimeraient étendre à d'autres clientèles[109].

Comme pour les ergothérapeutes et les psychologues, la situation est différente dans les services de psychiatrie. Ces services comptent plusieurs travailleuses sociales, qui y trouvent un contact plus intime qu'ailleurs avec la thérapie et son vocabulaire. À la clinique neuropsychiatrique de l'hôpital Notre-Dame de Montréal, après 1950, deux travailleuses sociales doublent ainsi leurs enquêtes administratives de questionnaires psychiatriques et même d'« entrevues de réhabilitation sociale ». Au début des années 1960, ce même service confie sa section d'« activités psychologiques » à une travailleuse sociale. Dans un grand hôpital général comme

107. Rapport annuel du Centre de réadaptation Constance-Lethbridge, 1951, p. 2 ; 1952, p. 12, 16 ; 1953 ; 1954, p. 2 ; 1955, p. 5, 17 ; 1956, p. 6.

108. Rapport annuel de l'hôpital Notre-Dame de Montréal, 1960, p. 128-129 ; 1961, p. 93 ; 1962, p. 106. Rapport annuel de l'Institut de réadaptation de Montréal, 1963, p. 47 ; 1964, p. 69-70 ; 1965 ; 1969.

109. Rapport annuel de l'hôpital Notre-Dame de Montréal, 1968, p. 140 ; rapport annuel de l'Institut de réadaptation de Montréal, 1970, 7 ; 1972, 9.

Notre-Dame, cette intimité avec la thérapeutique, une fois acquise en psychiatrie, peut ensuite voyager car il n'est pas rare pour les travailleuses sociales de travailler en même temps dans plusieurs services[110].

Cette possibilité de diffusion entre services est essentielle car, si le contexte psychiatrique stimule l'entretien de telles compétences, la présence de psychiatres et d'autres concurrents contrarie, paradoxalement, leur pleine reconnaissance. Dans les hôpitaux généraux, du moins, il paraît souvent plus aisé de transférer les usages thérapeutiques dans d'autres départements. Interrogée en 1971, une travailleuse sociale, qui a acquis de l'expérience en psychiatrie à l'hôpital Sainte-Justine, confie mettre à profit ses compétences thérapeutiques auprès des patients d'autres services, qui la « tirent par la manche pour me confier leurs inquiétudes… pour moi, ceci est un peu de l'hygiène mentale[111] ». Par contraste, une travailleuse sociale travaillant uniquement en santé mentale se plaint des limites qu'imposent les psychiatres sur les mêmes gestes :

> Nous sommes perçus comme menaçants, voulant prendre la place des psychiatres… On est là d'après les gens de l'hôpital pour être les assistants […] Maintenant c'est un rôle que nous n'acceptons pas très bien : […] qu'on le veuille ou qu'on ne le veuille pas, le casework est une certaine forme de psychothérapie[112].

De telles prétentions à la psychothérapie s'entendent surtout après 1960. Ces revendications, qui vont plus loin que dans les agences, sont le fait de travailleuses sociales qui cultivent une pratique de relation d'aide, à saveur psychologique, le plus souvent auprès des familles. Au Québec, les premières traces en remontent aux efforts de la travailleuse sociale Pearl Leibovitch. Celle-ci, après avoir innové en utilisant des groupes de thérapie au Queen Mary's Veterans Hospital, met sur pied, en 1958, un cabinet privé avec des collègues ; dans les années 1960, tout en assurant des tâches administratives et logistiques plus classiques au Allan Memorial Institute, elle anime en privé des formations en thérapie familiale à

110. Rapport annuel de l'hôpital Notre-Dame de Montréal, 1950, p. 87-88 ; 1960, p. 95, 127-129 ; 1961, p. 12, 82, 96 ; 1962, p. 79, 105 ; 1963, p. 76 ; 1964, p. 110 ; 1966, p. 111 ; 1968, p. 133, 140.

111. Archives de l'Université de Montréal, boîte 3864, Jacques LARIN *et al.*, « Entrevue sur la santé mentale », *Recherche Option A*, Montréal, ÉSSUM, 1970-1971, p. 1.

112. *Ibid.*, p. 3-4.

l'attention d'autres travailleuses sociales. De fait, comme chez les psychologues, la pratique privée se révèle une voie plus sûre que l'hôpital pour faire du travail social un réel métier de thérapeute. Pourtant, comme chez Pearl Leibovitch, presque tous les cas recensés de telles initiatives privées tirent leur origine d'hôpitaux psychiatriques. Après 1960, une travailleuse sociale psychiatrique quitte ainsi l'hôpital Sacré-Cœur de Montréal pour un centre privé de consultation matrimoniale, tandis que le travailleur social Gérard Duceppe, qui introduit la thérapie familiale à l'Institut Albert-Prévost, contribue à la fondation d'une association de thérapeutes conjugaux et familiaux en cabinet privé[113].

De fait, ce glissement particulier du service social vers une forme de psychothérapie semble propre aux travailleuses sociales qui transite par la psychiatrie et, de manière générale, par la santé. En 1963, un sondage mené par la Corporation professionnelle des travailleurs sociaux du Québec révèle que les praticiennes des milieux de santé voient dans la psychothérapie un dénominateur commun à leur pratique, tandis que son usage hors des établissements de soins, y compris dans les agences, est en fait plutôt rare[114]. Après 1970, les travailleuses sociales d'autres secteurs, des cours de justice notamment, exprimeront d'ailleurs leur malaise devant cette « clinicisation » du *casework*.

Ces griefs font écho aux débats qui secouent la psychologie. Dans des groupes multiformes comme la psychologie et le travail social, l'entrée d'un effectif croissant dans les établissements de santé après 1940 s'accompagne ainsi de tensions à l'intérieur de la profession. Pour leur part, les psychologues et les travailleuses sociales qui trouvent un emploi à l'hôpital y font l'expérience d'une position résolument « paramédicale », similaire à celle des professionnelles de réadaptation physique. En clinique, les professionnelles des deux « grappes » partagent d'ailleurs une même propension à vouloir contester ou contourner la division hiérarchique des tâches établie au bénéfice des médecins.

113. *Savoir*, 4 (1967) : 11 ; 8 (1968) : 3 ; *L'Élan*, 1, 3 (1974) : 36 ; 1, 4 (1974) : 32 ; 1, 5 (1974) : 7 ; *Bulletin de la CPTSQ*, 9 (1964) : 7 ; 15 (1965-1966) : 9 ; 2, 1 (1975) : 7 ; 2, 4 (1975) : 11 ; 24 (1987) : 8 ; 38 (1990) : 21 ; 74 (1999) : 5.

114. Archives de l'Ordre professionnel des travailleurs sociaux du Québec, procès-verbal de l'assemblée générale de l'Association canadienne de travail social, chapitre de Québec, 25 janvier 1964.

Cette propension, il est vrai, n'est pas également diffusée parmi les praticiennes. Il n'y a toutefois pas motif de présumer que les fluctuations de l'esprit militant soient attribuables à un décalage entre des élites associatives plus revendicatrices et un commun des cliniciennes (le «*rank-and-file*») moins tranchant, comme on le voit chez les infirmières. En physiothérapie et en psychologie, en fait, les initiatives les plus agressives sont le fait de simples cliniciennes, peu soutenues par leurs associations, beaucoup plus discrètes. Par ailleurs, dans des professions aux effectifs aussi réduits que l'orthophonie et l'ergothérapie de l'immédiat après-guerre, on peut se demander si une distinction entre élites et praticiennes du commun est réellement pertinente.

En fait, toutes ces paramédicales se disent «professionnelles» justement parce qu'elles adhèrent assez clairement à des revendications d'un type particulier, qui supposent un contrôle étendu sur le contenu de leur propre travail. Mais pour faire entendre ces demandes, les paramédicales ont fort à faire pour tirer leur épingle d'un jeu politique périlleux et compliqué.

La quête de privilèges légaux

Au Canada, les parlements provinciaux consentent les premiers monopoles professionnels légaux dans la seconde moitié du 19e siècle. Ces privilèges sont alors réservés à un petit nombre de professions libérales masculines comme le droit, la dentisterie ou la médecine. Au Québec, les médecins obtiennent très tôt, dès 1847, un monopole légal largement défini, qui recouvre l'exercice d'à peu près tout geste de diagnostic et de guérison. Tout au long des 19e et 20e siècles, cette prérogative pour le moins étendue aide les disciples d'Hippocrate à mettre au pas, voire à éliminer quasi totalement, des groupes concurrents comme les sages-femmes ou les homéopathes.

Après la Seconde Guerre mondiale, les jeunes groupes paramédicaux demandent à leur tour des privilèges légaux pour consolider leur situation sur le marché de l'emploi. Comme leur position est encore fragile, surtout face à la médecine, leurs demandes sont d'abord limitées. En 1946, des dirigeantes infirmières demandent et obtiennent du législateur provincial une charte qui leur réserve certains gestes spécifiques, mais aucun pouvoir d'initiative ou de diagnostic. En 1944 et en 1956, respectivement, les techniciens dentaires et les diététistes obtiennent des monopoles encore plus limités, qui leur réservent non pas des tâches concrètes mais seulement le droit de porter un titre professionnel précis : après 1956, par exemple, seules les membres de l'Association québécoise de diététique peuvent porter le nom de « diététiste » mais rien n'empêche un non-membre, diplômé ou non, d'en exercer le métier. Dans les années suivantes, les physiothérapeutes, ergothérapeutes, orthophonistes, psychologues et travailleuses sociales s'engagent à leur tour avec prudence dans cette voie incertaine, même si certaines s'enhardissent peu à peu.

Sous leur forme originelle, en fait, les communautés de paramédicales n'ont pas un tel caractère politique. Les premières associations se présentent plutôt comme des cercles d'affinités et de sociabilité. Les membres des professions les plus majoritairement féminines, soit les ergothérapeutes et les orthophonistes, créent ainsi des groupes d'intérêt ouverts tant aux « vraies » diplômées qu'à d'autres intervenants, et tout particulièrement aux médecins. La Quebec Society of Occupational Therapy (QSOT), dont les activités informelles commencent en 1928, accueille ainsi quelques professeurs d'artisanat. La Société de logopédie et d'audiologie de la province de Québec (SLAPQ), fondée en 1955 pour réunir les orthophonistes avec les membres d'une autre spécialité, l'audiologie[115], attire des éducateurs des sourds. Toutes deux réservent une place de choix aux médecins spécialistes dont elles cultivent patiemment le parrainage en les nommant à des comités honorifiques, en sollicitant leurs causeries ou en les conviant, avec leurs épouses, à des bals ou à des parties de bridge. Tout se passe comme si cette sociabilité associative offrait aux femmes thérapeutes la meilleure façon de consolider les réseaux d'influence essentiels au développement de leur profession. Par contraste, chez les psychologues, alors une profession masculine aux bases universitaires établies, ces mondanités paraissent superflues : leur association, la Psychological Association of the Province of Quebec (PAPQ) fondée en 1945, se présente plutôt comme une société purement scientifique et tient ses réunions savantes à l'Université McGill et à l'Université de Montréal.

115. Sur cette relation de proximité entre les orthophonistes et les audiologistes, voir : Julien PRUD'HOMME, *Histoire des orthophonistes et des audiologistes au Québec, 1940-2005. Pratiques cliniques, aspirations professionnelles et politiques de la santé*, Montréal, Presses de l'Université du Québec, 2005, 168 p.

Ce n'est qu'à la fin des années 1950 que les associations resserrent leur activité autour d'enjeux politiques et légaux. Elles ferment alors leurs portes aux non-diplômées et raréfient les évènements scientifiques ou mondains, au profit d'échanges sur les conditions de travail ou sur l'éventuelle conquête de privilèges légaux. Comme la régulation des lois professionnelles et, en principe, l'organisation de la santé, sont de juridiction provinciale, les associations se dotent d'horizons proprement québécois; la plupart, à l'exception des regroupements de physiothérapeutes et de travailleuses sociales qui sont formellement des chapitres québécois d'associations pancanadiennes, n'entretiennent que des liens cordiaux mais lointains avec leurs homologues du reste du Canada.

Les professions psychosociales, moins dépendantes de l'autorité médicale, s'engagent les premières en politique. En travail social, les chapitres régionaux de l'association canadienne pilotent la création d'une nouvelle structure, la Corporation des travailleurs sociaux professionnels de la province de Québec (CTSPPQ) constituée en personne morale en 1957. La nouvelle entité soumet à l'Assemblée législative un projet de loi privé prudent, qui demande un monopole portant non sur la pratique mais uniquement sur le titre de « travailleur social professionnel », qui serait réservé aux diplômées. Malgré l'opposition de quelques agences sociales, la Corporation, qui compte certains appuis politiques[116], obtient le privilège en février 1960. Les psychologues suivent une voie similaire, mais la partie se révèle plus ardue. En 1956, des dirigeants de la PAPQ créent la Corporation des psychologues de la province de Québec (CPPQ) qui, en 1961, requiert à son tour le monopole du titre de « psychologue » et de ses principales itérations (psycho-éducateur, etc.) à l'exception des appellations partagées avec les médecins, comme « psychanalyste » ou « psychothérapeute ». L'entreprise bute tout de même sur l'opposition des psychiatres, qui appréhendent la reconnaissance d'un territoire propre aux psychologues. Cette résistance force la CPPQ à défendre âprement son projet jusque devant l'Assemblée législative, mais la corporation obtient finalement gain de cause en 1962.

Les professions de réadaptation physique se lancent plus tardivement dans l'action politique. Les orthophonistes, qui font cause commune avec

116. On attend beaucoup du fait que la fille de Paul Sauvé, ministre du Bien-être social et de la Jeunesse, est elle-même diplômée de service social.

les audiologistes, sont les premières à s'y risquer. La Société de logopédie et d'audiologie soumet, en 1962, un projet de loi privé audacieux, qui demande un monopole non seulement sur les titres d'orthophoniste et d'audiologiste, mais aussi sur le contenu de leurs pratiques respectives – à cette réserve près que l'on ne prévoit pas en exclure les médecins, dont la forteresse légale est de toute façon inexpugnable. En fait, la demande vise surtout à avantager les membres audiologistes contre leurs principaux concurrents, les acousticiens spécialisés dans la vente et la pose de prothèses auditives[117]. Farouchement combattu par les médecins ORL, qui sont partie prenante au conflit entre audiologistes et acousticiens, le projet est vite rejeté par l'Assemblée législative. L'année suivante, la Société dépose un projet moins ambitieux qui prévoit toujours un monopole sur la pratique, mais aussi un certain partage de juridiction avec les acousticiens. Critiqué par les médecins ORL, le projet de loi, au prix de luttes menées jusque dans l'enceinte du Parlement, est malgré tout adopté en 1964.

Les physiothérapeutes connaissent moins de succès. Leur tentative jette toutefois les bases d'une première association de physiothérapie propre au Québec. En 1955, le chapitre québécois de la Canadian Physiotherapy Association crée un comité spécial voué à la demande de privilèges légaux ; comme cette demande doit être faite auprès du gouvernement par une personnalité morale constituée au Québec, ce comité obtient en 1961 les lettres patentes d'une première structure provinciale les Physiothérapeutes de la province de Québec inc. (PPQI), à titre de véhicule légal pour les démarches à venir. En 1967, les PPQI demandent, comme les orthophonistes, un monopole exclusif sur le contenu de la pratique mais qui ne serait pas contraignant pour les médecins. Le projet de loi, d'après Lucie Piché et Nadia Fahmy-Eid, traverse sans encombre les premières lectures en chambre[118] mais se bute ensuite à un changement de politique de l'État en matière de lois professionnelles. En effet, avec la progression des travaux de la commission Castonguay en cours depuis 1966, le gouvernement provin-

117. Julien PRUD'HOMME, « "Professional Techs" : Machines, Technical Skills, and Professional Aspirations in Hearing Prosthetics and Respiratory Care in Quebec, 1950-1990 », *Scientia Canadensis*, 33, 1 (2010) : 71-94.

118. Lucie PICHÉ et Nadia FAHMY-EID, « À la recherche d'un statut professionnel dans le champ paramédical. Le cas de la diététique, de la physiothérapie et de la technologie médicale (1940-1973) », *Revue d'histoire de l'Amérique française*, 45, 3 (1992) : 395.

cial décide, en 1968, de suspendre l'octroi de privilèges professionnels en l'attente d'une politique mieux définie. Mort au feuilleton, le projet de loi soumis par les PPQI est donc retiré de l'agenda parlementaire. Cette pause imposée par l'État marque la fin d'une course aux privilèges professionnels qui, depuis quelques années, touchait aussi d'autres secteurs que la santé : de 1960 à 1968, pas moins de 17 groupes avaient ainsi obtenu des privilèges sur la base de lois particulières.

La mobilisation des associations en quête de privilèges est contemporaine d'un autre fait associatif : l'effervescence syndicale, très vive en santé. Cette simultanéité s'explique par le rôle croissant de l'État dans le secteur : plus l'État provincial, avec l'adhésion à l'assurance hospitalisation en 1961, puis l'adoption d'une Loi des hôpitaux en 1962 et le démarrage de la commission Castonguay en 1966, s'impose comme un acteur puissant, plus il semble opportun pour les professionnels de se réunir pour influencer ses décisions. Or, dans le nouvel équilibre des forces qui se dessine à l'occasion de la Révolution tranquille, les « corporations » et les syndicats se disputent l'adhésion du personnel soignant. Entre les deux, le cœur des paramédicales, parfois, balance. C'est cette ambivalence qui explique que les ergothérapeutes ne demandent aucun privilège corporatif dans les années 1960. Les dirigeantes de la QSOT hésitent : en 1968, des membres suggèrent même de transformer la Société en syndicat, attendu que ses principaux objectifs concernent la hausse des salaires[119].

De fait, dans les années 1950 et 1960, les associations revendiquent des privilèges légaux pour des raisons essentiellement, et explicitement, économiques. Les corporations font le pari que limiter l'accès à l'emploi aux seules membres entraînera de meilleurs salaires – un désir compréhensible si l'on tient compte des conditions de travail des paramédicales, qui ont la mauvaise fortune de cumuler les qualités de femmes, d'auxiliaires et de nouvelles venues. Le fort taux de roulement, commun dans les hôpitaux à l'époque, témoigne des faibles rémunérations et des dures conditions de travail qui prévalent de manière générale dans le milieu de la santé.

119. Archives de l'Ordre des ergothérapeutes du Québec, procès-verbaux de la Quebec Society of Occupational Therapy, 7 octobre 1968, 6 janvier, 3 mars, 10 mars, 19 mars, 5 mai et 11 août 1969 ; *Rapport annuel du Charter Comittee*, 1967-1968, p. 1.

La question salariale est centrale pour les associations. Dans les années 1950, les associations d'ergothérapeutes, de psychologues, d'orthophonistes et de travailleuses sociales tentent toutes d'influer sur la rémunération de leurs membres, par exemple en diffusant des échelles salariales modèles ou en exerçant diverses pressions sur les employeurs. En 1958, la QSOT appelle ainsi ses membres à boycotter les emplois du Royal Victoria Hospital tant que celui-ci n'aura pas relevé ses barèmes salariaux. Après l'entrée en vigueur de l'assurance hospitalisation, les associations professionnelles tentent de s'imposer comme interlocutrices auprès des organismes patronaux d'envergure provinciale, comme le Service de l'assurance hospitalisation ou l'Association des hôpitaux du Québec. Les résultats de ce lobbying sont toutefois décevants. Lors des négociations du secteur public tenues entre 1964 et 1968, il devient vite patent que l'État provincial, qui supplante les directions d'hôpitaux comme principal représentant patronal, préfère prendre comme interlocuteurs de grandes centrales syndicales plutôt qu'une nébuleuse de petites associations. Les centrales, la Confédération des syndicats nationaux (CSN) en tête, s'emparent ainsi des premiers rôles, sapant la pertinence des associations professionnelles en matière de salaires. En 1969, un amendement au Code du travail finit d'exclure à toutes fins pratiques les corporations des négociations syndicales[120].

Les associations se consolent vite de cette marginalisation sur le front des salaires. D'une part, les syndicats décrochent des gains salariaux importants, ce qui réduit la frustration des paramédicales sur ce point. D'autre part, les quelques associations ayant conquis des privilèges légaux profitent de ce que les cliniciennes soient désormais plus ou moins obligées d'adhérer à leur « corporation », ce qui garantit la stabilité du membership et réduit la nécessité de rallier les membres autour de la question salariale. Cela dit, les dirigeantes des corporations et associations professionnelles se défient des syndicats. Plusieurs craignent que le syndicalisme ne mette en péril l'identité professionnelle et voient les syndicats comme de dan-

120. L'amendement prévoit que ne seront reconnues aptes à négocier que les unités qui représentent exclusivement des employés salariés, ce qui exclut les corporations qui comptent dans leurs rangs tant des salariées que des cadres ou des thérapeutes en pratique libérale. Pour un bon panorama des luttes salariales durant ces années et de l'imposition du modèle syndical, voir : Lucie PICHÉ et Nadia FAHMY-EID, *op. cit.*, p. 380-391.

gereux concurrents. Les grands syndicats, il est vrai, misent sur le nombre, c'est-à-dire sur le rassemblement indifférencié des travailleurs, et font donc peu de cas des distinctions et privilèges professionnels. En service social, par exemple, les syndicats hospitaliers acceptent tant les membres que les non membres de la CTSPPQ et refusent l'idée de discriminer sur la base du seul diplôme; bien souvent, par exemple, les syndicats plaident pour que les embauches et les promotions de personnel privilégient l'ancienneté ou l'expérience, plutôt que le diplôme ou l'appartenance à la corporation. Cette attitude mine la valeur des privilèges conquis par la CTSPPQ et remet en cause son existence même. Dans les syndicats hospitaliers, des psychologues en règle avec leur corporation côtoient eux aussi des non-membres et des psychotechniciens dont ils doivent partager les revendications. En mêlant membres, non-membres et techniciens, les syndicats réduisent ainsi à peu de choses la valeur ajoutée du titre professionnel et de l'inscription à la corporation.

Des associations essaient de contourner le problème en créant des syndicats alternatifs, fondés sur l'appartenance professionnelle. Les professions de réadaptation physique, plus homogènes, créent leurs propres syndicats qui, en 1970, s'unissent à d'autres groupes pour former le Cartel des organismes professionnels de santé, un front de négociation qui se veut plus respectueux des particularités des groupes professionnels. La manœuvre est moins aisée pour les professions psychosociales, dont les membres ne sont pas concentrés dans un seul secteur: la CTSPPQ, qui encourage la formation de syndicats à caractère professionnel dans des hôpitaux, est mise sur la défensive lorsque ceux-ci décident d'adhérer à des regroupements de la CSN au début des années 1970, tandis que les travailleurs sociaux d'agences et de CLSC optent d'emblée pour un syndicalisme plus classique[121].

S'il y a un tel inconfort, c'est que les corporations et les syndicats n'obéissent pas à la même logique. Si les syndicats misent sur l'effet de masse, chaque corporation veut plutôt gagner pour ses membres des avantages exclusifs. Une fois la question salariale vidée de cette signification, les corporations s'attachent à d'autres objectifs. L'une de ces questions

121. Voir: Jacques BOUCHER et Christian JETTÉ, « Développement du syndicalisme en travail social au Québec au cours des années 60 et 70 », *Nouvelles pratiques sociales*, 8, 2 (1995): 105-121.

est l'emploi d'auxiliaires. Celles-ci, souvent des diplômées de niveau collégial, suppléent aux paramédicales pour certaines tâches moins qualifiées, un peu comme les paramédicales elles-mêmes auprès des médecins. Dès les années 1940, l'attitude des professionnelles envers ces assistantes est partagée. D'un côté, les associations craignant le remplacement de leurs membres par ces auxiliaires moins qualifiées et moins revendicatrices. En contrepartie, toutefois, ces auxiliaires présentent l'avantage de libérer les paramédicales de leurs tâches les plus fastidieuses, permettant aux thérapeutes de se consacrer à des tâches plus prisées, voire à l'implantation de nouvelles tâches.

L'attitude des associations dépend de l'apport réel des auxiliaires à cette fin. Les associations d'ergothérapeutes et de psychologues, par exemple, s'accommodent plutôt bien de la présence d'assistantes auprès de leurs membres. En 1953, la Canadian Association of Occupational Therapy s'enthousiasme ainsi de la formation d'« assistantes » en ergothérapie au collège de Kingston : devant le faible nombre de thérapeutes disponibles, les auxiliaires semblent en effet un bon moyen de diffuser la profession dans un plus grand nombre d'hôpitaux. La Corporation des psychologues, pour sa part, promeut l'usage, dans les hôpitaux, de psychotechniciens pour l'administration de tests élémentaires, afin de permettre aux psychologues de se consacrer à la thérapie ou aux tests plus délicats. Ailleurs, cependant, l'usage d'auxiliaires paraît moins souhaitable. En 1968, la même corporation des psychologues s'oppose à ce que des éducateurs spécialisés, qui travaillent en scolaire ou auprès des délinquants, obtiennent le titre réservé de « psycho-éducateur ». Les travailleuses sociales manifestent une ambivalence semblable à l'endroit des « aides sociales » : d'un côté, certains apprécient les « aides » qui les libèrent des tâches administratives ; de l'autre, plusieurs redoutent que les auxiliaires ne se substituent aux diplômées. En 1967, la menace se matérialise lorsque des représentantes des « aides » demandent l'accès à des tâches jusque-là propres aux professionnelles, comme des entrevues ou du « travail auprès des groupes[122] ».

Les opinions à l'égard des auxiliaires ne sont donc pas uniformes, même à l'intérieur de chaque profession. Des aléas locaux, propres aux

122. Archives de l'Ordre professionnel des travailleurs sociaux du Québec, procès-verbaux de la Corporation des travailleurs sociaux professionnels de la province de Québec, 15 juin 1967, 5 décembre 1958.

divers milieux, expliquent en partie cette absence d'unanimité. En service social, par exemple, c'est surtout dans les agences que les « aides » en viennent à constituer une menace à la prééminence des travailleuses sociales. Cela est attribuable au fait que le travail d'agence, contrairement à l'hôpital où la notion de thérapie est bien définie, s'organise autour de tâches administratives où la part de relation d'aide s'apparente à une empathie ou un « gros bon sens » qu'on ne peut que difficilement réserver à des experts. Les travailleuses sociales elles-mêmes sont loin d'être unanimes : vers 1968, l'exécutif de la Corporation, prêt à montrer les dents contre les « aides », est muselé par ses propres membres, plus conciliantes envers des non-diplômées qui sont aussi des collègues[123]. En orthophonie, ce sont des spécificités régionales qui influent sur les rapports entre les orthophonistes en titre et des assistantes, appelées « rééducatrices de la parole ». Dans les années 1960, ces auxiliaires sont embauchées par les services hospitaliers d'ORL de la région de Québec pour mener des dépistages dans les écoles primaires et adresser à l'hôpital les « gros cas », de nature anatomique, recherchés par les médecins. Les quelques orthophonistes de la ville de Québec, dont plusieurs ont été formées en Europe[124], semblent bien s'accommoder de ce partage des tâches. Cependant, lorsque les « rééducatrices » essaiment hors de Québec et jusqu'à Drummondville, le contact avec des diplômées de l'Université de Montréal est plutôt froid. Les orthophonistes de Montréal, en effet, voient le dépistage en milieu scolaire comme une rare chance d'accéder à une clientèle libre de tout filtre médical ; plusieurs estiment que les rééducatrices rompent le contact direct des orthophonistes avec cette zone franche qu'est l'école. Elles les accueillent, pour cette raison, avec une franche hostilité.

Dans les années 1950, les diverses associations paramédicales, dont plusieurs deviennent de vraies « corporations » chargées d'encadrer l'exercice de privilèges légaux, s'engagent ainsi dans des luttes assez similaires.

123. Archives de l'Ordre professionnel des travailleurs sociaux du Québec, procès-verbaux de la Corporation des travailleurs sociaux professionnels de la province de Québec, 4 avril et 25 novembre 1961, 15 décembre 1967, 23 août, 20 septembre et 22 novembre 1968, 7 février et 6 juin 1969, 3 avril 1971, 2 juin 1972.

124. La question des rééducatrices n'est en fait qu'un aspect du clivage profond, mais temporaire, qui divise les orthophonistes de Québec et Montréal durant les années 1960. Sur cet épisode atypique, voir : Julien PRUD'HOMME, *Histoire des orthophonistes…*, *op. cit.*, p. 40-43.

L'objectif poursuivi est la mise en œuvre d'avantages exclusifs pour monopoliser certains secteurs d'emploi. Les autres problèmes sont jugés à l'aune de cet objectif: la revendication syndicale ou le recours aux auxiliaires, par exemple, ne sont tolérés que s'ils contribuent à clôturer le marché du travail. Les membres elles-mêmes montrent toutefois des hésitations. Celles-ci, comme leurs aspirations en général, dépendent en fait beaucoup des particularités concrètes de leurs lieux de pratique. Pour cette raison, on peut s'attendre à ce que la métamorphose du monde de la santé, après 1970, s'accompagne d'un renouvellement des attitudes et des pratiques des professionnelles. Ce sera bien le cas.

CHAPITRE II

Professionnelles au temps des réformes, 1970-1985

Les années 1970 à 1985 sont des années ambiguës pour les paramédicales. Pour l'observateur détaché, cette ambiguïté tient d'un paradoxe ; pour celles qui en font l'expérience au quotidien, elle est vécue comme un curieux mélange d'espoirs, d'affirmation de soi, de dilemmes et d'intenses frustrations. Comment l'expliquer ? Après 1970, les temps s'annoncent meilleurs pour les physiothérapeutes, les ergothérapeutes, les orthophonistes, les psychologues et les travailleuses sociales. L'autorité médicale s'éloigne ou devient du moins plus aisée à contester. L'État déploie ses ressources, les territoires de la santé croissent, de nouvelles institutions naissent, les patients se multiplient. De plus vastes espaces s'offrent désormais, où les paramédicales devraient pouvoir s'épanouir à l'écart des pouvoirs qui les gênaient.

Jusqu'à un certain point, c'est d'ailleurs ce qui arrive. Pourtant, les documents de l'époque véhiculent une insatisfaction quasiment généralisée. Sans doute la fébrilité du moment, fait d'intenses réformes, fait-il naître des attentes démesurées. Cela dit, il demeure que même les plus anciennes aspirations, pour une pratique autonome assurée par l'aptitude à diagnostiquer et à sélectionner soi-même ses patients et ses modalités d'intervention, ne sont toujours pas comblées. Parfois, la présence médicale continue de gêner ou de surdéterminer le travail. Mais bien souvent, ce sont les paramédicales elles-mêmes qui parviennent mal à occuper les espaces disponibles. Faute, justement, de vocabulaires diagnostiques autonomes et bien maîtrisés, elles ont du mal à s'assurer des clientèles propres. Les tentatives en ce sens se multiplient, certaines réussissent, beaucoup échouent. En résulte une histoire ramifiée, sinueuse, faite d'explorations en tous sens qui mettent à mal l'intégrité des professions. Le tout survient sur un fond de réforme permanente des institutions, dans un monde québécois de la santé qui vit après 1970 sa propre révolution tranquille.

Après 1970, en effet, le milieu de la santé connaît de multiples transformations dont plusieurs sont favorables aux paramédicales. Alors que les efforts de l'État durant l'après-guerre avaient surtout favorisé la pratique des médecins, les réformes des années 1970 ouvrent des horizons nouveaux. Des cliniques sont créées en marge de l'autorité médicale et l'explosion de la clientèle transforme l'organisation du travail. Plusieurs paramédicales entendent profiter de ce contexte pour aménager des espaces de pratique plus conformes à leurs aspirations.

Entre 1965 et 1975, l'État québécois s'engage dans des réformes qui découlent des recommandations de deux grandes commissions d'enquête sur l'état des services publics, soit la commission Parent sur l'éducation (1961-1966) et la commission Castonguay-Nepveu sur la santé et les services sociaux (1966-1972). Les réformes mises en œuvre sont de trois ordres. D'une part, l'adoption d'un Code des professions rénove l'encadrement des privilèges professionnels. D'autre part, la revitalisation de l'enseignement collégial et universitaire donne une impulsion nouvelle aux écoles paramédicales. Enfin, une vaste réforme du milieu de la santé étend le champ d'action des paramédicales, en accentuant des tendances observables depuis 1961 et en mettant au monde des établissements nouveaux, plus ouverts aux ambitions des cliniciennes. Bien que ces réformes portent plusieurs visages, l'esprit qui les anime converge à bien des égards : en favorisant l'émergence d'un « réseau » de la santé, intégré et fondé sur la complémentarité de ses parties, elles diversifient les cadres de la pratique et précisent les contours de territoires neufs que les paramédicales ne demandent qu'à investir.

Les lois professionnelles et l'université

Dès la fin des années 1960, on l'a vu, l'État provincial souhaite ralentir l'octroi de privilèges professionnels. Ce faisant, il complique la tâche des corporations ou associations paramédicales qui, au même moment, tentent d'établir un dialogue avec les divers organes du gouvernement dans le but, comme le précise la Société des orthophonistes, « que celui-ci se réfère à [nous] pour tous les problèmes concernant notre profession[1] ». Un tel statut d'interlocuteur ne va cependant pas de soi, comme l'ont démontré les luttes salariales des années précédentes. Les premières démarches sont tâtonnantes. Sans relations ni expérience politique, il est difficile d'accéder aux décideurs, chez qui les problèmes des paramédicales soulèvent de toute manière peu d'intérêt.

Les demandes des paramédicales se font toutefois pressantes. Qu'il dispose ou non de privilèges légaux, chaque groupe veut préciser sa place dans des services en pleine mutation. Alors que les physiothérapeutes et les ergothérapeutes, encore dépourvues de protection légale, veulent tenter leur chance au parlement, les groupes qui ont déjà de tels droits en mesurent, paradoxalement, les limites. En effet, dans l'accumulation de lois particulières, parfois contradictoires ou vagues, qui fait alors office de régime professionnel, les droits conquis de haute lutte valent bien peu si on ne dispose pas des relations ou des moyens nécessaires pour les défendre. Même les orthophonistes, pourvues d'un monopole sur leur pratique, s'en disent insatisfaites et reviennent à la charge avec un nouveau projet de loi destiné à renforcer leur position. Comme on l'a vu, cependant, la course aux lois particulières doit s'interrompre alors que le gouvernement québécois prépare une importante refonte des lois sur les professions. L'annonce tombe en 1971 avec le dépôt d'un projet de loi imposant, baptisé « Code des professions ».

Le projet de Code vise l'ensemble des professions réglementées, des infirmières aux ingénieurs et aux comptables. Il est cependant directement informé par les préoccupations du gouvernement en matière de santé et représente en fait l'une des pièces maîtresses de l'ambitieuse réforme de la santé pilotée par Québec entre 1969 et 1974. Les défis sont énormes. Avec l'adhésion de la province au plan canadien d'assurance maladie universelle, l'État provincial devient, en 1971, l'unique payeur, ou à peu près, des soins prodigués dans les hôpitaux ou ailleurs. Pour contrôler les coûts et

1. Archives de l'Ordre des orthophonistes et des audiologistes du Québec, procès-verbaux de la Société d'orthophonie et d'audiologie de la province de Québec, 23 février 1967.

mieux coordonner ce nouveau secteur public, la commission Castonguay-Nepveu, qui a l'écoute des décideurs, recommande une intégration très poussée des établissements et du personnel soignant en un seul « système de santé », structuré et planifié[2]. Le paiement des actes médicaux est ainsi centralisé à la Régie de l'assurance maladie du Québec (RAMQ), tandis qu'un nouveau ministère des Affaires sociales (MAS), institué en décembre 1970, concentre les responsabilités des anciens ministères de la Santé, de la Famille et du Bien-être social.

C'est dans le même esprit de centralisation que l'État souhaite intégrer les professions à une loi unique qui les régirait toutes. Le projet de Code déposé à l'Assemblée nationale a de multiples objectifs. Il vise d'abord l'uniformisation des statuts professionnels : chaque profession reconnue sera représentée par une corporation pourvue des mêmes attributions que les autres. Ces nouvelles corporations remplaceront les anciennes et seront chapeautées par un organisme de régulation, l'Office des professions du Québec. La loi précise les responsabilités des corporations, à qui l'État confère le droit de fixer les normes d'admission à la profession, mais aussi des pouvoirs de contrainte accrus d'inspection et de discipline qui font des corporations les garantes de la qualité des services professionnels. Pour justifier la délégation de tels pouvoirs, la loi modifie le rôle des corporations : celles-ci, en principe, n'agiront plus comme des groupes de pression, au service des intérêts de leurs membres, mais deviendront plutôt des agents de l'État, chargés de protéger le droit du public à un service de qualité. Dans les faits, il faut le dire, la nuance est un peu légère : les professionnels, en effet, se sont toujours réclamés du bien public pour étayer leurs propres revendications. De fait, malgré leur nouveau statut, les corporations ne cesseront pas de se faire les hérauts des intérêts et des ambitions de leurs membres.

La simplification des mœurs professionnelles n'est pas l'unique fin du projet de code. En réécrivant la loi, l'État québécois, qui assume désormais l'essentiel des coûts de la santé, veut aussi favoriser la substitution

2. Sur le projet gouvernemental en matière de santé : Pierre BERGERON et France GAGNON, « La prise en charge de la santé au Québec », Vincent LEMIEUX *et al.* (dir.), *op. cit.*, 1994, p. 17-18 ; Deena WHITE, « The Rationalization of Health and Social-Service Delivery in Quebec », B. BOLARIA et H. DICKINSON (dir.), *op. cit.*, p. 90 ; Benoît GAUMER, *Le système de santé et des services sociaux du Québec*, Québec, Presses de l'Université Laval, 2008.

de certains spécialistes par des techniciens moins coûteux. Dans ce but, les législateurs précisent la distribution des professions en deux catégories : les groupes à champ d'exercice exclusif qui, à l'instar des médecins, jouiront d'un réel monopole sur les actes qu'ils posent, et les professions dites à titre réservé à qui la loi n'accorde l'exclusivité que sur l'usage de leur nom.

Provocateur, le projet de loi déplaît à presque tout le monde au point que son adoption doit être reportée. Il n'est pourtant pas défavorable à tous. L'opposition provient surtout de groupes de médecins inquiets de l'autonomie qu'il accorderait aux paramédicales. Le Collège des médecins, présidé de 1966 à 1972 par nul autre que le directeur de l'IRM, Gustave Gingras, mène, avec d'autres associations médicales, un intense lobbying avant la ratification de la loi. Finalement adopté en 1973, le Code des professions formule les conditions d'exercice de 38 professions, dont 21 pourvues d'un champ exclusif de pratique et 17 d'un titre réservé.

De ce grand jeu politique, les professions paramédicales se tirent plus ou moins bien. Le statut des professions psychosociales change peu, les professionnelles conservant la réserve de leurs titres dont elles jouissaient déjà. L'épisode est plus éprouvant pour les professions de réadaptation physique. À en croire certains documents, les ergothérapeutes ont dû lutter pour être inscrites au Code ; au contraire, les orthophonistes et les physiothérapeutes paraissaient, dans les premières moutures de la loi, sur la liste sélecte des groupes à pratique exclusive mais en sont chassées par les pressions médicales[3]. À terme, les trois professions se voient bien reconnaître un statut professionnel mais n'obtiennent qu'une réserve de leurs titres alors qu'elles espéraient un monopole de pratique. Les orthophonistes, qui avaient obtenu un monopole de pratique en 1964, sont particulièrement déçues et, à partir de 1973, ne jouissent donc plus d'un monopole légal que sur leur nom.

Bref, les paramédicales à vocation psychosociale ou de réadaptation physique ne se voient toutes attribuer que la réserve de leurs titres. Cette décision du législateur a beaucoup à voir avec les pressions des médecins : ceux-ci refusent net la création d'« enclaves », pour reprendre le mot de Nadia Fahmy-Eid, au sein desquelles des paramédicales auraient pu agir en toute autonomie. À cette éventualité, les médecins opposent la logique

3. Lucie Piché et Nadia Fahmy-Eid, *op. cit.*, p. 393.

suivante : puisque les paramédicales évoluent à l'hôpital où la supervision médicale offre déjà une garantie de qualité, l'attribution de monopoles est inutile, voire contre-productive et le titre réservé suffit à certifier l'identité des membres, à l'image des procédures en vigueur auprès de certains techniciens. Cette vision du nouveau système professionnel, reconduite par le législateur, confirme ainsi le principe d'une responsabilité médicale sur l'ensemble des soins.

Insatisfaites de leurs privilèges limités, les nouvelles corporations prévues par le Code y gagnent tout de même une légitimité plus nette et des prérogatives accrues, comme une plus forte capacité à discipliner leurs membres ou à fixer le montant de leurs cotisations annuelles. Ainsi renforcées, les corporations parviennent mieux à s'imposer comme acteurs politiques, y compris pour représenter les intérêts de leurs membres sur la place publique. Les premières années sont cahoteuses : absorbées par la mise sur pied des mécanismes d'encadrement prévus par le Code (comité d'inspection, syndic, etc.), plusieurs équipes dirigeantes s'embourbent dans des conflits internes, attisés par les fortes hausses des cotisations requises pour assumer les responsabilités attribuées par la loi.

Condamnées à mobiliser leurs membres – leur représentativité et leurs finances en dépendent – sur un front autre que syndical, les corporations se rapprochent de la pratique clinique. Elles soutiennent leurs membres engagées dans des conflits locaux, les encourageant à tenir leur rang et à « affronter des adversaires [en] milieu de travail[4] », surtout sur la définition des tâches. Pour accroître leur capital politique, elles s'engagent dans des campagnes de promotion auprès du grand public et participent à des évènements et à des salons d'exposition qui offrent un contact direct avec la population : dans les années 1980, par exemple, 50 psychologues offrent ainsi des « consultations express » dans le cadre des Salons de la femme et de la jeunesse. Officiellement chargées de discipliner leurs membres, les corporations consacrent en fait une bonne part de leur énergie aux dispositions de la loi qui convergent le mieux avec l'intérêt de la profession. Elles usent notamment de la réserve de leur titre pour pourchasser les thérapeutes qui emploient le titre professionnel sans appartenir à la corporation : les corporations des physiothérapeutes, des

4. Rapport annuel de la Corporation professionnelle des orthophonistes et des audiologistes du Québec, 1973, p. 14.

psychologues et des travailleuses sociales, dont les membres sont soumis à une forte concurrence, investissent ainsi des milliers de dollars pour « sensibiliser » les employeurs et traduire en justice les compétiteurs fautifs, avec quelque succès.

Déçues, cependant, de leurs prérogatives limitées, les corporations à titre réservé se rassemblent autour de tables communes, comme le Conseil interprofessionnel du Québec. Au début des années 1980, le Conseil sert ainsi de tremplin pour une lutte aux « doubles appellations ». Le terme désigne l'habitude d'employeurs et de syndicats du secteur public d'attribuer à des tâches pourtant professionnelles des appellations qui ne correspondent pas à un titre réservé, dans le but de permettre à des thérapeutes non membres d'une corporation d'accéder à un poste sans contrevenir à la loi. Des postes en physiothérapie et en service social, par exemple, sont affichés sous les appellations non protégées de « thérapeute en réhabilitation » ou d'« agent de relations humaines ». Ces appellations minent l'assise des corporations car elles incitent les thérapeutes, même diplômées, à refuser de payer une cotisation pour un titre qui n'est plus nécessaire pour travailler ; les corporations de travail social et de physiothérapie, notamment, y perdent un grand nombre de membres[5]. Lors des négociations du secteur public de 1979, la situation empire alors que les délégués patronaux et syndicaux introduisent systématiquement l'emploi de ces doubles appellations dans les conventions collectives, confirmant les misères d'un titre réservé que même l'État employeur s'applique à contourner. Plusieurs corporations entrent dans la lutte. Après une démarche judiciaire qui tourne court en 1982, elles multiplient les pressions pour sommer les ministères et leurs établissements de cesser l'emploi de thérapeutes non membres. Ces vexations aiguisent le désir des corporations pour des « vrais » monopoles de pratique, qu'on ne pourrait plus contourner par de simples jeux de mots.

Les lois, cela dit, ne sont pas tout. Dans les années 1970, la redistribution des cartes légales se superpose à d'autres changements qui, eux, se

5. En raison de la crise économique qui dissuade les praticiennes de payer leur cotisation, la Corporation des travailleurs sociaux voit son effectif fluctuer de 2012 à 1826 membres entre 1980 et 1983, avant de remonter à 2005 membres en 1985. Au milieu des années 1980, la Corporation estime à environ 1500 le nombre de diplômées en service social qui pratiquent sans être membres. Rapport annuel de la Corporation professionnelle des travailleurs sociaux du Québec, 1979-1980, p. 11 ; 1984-1985, p. 6, 9.

révèlent plus favorables aux paramédicales. La réforme de l'enseignement supérieur, lancée à la suite du rapport Parent dans les années 1960, modifie elle aussi la donne professionnelle de multiples façons.

Un changement notable est la mise sur pied des nouveaux cégeps à partir de 1967. Créés pour remplacer les anciens collèges classiques et autres écoles de métier, ceux-ci reçoivent le double mandat de démocratiser la préparation à l'université, mais aussi d'accroître l'offre de formation dans les domaines techniques. Dans les années 1970 et 1980, de nouveaux programmes collégiaux augmentent ainsi considérablement le nombre de techniciens disponibles dans le monde de la santé, par exemple en inhalothérapie ou dans d'autres techniques hospitalières.

Plusieurs paramédicales voient d'un mauvais œil cette multiplication des programmes techniques. L'État provincial, en effet, soucieux de contenir les dépenses de main-d'œuvre en santé, cherche clairement dans les cégeps une source de main-d'œuvre alternative moins coûteuse. À la fin des années 1960, un comité conjoint des ministères de l'Éducation et de la Santé, « composé presque exclusivement de médecins[6] », recommande explicitement la substitution du personnel auxiliaire formé à l'université par de nouveaux diplômés issus des cégeps. Les physiothérapeutes et les travailleuses sociales assistent ainsi à la création de programmes destinés à former des techniciennes qui les concurrenceront sur le marché de l'emploi. En travail social, le ministère de l'Éducation approuve en 1970 la création de programmes techniques d'« assistance sociale » qui, en 1974, sont déjà offerts dans neuf cégeps différents. Ces programmes, dont la diffusion est sans commune mesure avec celle des anciennes écoles d'« aides sociales », forment vite des centaines de techniciens qui concurrencent les travailleuses sociales et mettent en doute leur qualification universitaire. En physiothérapie, on voit apparaître, à Chicoutimi en 1969 puis dans d'autres cégeps, des programmes de « techniques de réadaptation physique », que la Corporation des physiothérapeutes perçoit comme une menace. Au même moment, d'ailleurs, le MAS va plus loin en essayant de convaincre les universités de transférer leurs écoles de physiothérapie vers le niveau collégial, afin de transformer la physiothérapie tout entière en secteur technique. Bien que les universités s'y refusent, la menace paraît d'autant réelle qu'un tel transfert est bel et

6. Lucie Piché et Nadia Fahmy-Eid, *op. cit.*, p. 395-397.

bien réalisé, en 1970, dans le cas des technologistes médicaux dont la formation passe au niveau collégial.

Cela dit, la création des cégeps a d'autres effets plus positifs pour les professions paramédicales. En démocratisant l'accès à l'université, elle augmente le bassin des recrues admissibles et, jumelée à un meilleur financement des universités, favorise la croissance des écoles paramédicales. Au même moment, les mutations de l'université elle-même favorisent aussi l'épanouissement des programmes paramédicaux. D'une part, tant les commissions Parent que Castonguay-Nepveu pressent l'État de favoriser la spécialisation des disciplines dans le but, notamment en santé, d'éviter les dédoublements entre professions. D'autre part, le nombre accru d'étudiants justifie l'embauche massive de nouveaux professeurs ainsi qu'une offre de cours plus riche et spécialisée. Enfin, le rapport Parent recommande aux universités de préciser leurs exigences d'admission aux cycles supérieurs ; en disqualifiant le diplôme d'études classiques comme porte d'entrée au deuxième cycle, cela pousse les programmes de maîtrise professionnelle en service social et en orthophonie à créer, pour assurer leur avenir, leurs propres baccalauréats préalables, beaucoup plus conséquents.

Ces transformations ont d'énormes conséquences sur les professions elles-mêmes. Sur le strict plan des connaissances, les pressions de l'État et des administrations universitaires pour la normalisation des diplômes entraînent des modifications de programmes, qui offrent l'occasion d'étendre les territoires de la formation. C'est le cas à l'Institut de psychologie de l'Université de Montréal. Jusque-là, l'IPUM dispensait un programme de baccalauréat de deux ans qui donnait accès soit à une licence d'un an, soit à une maîtrise de deux ans. En 1970, l'Institut prolonge le baccalauréat à trois ans et abolit la licence au profit de la maîtrise, qui devient le seul préalable tant à la pratique clinique qu'au doctorat. Bien qu'essentiellement académique, cette réforme entraîne l'ajout d'enseignements stratégiques pour la profession : le volet clinique de la maîtrise, déjà axé sur la thérapie, s'enrichit de cours sur le diagnostic, dont le poids dans l'enseignement passe de 50 % à 67 % des crédits. Cette consolidation du programme s'accompagne d'une forte croissance de l'effectif professoral, qui passe de 17 professeurs en 1963 à 43 en 1972, puis à 68 en 1988. Les écoles de service social procèdent à des réformes comparables. À l'Université de Montréal, les études de premier cycle, jusque-là limitées à un profil d'options dans les études en sciences sociales, s'étoffent quelque peu après 1969 pour se muer, en 1975, en un baccalauréat réellement spécialisé; en parallèle, l'École de service social renouvelle sa maîtrise, devenue plus spécialisée pour accueillir les titulaires du nouveau baccalauréat. Ces programmes accueillent des cohortes record: alors que les écoles de service social de la province ne produisent que 75 diplômés en 1963, elles en forment pas moins de 600 par an à la fin des années 1980.

Les réformes sont de la même eau dans les écoles paramédicales de réadaptation physique, qui s'émancipent progressivement de l'autorité médicale. À l'École de réadaptation de l'Université de Montréal, les diplômes de premier cycle en ergothérapie et physiothérapie deviennent, en 1969, des baccalauréats ès sciences, plus autonomes et spécialisés: le nombre d'heures du tronc commun, dominé par les contenus médicaux, chute alors de 27,5 % tandis que le nombre d'heures consacrées à des cours spécialisés croît de 25 %. Le corps enseignant de l'École, lui, passe de 13 à 29 professeurs entre 1968 et 1985, ce qui permet de multiplier les cours spécialisés qui élargissent l'horizon clinique des thérapeutes. En physiothérapie, les professeurs introduisent des cours d'évaluation musculaire et de nouveaux langages théoriques issus de la neurologie; les professeurs d'ergothérapie créent des cours qui soutiennent diverses aspirations cliniques en portant, par exemple, sur les activités de la vie quotidienne. Enfin, le gonflement du corps professoral permet d'accueillir une clientèle plus nombreuse: de cohortes de 15 étudiantes en ergothérapie et 30 en physiothérapie en 1968, l'ÉRUM passe ainsi à des cohortes de 40 étudiantes en ergothérapie et 50 en physiothérapie vers 1980.

Le programme d'orthophonie, de niveau de maîtrise, forme un cas à part à l'ÉRUM. Le diplôme d'études classiques devenu irrecevable, l'École inaugure en 1969 un baccalauréat de trois ans qui sera désormais préalable à la maîtrise, elle-même toujours préalable à la pratique clinique. De 1969 à 1972, le nombre d'inscrites au premier cycle passe d'une quinzaine à plus de 30 par an; comme en travail social, la création du baccalauréat offre à un corps enseignant augmenté l'occasion d'offrir un programme plus spécialisé, qui délaisse la médecine physiatrique au profit de cours portant sur la linguistique et la psychologie de la communication.

L'essor subit de l'enseignement supérieur, en démultipliant le nombre de diplômées, propulse les professions paramédicales vers un tout nouvel ordre de grandeur. L'effectif inscrit aux corporations professionnelles croît de manière saisissante. De 1970 à 1989, le nombre de paramédicales de réadaptation physique passe de 800 à plus de 3700 ; durant cette période, le nombre de physiothérapeutes inscrites passe de 450 à 2000, le nombre d'ergothérapeutes, de 250 à près de 1200, et le nombre d'orthophonistes-audiologistes, de 101 à 516. Durant la même période, les corporations du secteur psychosocial, qui ont pourtant du mal à rallier leurs membres, passent de 1000 inscrites chacune à près de 2500 en travail social et 4600 en psychologie. En tout, l'effectif global des 5 professions étudiées ici passe de 2800 à environ 11 800 entre 1970 et 1989. Attribuable en partie à la consolidation des corporations elles-mêmes, cette progression traduit surtout une réelle multiplication des paramédicales disponibles sur le marché du travail. Si la croissance remarquable de ces professions est provoquée par l'afflux de nouvelles recrues jumelée à une moyenne d'âge généralement basse – les départs à la retraite sont encore rares –, elle est aussi tributaire du prolongement général des carrières féminines durant ces années.

De fait, la féminisation de la main-d'œuvre paramédicale se poursuit. En orthophonie et en ergothérapie, la proportion de femmes avoisinait déjà les 90 % et continue d'augmenter après 1970. La physiothérapie, exceptionnellement, suit le chemin inverse – la part de femmes baisse de 92 % à 81,5 % entre 1976 et 1989 – mais demeure largement féminine. La psychologie et le travail social, professions plutôt mixtes jusque-là, comptent de plus en plus de femmes, qui se concentrent par ailleurs dans le secteur de la santé. À la Corporation des travailleuses sociales, le poids total des femmes passe de 46 % à 75 % entre 1975 et 1986 ; alors qu'elles ne constituent que 50 % des membres inscrits en 1976, les femmes représentent 73 % des effectifs de service social dans le réseau du MAS. En psychologie, les sources sont plus laconiques mais révèlent des tendances similaires. De 34 % en 1966, la part de femmes psychologues passe à 58 % en 1990 ; en 1966, du moins, celles-ci travaillent dans le secteur de la santé dans une proportion de 63 %, contre 43 % pour l'ensemble de la profession.

Si cette confirmation du visage féminin des professions paramédicales est attribuable à la féminisation plus générale du recrutement universitaire, elle tient aussi à la tendance des étudiantes à se concentrer dans certains programmes précis, comme ceux de la santé. Dans le cas des professions psychosociales, la féminisation s'accompagne d'une certaine division sexuelle à l'intérieur même de la profession. L'histoire des paramédicales semble ainsi confirmer la thèse de Johanne Collin, selon qui la démocratisation des études supérieures après 1960 se double d'une consolidation de la ségrégation sexuelle entre les disciplines[7].

À cet égard, les professions paramédicales jouent un rôle singulier sur le marché du travail féminin : alors que cette ségrégation renouvelée se révèle, dans plusieurs secteurs comme la vente au détail ou le soutien administratif, généralement défavorable aux femmes[8], la féminité persistante de métiers en pleine ascension comme la physiothérapie, l'orthophonie ou la psychologie permet à bon nombre de femmes de se retrouver du bon côté des transformations du travail[9]. Leur essor suggère aussi un réalignement important du travail professionnel en général : sans doute faut-il voir dans la croissance des professions paramédicales un exemple de ce phénomène plus général qu'est l'accès massif des femmes aux nouvelles positions de « professionnel salarié » qui se multiplient avec l'essor de l'État-providence et des grandes bureaucraties privées après 1960. Alors que perdurent les entraves familiales et domestiques au travail féminin, le professionnalisme salarié offre aux femmes des positions prisées, où les inconvénients de la féminité paraissent moins prononcés que sur le marché des professions libérales[10]. Même la profession médicale, devenue

7. Johanne COLLIN, « La dynamique des rapports de sexes à l'université, 1940-1980 », *Histoire sociale – Social History*, 19, 38 (1986) : 365-385.

8. Thomas L. STEIGER et Mark WARDELL, « Gender and Employment in the Service Sector », *Social Problems*, 42, 1 (1995) : 91-123 ; Jon LORENCE, « Service Sector Growth and Metropolitan Occupational Sex Segregation », *Work and Occupations*, 19, 2 (1992) : 128-156 ; Judy WAJCMAN, « Patriarchy, Technology, and Conceptions of Skill », *Work and Occupations*, 18 (1991) : 29-45.

9. Selon certains, et toutes proportions gardées, les métiers du droit auraient joué eux aussi un rôle comparable, Charlotte CHIU et Kevin LEICHT, « When Does Feminization Increase Equality? The Case of Lawyers », *Law and Society Review*, 33, 3 (1999) : 557-594.

10. C'est du moins ce qu'avancent plusieurs études de cas sur la pharmacie et la dentisterie. Wendy BOTTERO, « The Changing Face of the Professions : Gender and Explanations of Women's Entry into Pharmacy », *Work, Employment and Society*, 6, 3 (1992) : 329-346 ; Johanne COLLIN, *Changement d'ordonnance. Mutations professionnelles, identité sociale et féminisation de la profession pharmaceutique au Québec, 1940-1980*, Montréal, Boréal, 1995, 239 p. ; Tracey L. ADAMS, « Feminization of Professions : The Case of Women in Dentistry », *Canadian Journal of Sociology*, 30, 1 (2005) : 71-94. Comme on le verra, si plusieurs des professions étudiées ici paraissent se conformer à cette hypothèse, ce n'est toutefois pas le cas de la psychologie qui se féminise au moment même où s'y généralise la pratique en privé.

quasi salariée, malgré ses dénégations, avec l'avènement d'un payeur public unique, connaît d'ailleurs le phénomène : la part de femmes dans le corps médical, d'un maigre 8 % en 1976, commence à augmenter de manière notable pour atteindre un peu plus de 20 % en 1990[11].

L'inégalité entre les sexes ne disparaît pas pour autant, y compris en santé. Une réelle inégalité salariale persiste, les métiers féminins de la santé demeurant nettement moins lucratifs que plusieurs occupations masculines comparables. Pire : au sein même des professions paramédicales, on remarque, en 1985, que les hommes physiothérapeutes, ergothérapeutes, orthophonistes, psychologues et travailleurs sociaux gagnent en moyenne de 18 % à 25 % plus que leurs consœurs pratiquant la même profession[12]. Malgré ces iniquités, bien réelles, les paramédicales n'en profitent pas moins de leur nombre et des ouvertures d'un monde de la santé en pleine effervescence pour renouveler leur propre place dans l'économie des soins. Elles y sèment ainsi les germes d'une nette amélioration de leur statut, malgré des contraintes évidentes.

Des milieux de pratique en mutation : l'hôpital et la réadaptation

La multiplication des paramédicales accroît bien sûr leur présence sur le marché des soins. En clinique, elles sont désormais omniprésentes : toutes professions confondues, le nombre de « professionnels » non infirmiers et non médicaux dans les établissements publics de santé croît de manière exponentielle, passant de 800 en 1961 à 5425 en 1978, puis à 11 161 en 1991, tandis que l'importance relative de ces professions passe de 2 % à 10 %, puis à 14 % de l'ensemble du personnel soignant durant ces années. Le ratio paramédicale / médecin passe de 1 pour 8 à seulement 1 pour 2, les

11. André-Pierre Contandriopoulos et Marc-André Fournier, *Féminisation de la pratique médicale et transformation de la pratique au Québec*, Montréal, Groupe de recherche interdisciplinaire en santé, 2007, 55 p.

12. À l'échelle canadienne en 1985, les hommes dans les professions de réadaptation physique gagnent en moyenne 32 800 $ et les femmes 27 300 $; en psychologie, les hommes ont gagné 36 800 $ et les femmes 29 600 $; en travail social, les hommes ont gagné 29 000 $, et les femmes 25 500 $. Pat Armstrong et Hugh Armstrong, « Sex and the Professions in Canada », *Journal of Canadian Studies*, 27, 1 (1992) : 118-135. Voir : Dominique Gauchet, *Le maternage mal salarié. Travail sexué et discrimination salariale en milieu hospitalier*, Montréal, Presses de l'Université de Montréal, 1983, 259 p.

paramédicales atteignant même la parité avec le nombre de médecins spécialistes[13]. De quantité presque négligeable, les paramédicales se muent ainsi en actrices incontournables du nouveau monde de la santé. Plus important, cette omniprésence se conjugue à une transformation de la clinique, qui offre aux diplômées des perspectives inédites pour l'épanouissement, et l'élargissement, de leur pratique.

Après l'éducation, c'est en effet au tour de la santé d'être balayée par le vent de réformes qui, dans les années 1970, influent directement sur l'organisation du travail soignant. L'État provincial, inspiré par la Commission Castonguay-Nepveu, a fort à faire pour absorber les mutations déjà en cours du marché des soins. L'adhésion du Québec au programme fédéral d'assurance hospitalisation en 1961 avait entraîné une augmentation galopante de la clientèle, encore accéléré après 1970 par l'adhésion au programme universel d'assurance maladie. Pour l'État, devenu à la fois employeur et assureur, les coûts et l'organisation de la santé posent dès lors des problèmes lancinants. Pour les paramédicales, l'augmentation de la clientèle après 1961 se présente autrement. Elle prend deux visages particuliers : la diversification des clientèles rencontrées, et un recul relatif de l'autorité médicale.

D'une part, l'accroissement de la clientèle entraîne une diversification des cas rencontrés. Les hôpitaux, consacrés jusque-là aux patients alités, se tournent après 1961 vers une clinique dite « externe », faite de rencontres de jour avec des patients qui n'occupent pas de lits. Ce virage, soutenu par l'État, met les soignants en contact avec des populations plus variées, parmi lesquelles il devient plus aisé de sélectionner ses patients. En réadaptation physique, par exemple, le passage en externe favorise le suivi de cas d'arthrite ou de blessures orthopédiques, qui permettent aux physiothérapeutes de déployer des compétences qui débordent les aptitudes classiques habituellement requises par les clientèles traditionnelles comme les paraplégiques. De même, en psychiatrie, l'accueil en externe de cas dits « légers » favorise l'offre de psychothérapie, surtout dans les hôpitaux généraux.

En deuxième lieu, l'augmentation de la clientèle pousse des médecins à assouplir leur autorité sur les paramédicales. Cette dévolution favorise

13. Gilles DUSSAULT, « Les producteurs de services sociosanitaires », Vincent LEMIEUX *et al.* (dir.), *Le système de santé au Québec*, Sainte-Foy, Presses de l'Université Laval, 1994, p. 198-204.

en partie les médecins eux-mêmes qui, en déléguant, gonflent officiellement leur clientèle. Cela dit, l'atténuation du contrôle médical tient aussi à d'autres facteurs, moins favorables aux médecins. Ainsi, la rareté persistante de certains médecins spécialistes mine leur capacité à encadrer des patients et des auxiliaires en nombre croissant. En réadaptation physique, les physiatres québécois, qui ne sont qu'une trentaine en 1968, peinent à encadrer un secteur où les paramédicales se comptent maintenant par centaines. En psychiatrie, le phénomène est moins marqué, mais tout de même réel : si le nombre de psychiatres hospitaliers à temps plein grimpe de 60 à 185 entre 1961 et 1976[14], cette hausse ne suffit pas à assurer l'encadrement des centaines de psychologues, travailleuses sociales, infirmières psychiatriques et autres intervenants affectés à la santé mentale dans les années 1970. Cette dilution du poids relatif des médecins spécialistes est soutenue par l'État québécois qui, en contingentant les formations universitaires, réduit la part de spécialistes dans le corps médical de 58 % à 50 % entre 1972 et 1985. Dans un tel contexte, le partage des tâches se transforme au sein des hôpitaux, où les patients sont de plus en plus accueillis, puis aiguillés vers d'autres services, par des médecins omnipraticiens[15], souvent plus ouverts que les spécialistes à l'endroit des paramédicales.

La diversification des clientèles et le recul relatif de l'autorité médicale favorisent l'autonomie des paramédicales. Prenons l'exemple du traitement des patients hémiplégiques à l'IRM, où la part des patients suivis en externe grimpe de 27 % à 45 % entre 1963 et 1973. L'atténuation de l'autorité médicale permet aux paramédicales de réorienter leur pratique, voire de sélectionner de nouveaux objets d'intervention. Les orthophonistes, par exemple, peuvent désormais déléguer à des bénévoles les tâches plus routinières, comme l'entraînement articulatoire, pour lancer plutôt des thérapies de groupe sur la communication en contexte social, rendues possibles par une « sélection plus avertie[16] » des patients par les orthophonistes elles-mêmes. Les autres paramédicales prennent aussi la liberté

14. Françoise Boudreau, *De l'asile à la santé mentale. Les soins psychiatriques : histoire et institutions*, Montréal, Albert Saint-Martin, 1984, 49, 72, 98-101.

15. Louis Demers, « *La profession médicale et l'État* », Vincent Lemieux *et al.* (dir.), *op. cit.*, 2003, p. 272 ; Denis Goulet, *L'hôpital Maisonneuve-Rosemont. Une histoire médicale, 1954-2004*, Québec, Septentrion, p. 102.

16. Rapports annuels de l'Institut de réadaptation de Montréal, 1964, p. 72-73 ; 1974 ; 1978.

d'intensifier leur offre de soins et, de 1963 à 1973, la part d'hémiplégiques suivis par plus d'une paramédicale augmente sensiblement, passant de 64 % à 77 %. L'unique psychologue de l'IRM, en sélectionnant lui-même des patients plus nombreux et mieux choisis, y gagne notamment un rôle plus influent qui lui permet désormais de se dire « essentiel à la formulation de plans de traitement[17] ».

Les avantages d'un accès plus direct à une clientèle plus nombreuse et diversifiée sont amplifiés par des réformes publiques de grande envergure. Le jeune ministère des Affaires sociales, en effet, veut non seulement rénover, mais aussi mieux coordonner les divers établissements de soins. À cette fin, l'Assemblée nationale adopte en 1971 la *Loi sur les services de santé et les services sociaux*, qui inaugure un chantier ambitieux : la création d'un véritable « réseau » de la santé, en précisant les mandats des établissements existants et en en créant de nouveaux, destinés à compléter les hôpitaux. La loi institue dans cette foulée des centres de services sociaux (CSS) et des centres locaux de services communautaires (CLSC). Elle prévoit, aussi, la mise sur pied d'un type d'établissement qui deviendra primordial pour plusieurs paramédicales : le centre de réadaptation, c'est-à-dire un établissement dit de « deuxième ligne », destiné aux patients qui, après avoir quitté l'hôpital, entament leur convalescence ou leur rééducation. Les centres de réadaptation physique, tout particulièrement, offriront aux paramédicales une plus grande autonomie de pratique et de meilleures occasions de créer leurs propres clientèles.

Cette propriété de la deuxième ligne s'explique par la pression de l'État en faveur de la spécialisation des établissements. De fait, les recommandations du rapport Castonguay-Nepveu et les directives du ministère des Affaires sociales engagent une conception dite systémique de l'administration publique. Cette vision, issue des sciences de la gestion, postule que chaque établissement devrait se caractériser par sa complémentarité, et donc sa différence, par rapport aux autres. Traduit en mesures concrètes (et budgétaires), ce postulat force les centres de réadaptation, qui doivent justifier leur financement, à se distinguer de l'hôpital afin de mieux s'en présenter comme le complément. Or, la présence médicale étant beaucoup moins marquée en deuxième ligne, les aspirations paramédicales pour de

17. Rapports annuels de l'Institut de réadaptation de Montréal, 1969. Katherine Ladd, *Rehabilitation of Hemiplegia*, *op. cit.*, p. xlvii-xlix, lx-lxii, 37-46. Institut de réadaptation de Montréal, *Livret des résidents*, *op. cit.*, p. 32.

nouvelles clientèles représentent pour ces centres une bonne façon, aisée et crédible, de développer des créneaux distincts.

L'accès, en deuxième ligne, à des sources alternatives de patients et de financement favorise aussi l'exploration de nouveaux territoires de soins. Les centres de réadaptation physique sont alimentés en références neuves par des organismes publics, nouveaux ou remodelés, autres que l'hôpital. Qualifiés de « tiers payeurs », ces organismes sont des assureurs publics qui paient les établissements pour desservir des clientèles spécifiques. À l'échelle du réseau, le plus important est évidemment la Régie de l'assurance maladie du Québec (RAMQ), qui assume la gestion de l'assurance maladie. À la fin des années 1970, cependant, d'autres tiers payeurs publics étendent encore l'offre publique de soins en intensifiant le suivi de clientèles particulières destinées aux centres de réadaptation. Les principaux sont la Commission des accidents de travail, qui devient en 1979 la Commission de la santé et de la sécurité au travail (CSST) pour assurer le « droit à la réadaptation » des travailleurs accidentés, la Régie de l'assurance automobile du Québec (RAAQ), créée en 1977 pour financer les soins des accidentés de la route, et l'Office des personnes handicapées du Québec (OPHQ), créé en 1978 et qui assure l'achat de fauteuils roulants ou d'autres accessoires techniques à l'attention des handicapés.

La pression à la spécialisation et l'arrivée de tiers payeurs contribuent à l'essor d'une deuxième ligne partiellement dégagée des filtres de la médecine hospitalière. Plusieurs paramédicales y trouvent un emploi, déplaçant le centre de gravité de leurs professions vers la réadaptation. Ces centres, comme le Centre de réadaptation de Trois-Rivières, le Centre François-Charon de Québec ou l'hôpital de réadaptation montréalais Villa Medica, offrent aux paramédicales un accès plus direct aux patients, qu'elles évaluent désormais elles-mêmes. Plus autonomes, les paramédicales de deuxième ligne y créent aussi de nouveaux canaux de références, en envoyant des patients à leurs collègues hospitalières ou en recevant directement les références de celles-ci.

Ces opportunités nouvelles sont mises à profit selon des fortunes et des modalités qui varient selon les contextes locaux. La chose est d'autant plus vraie que les centres de réadaptation prennent de multiples formes selon leur contexte de création.

En fait, quelques rares centres de réadaptation préexistent à la loi de 1971. Ils n'en connaissent pas moins, sous son influence, des changements importants. On connaît déjà, à Montréal, l'OTRC, qui prend en 1968 le nom de Centre de réadaptation (CR) Constance-Lethbridge. La réforme de 1971 y favorise clairement les aspirations des paramédicales. D'une part, l'autorité des médecins décroît, l'effectif médical ne pouvant suivre l'explosion de la clientèle, passée de 1141 à 2143 cas par an entre les seules années 1970 et 1972. Le suivi médical des patients se fait donc plus distant ; après 1975, il se limite à des cliniques hebdomadaires ou mensuelles essentiellement vouées à l'émission de prescriptions. En parallèle, plusieurs postes administratifs clefs tombent aux mains de non-médecins, comme la coordination de la médecine physique attribuée à une paramédicale en 1979. D'autre part, la pression à se doter de mandats distinctifs pousse le CR Constance-Lethbridge à se constituer une clientèle, jusque-là inexistante, d'enfants montrant des « problèmes d'apprentissage », auprès desquels des compétences paramédicales jusque-là sous-utilisées deviennent appropriées. Adressés par des agences sociales ou par d'autres thérapeutes de Constance-Lethbridge, ces enfants, en 1976, occupent à plein temps deux physiothérapeutes, deux ergothérapeutes et une travailleuse sociale, toutes responsables de l'évaluation et de la prise en charge des problèmes propres à leur domaine. Entre 1977 et 1981, le jeune « service de développement de l'enfant » s'adjoint des groupes de stimulation du langage et d'« intégration sensorimotrice » qui entraînent l'ajout d'une orthophoniste et étendent l'action des ergothérapeutes aux troubles cognitifs ; une psychologue organise aussi des thérapies à l'attention des parents. Après 1981, des visites « thérapeutiques » auprès d'écoles primaires et de garderies permettent de dépister un nombre accru d'enfants jugés à problèmes[18].

À la différence de Constance-Lethbridge, la majorité des autres centres de réadaptation de la province ne sont créés qu'après l'entrée en vigueur de la loi de 1971. Souvent, cela dit, ces « créations » naissent de la conversion d'institutions plus anciennes qui n'avaient pas jusque-là une vocation clairement thérapeutique. Ces milieux se « clinicisent », en quelque sorte, sous l'effet des politiques du MAS, et ouvrent dès lors leurs portes au personnel paramédical.

18. Rapport annuel du Centre de réadaptation Constance-Lethbridge, 1974, p. 4 ; 1975, p. 8 ; 1979, p. 17 ; 1980, p. 2. *Ibid.*, 1971, p. 7 ; 1974, p. 3 ; 1975, p. 6 ; 1977, p. 15, 41 ; 1978, p. 21-22, 28 ; 1979, p. 18 ; 1980, p. 4 ; 1981, p. 11-12, 16 ; 1984, p. 7-8, 26-28, 36 ; 1985, p. 34.

C'est ce qui arrive, à la fin des années 1970, quand des centres d'hébergement pour personnes handicapées fusionnent avec d'anciennes équipes de réadaptation de la Commission des accidents de travail (CAT). Depuis les années 1960, en effet, la CAT entretient deux équipes de ce genre à la Clinique de réhabilitation du Québec (Montréal) et au Centre de réadaptation de Québec, fondés respectivement en 1947 et en 1965, pour dispenser en externe des soins « physiatriques » de physiothérapie et d'ergothérapie aux travailleurs accidentés. En 1973, ces soins étant désormais couverts par l'assurance maladie, le MAS décide d'intégrer ces centres au réseau public pour en étendre les services à tous les handicapés physiques, accidentés du travail ou non. Ce projet est formulé à la suggestion de paramédicales de l'École de réadaptation de l'Université Laval et implique une extension du concept de réadaptation qui prévoit un personnel paramédical nombreux et varié[19]. Comme cette vision suppose aussi la prise en charge des accidentés avant la fin de leur hospitalisation, l'État acquiert des centres d'accueil pour handicapés déjà existants et dans lesquels travailleront les équipes paramédicales. En 1978 et en 1979, le gouvernement du Québec achète ainsi deux résidences d'hébergement privées, soit la Maison Lucie-Bruneau de Montréal, qui devient le Centre de réadaptation (CR) Lucie-Bruneau, et une résidence de Québec, les Habitations Plus, qui devient le Centre François-Charon.

Ces nouveaux centres mettent leurs paramédicales dans une position inédite. Au CR Lucie-Bruneau, par exemple, les praticiennes vivent une expérience originale à trois points de vue. D'une part, elles travaillent dans un établissement dont la taille est sans commune mesure avec ce qui existait jusque-là: alors que les équipes de la CAT ne comptaient que quelques thérapeutes, le CR Lucie-Bruneau compte, dès 1979, 250 employés qui accueillent annuellement 600 patients venus des hôpitaux et de la CSST. D'autre part, les paramédicales ont une prise directe sur l'évaluation et l'orientation des cas. Cette autonomie augmente leur prééminence et celle de leurs services. De fait, l'ancienne Maison Lucie-Bruneau n'adressait ses résidents qu'à des médecins, qui sollicitaient peu les services de paramédicales; après 1979, par contraste, la présence physique de ces dernières s'accompagne d'une explosion de la demande de physiothérapie

19. Centre hospitalier de l'Université Laval, *La formation continue du Centre François-Charon par le recours à un programme d'évaluation des interventions par les pairs*, Québec, CHUL, 1980, p. 13.

et d'ergothérapie, alors que le poids relatif de la demande de soins médicaux diminue. Enfin, les paramédicales étendent non seulement leur clientèle mais aussi leur champ d'action, parfois même en dépit des programmes officiels du MAS selon lesquels elles devraient se limiter à des soins classiques comme la rééducation à la marche ou l'intégration au travail. Passant outre ces directives, les paramédicales suivent souvent leurs patients jusqu'à des étapes ultérieures de la réadaptation, en se mêlant au travail d'unités de service qui ne sont pas, en principe, consacrées à la thérapie. Certaines, de façon informelle, s'insèrent ainsi à l'unité de réinsertion socioprofessionnelle du centre, qui ne compte aucun personnel clinique ; en 1987, cette contribution *de facto* est officialisée par l'administration de Lucie-Bruneau qui, pour « faciliter l'implication des intervenants », y affecte officiellement les thérapeutes (ergothérapeute, physiothérapeute, psychologue et travailleuse sociale) qui s'y étaient glissées. Celles-ci en tirent une clientèle supplémentaire en y prenant charge de patients qui n'avaient pas été adressés aux services classiques – avec un tel succès que la clientèle ainsi prospectée est celle qui connaît, dans les années 1980, la plus forte croissance de tout le centre[20].

D'autres institutions se muent en centre de réadaptation après 1970. C'est le cas d'écoles pour enfants handicapés qui choisissent de prendre un virage thérapeutique. Pour ces écoles, ce choix est souvent une question de survie car il survient au moment où l'État, qui a consolidé le réseau de l'éducation, entame le transfert de l'enseignement aux handicapés vers les commissions scolaires. Des services créés à l'hôpital passent ainsi sous la responsabilité administrative de commissions scolaires avant d'y déménager physiquement : de 1976 à 1986, des classes spéciales de l'hôpital Sainte-Justine et du Centre hospitalier de l'Université Laval sont ainsi transférées dans des écoles particulières, comme l'École Victor-Doré ou l'École Charlevoix. Ces transferts sont de faible conséquence pour de grands hôpitaux. Ils touchent toutefois aussi d'autres établissements éducatifs plus petits dont la raison d'être est alors menacée. Certains repensent alors leur offre de services pour se convertir en centres de réadaptation.

20. Rapport annuel du Centre de réadaptation Lucie-Bruneau, 1971, p. iv-v, 2, 6-8, 11 ; 1972, p. 2-5, 13-16, 20, 24, 34 ; 1974, p. 6-7, 21, 23, 35, 45 ; 1979, p. 2-3, 12-14, 16-18 ; 1986, p. 34 ; 1988, p. 4, 12, 17, 21 ; 1989, p. 10-11 ; 1990, p. 10-11 ; 1991, p. 8, 11. Centre de réadaptation Lucie-Bruneau, *Programme des unités satellites de réadaptation*, Montréal, CRLB, 1987, p. 3-8 ; *Programme de dépannage*, Montréal, CRLB, 1987, p. 1-6.

L'École Cardinal-Villeneuve offre un exemple assez net de ce cas de figure[21]. Fondée à Québec en 1935, l'École se veut à l'origine un établissement scolaire « pour enfants infirmes », quoiqu'elle entretienne dès l'après-guerre des rapports avec la santé en rémunérant une physiothérapeute et en collaborant avec le personnel hospitalier qui suit ses élèves. Dans le contexte turbulent des années 1960, l'École s'accroche à cette modeste assise thérapeutique pour se faire reconnaître à la fois comme école privée et comme centre de réadaptation, prenant pour l'occasion le nom de Centre Cardinal-Villeneuve. En 1975, alors que le ministère de l'Éducation prépare le transfert de ses services pédagogiques vers la commission scolaire de Sainte-Foy, le Centre se trouve ainsi une nouvelle pertinence en se redéfinissant comme un établissement de soins, se présentant désormais comme un « centre de traitement actif » et « pas un centre d'accueil », « encore moins une école[22] ». Ce désir de joindre le réseau de la santé reçoit l'accueil enthousiaste du MAS et, dès 1977, le Centre reçoit des enfants handicapés adressés par les hôpitaux.

Là aussi, la transformation en établissement de soins entraîne l'embauche de plusieurs paramédicales : de 1972 à 1980, le personnel du Centre Cardinal-Villeneuve passe de 78 à 283 employés, en partie grâce à l'apparition de services d'ergothérapie, d'orthophonie et de « psychologie – orientation » ; dès 1974, alors que le virage thérapeutique n'est pas encore complété, le Centre compte déjà 13 physiothérapeutes, 8 ergothérapeutes et 1 orthophoniste. Ces paramédicales profitent, comme à Lucie-Bruneau, d'un accès plus direct qu'ailleurs à un fort volume de clientèle : d'une centaine d'enfants au milieu des années 1960, la clientèle du Centre passe à 750 en 1977. En la quasi-absence de médecins réguliers, les paramédicales influent fortement sur la définition des priorités et la prise en main de la clientèle. En 1975, c'est même une équipe de paramédicales qui est chargée d'« élaborer des plans de traitement et d'orientation » pour obtenir plus de références des hôpitaux, et qui suggère d'aller « dispenser sur place

21. On assiste aussi à un glissement de ce genre, d'une vocation essentiellement pédagogique vers un rôle plus thérapeutique, chez les « instituts » pour enfants sourds au cours des années 1970. Voir : Stéphane-D. PERREAULT et Sylvie PELLETIER, *L'Institut Raymond-Dewar et ses institutions d'origine. 160 ans d'histoire avec les personnes sourdes*, Québec, Septentrion, 2010, 431 p.

22. Rapport annuel du Centre Cardinal-Villeneuve, 1975, p. 1-2 ; 1980, p. 1 ; 1982, p. 1 ; 1989, p. 2.

certains traitements[23] » aux patients hospitaliers pour mieux les adresser en réadaptation.

Comme on le voit, les « nouveaux » centres de réadaptation, du moins à Québec et Montréal, naissent souvent de la mue d'institutions anciennes qui se transforment en milieux cliniques pour mieux trouver leur place dans l'imposant complexe de soins inauguré par l'État. Ailleurs, toutefois, d'autres centres sont bel et bien, eux, créés de toutes pièces. Ce cas de figure est courant dans des régions moins densément peuplées et jusque-là mal pourvues en services de santé. Plus modestes, ces centres régionaux jouent un rôle important dans la diffusion de l'expertise paramédicale sur le territoire, en introduisant souvent les premières orthophonistes, ergothérapeutes ou psychologues dans des zones qui en étaient dépourvues.

En raison de la marginalité géographique – et politique – de leurs régions d'accueil, ces centres émergent souvent dans des conditions épiques. En témoigne l'exemple du Centre de réadaptation Le Bouclier, dans la région des Laurentides et de Lanaudière. Lancé sous les pressions répétées d'associations d'handicapés, le Bouclier ouvre ses portes en 1981 sous la forme non pas d'un centre unique, mais d'un ensemble de deux, puis bientôt quatre points de service, à Joliette, Saint-Jérôme, Repentigny et Sainte-Agathe, aux services uniquement externes. Par-delà cette particularité, le nouveau centre, dirigé par une ancienne administratrice de Constance-Lethbridge, adopte un modèle comparable aux autres, basé sur l'embauche de paramédicales variées. Au milieu des années 1980, c'est à une équipe composée d'une physiothérapeute, d'une ergothérapeute, d'une orthophoniste, d'une psychologue et d'une éducatrice spécialisée qu'est confiée l'élaboration des programmes, vite resserrés autour de l'enfance préscolaire et d'objets d'intervention nouveaux comme les retards sensoriels ou moteurs.

Comme on le voit, les centres de deuxième ligne forment un ensemble bigarré, allant du centre déjà existant, comme le CR Constance-Lethbridge, à d'anciens établissements scolaires ou d'hébergement récemment « clinicisés », en passant par de nouveaux venus comme le Bouclier. Ces établissements deviennent des lieux de prédilection pour les paramédicales qui

23. Rapport annuel du Centre Cardinal-Villeneuve, 1975, p. 3 ; 1976, p. 10 ; 1977, p. 5 ; 1982, p. 4 ; 1986, p. 3 ; *L'Aube* (mai 1985) : 6-7) ; Centre de réadaptation de Québec, *Rapport du comité consultatif spécial sur l'orientation globale du CRQ (pavillon de Montréal)*, Québec, CRQ, 1975, p. 13-16, 20-21, 31-32.

y étendent leur pratique à de nouveaux territoires de soins, notamment auprès des enfants. Ce mouvement se décline en de multiples variantes et repose sur une réelle convergence entre les intérêts des paramédicales et ceux des administrations de deuxième ligne. En effet, l'exigence faite aux centres de réadaptation de se distinguer des hôpitaux incite les administrations à soutenir les initiatives paramédicales. Certains centres vont jusqu'à déroger aux directives budgétaires des autorités centrales pour favoriser des services paramédicaux jugés essentiels à leur survie. Le Bouclier, par exemple, embauche dès sa création une ergothérapeute à l'aide de fonds qui lui avaient été consentis à d'autres fins par le Centre régional de santé et des services sociaux (CRSSS), avec qui l'épisode marque le début de relations houleuses. D'autres centres, soucieux de se constituer une clientèle propre, encouragent leurs paramédicales à stimuler les références à leurs propres services : au début des années 1980, le Centre Cardinal-Villeneuve, insatisfait du peu de patients adressés par les neurologues et physiatres hospitaliers, consent à ses orthophonistes des fonds, que le MAS lui avait pourtant refusés, pour financer des dépistages en garderie[24].

Bien que les établissements de réadaptation offrent de riches perspectives aux paramédicales, il reste que les positions obtenues varient selon les lieux et les aléas de la concurrence interprofessionnelle – même entre paramédicales. De 1970 à 1985, les centres de réadaptation en déficience physique représentent ainsi surtout une avancée notable pour les professions de réadaptation physique, plus que pour les professions psychosociales. En mettant sur pied ses premières équipes, entre 1983 et 1988, le Bouclier privilégie le recrutement d'ergothérapeutes, d'orthophonistes et de physiothérapeutes, tandis que les tâches psychosociales sont déléguées à des techniciennes en éducation spécialisée. Au Centre Cardinal-Villeneuve, le virage thérapeutique des années 1970 passe d'abord par l'embauche d'une vingtaine de paramédicales de réadaptation physique, et celle de six travailleuses sociales, psychologue et conseiller d'orientation ne vient qu'en second lieu. Plusieurs centres privilégient d'ailleurs spécifiquement l'embauche d'ergothérapeutes, jugées utiles tant auprès des accidentés adressés par les hôpitaux que des clientèles plus originales, comme les enfants en retard de développement.

24. Rapport annuel du Centre Cardinal-Villeneuve, 1980, p. 4 ; 1981, p. 4-7 ; 1982, p. 4.

Dans les milieux de réadaptation physique, en fait, les professions psychosociales sont plus souvent affectées à des tâches supplétives, dont l'IRM et l'OTRC avaient donné le modèle dans les années 1960. On attend surtout d'elles, non qu'elles identifient leurs propres objets d'intervention, mais plutôt qu'elles facilitent l'action des autres thérapeutes en aplanissant les obstacles émotifs à la réadaptation, comme des traumatismes ou des problèmes de comportement. S'il offre un rôle enviable en milieu psychiatrique, le traitement de l'émotivité correspond plutôt, en réadaptation physique, à un rôle de soutien. En corollaire, l'embauche et l'épanouissement des professionnelles psychosociales passent au second rang des priorités des centres de deuxième ligne, où les professionnelles psychosociales ne réalisent qu'un nombre limité de suivis approfondis et font surtout office de « consultantes à l'égard des autres spécialistes[25] » ou de liaison avec les familles.

Le problème des psychosociales tient à leur position dans les filières de référence, qui les font dépendre des cas adressés par d'autres thérapeutes. La faiblesse de cette position est patente dans les centres issus des réformes de la CAT : les patients, pris en charge par le doublet physiothérapeute–ergothérapeute, ne sont dirigés qu'ensuite, et « au besoin », aux services psychosociaux. Or, comme le constatent avec surprise les administrateurs du Centre François-Charon en 1983, les professionnelles de la réadaptation physique adressent très peu à leurs consœurs psychosociales : cette année-là, le programme de rééducation dominé par les physiothérapeutes et les ergothérapeutes, qui capte 65 % de la clientèle, envoie moins de 3 % de ses cas à des unités psychosociales, comme le centre de jour, renvoyant la grande majorité des patients directement à domicile[26]. Cet exemple révèle la nécessité, pour les paramédicales psychosociales, d'investir des positions qui donnent un accès plus direct aux patients. Cette quête ne va pas de soi ; au Centre François-Charon, par exemple, les velléités des psychosociales sont perçues avec méfiance. Avec le temps, tout de même, des initiatives portent fruit. Au CR Constance-Lethbridge, entre 1984 et 1986, des psychosociales offrent directement leurs services à de nouvelles populations par le biais d'associations pour handicapés intellectuels. Au CR Lucie-Bruneau, le

25. Rapport annuel du Centre Cardinal-Villeneuve, 1975, p. 3, 6-7, 10 ; 1976, p. 7-8 ; 1977 ; 1979, p. 19-20.

26. Rapport annuel du Centre François-Charon, 1980, p. 8 ; 1982, p. 5-8 ; 1983, p. 10-13 ; 1984. Centre François-Charon, *Le Centre François-Charon vous accueille*, Québec, Centre François-Charon, [1979-1981], [n.p.]. (CFC-82, A-3, annexe).

service psychosocial gagne du galon en implantant de nouvelles catégories d'intervention : par leur volontarisme, des psychologues « très disponibles et impliqués[27] » introduisent en 1979 la « re-sensibilisation corporelle » comme modalité de réadaptation ; en 1985, l'établissement leur permet finalement d'admettre une clientèle propre de « mésadaptés socio-affectifs » et d'« urgences sociales » qui justifie l'augmentation de leurs effectifs[28].

Même si la confrontation n'est pas la règle, il arrive que ces efforts psychosociaux pour remodeler le milieu clinique se heurtent aux visées des professionnelles de réadaptation physique. C'est le cas à deux reprises au CR Lucie-Bruneau. En 1979, alors que l'établissement cherche une solution au problème récurrent des plaies de lit chez les patients hébergés, la réflexion clinique doit être scindée en deux comités parallèles qui s'opposent en posant la question de manière bien différente : l'un, dominé par les intervenants psychosociaux, propose d'orienter l'approche clinique « vers la dimension psychosomatique, c'est-à-dire que l'origine des plaies serait conséquente au vécu des gens », tandis que l'autre, plus représentatif des professionnelles de la réadaptation, met plutôt l'accent « sur les causes physiques[29] », et suggèrent des pistes d'intervention bien différentes. Plus tard, entre 1983 et 1986, la mise au point, par une équipe du Centre, d'un nouvel outil d'évaluation globale des patients, appelé le « Photonome », jette à nouveau un froid entre les intervenantes physiques et psychosociales. Censé constituer une grille unique destinée à l'ensemble des intervenantes, le nouvel outil, créé par des professionnelles de réadaptation physique, hérisse les psychosociales qui protestent contre la prédominance des aspects physiques et doivent plaider « que l'aspect psychosocial est un prérequis au succès de nos interventions[30] » pour introduire les notions de réaction au stress, d'équilibre émotif et d'adaptation au handicap. Cette lutte pour la reconnaissance d'objets d'intervention pourtant classiques indique en quoi l'évaluation psychosociale ne semble pas, pour les thérapeutes physiques, s'imposer d'elle-même auprès du patient.

27. Rapport annuel du Centre de réadaptation Lucie-Bruneau, 1979, p. 18.

28. Rapport annuel du Centre de réadaptation Lucie-Bruneau, 1972, p. 18 ; 1974, p. 3, 23, 30 ; 1979, p. 2.3, 18 ; 1985, p. 9, 18. Centre de réadaptation Lucie-Bruneau, *Programme cadre de rééducation fonctionnelle*, Montréal, CRLB, [1979], p. 7, 10 ; *Module d'intervention psychosociale*, Montréal, CRLB, 1979, p. 1-3, 6, 18, annexe I.

29. Rapport annuel du Centre de réadaptation Lucie-Bruneau, 1979, p. 2.7-8.

30. Centre de réadaptation Lucie-Bruneau, *Document de réadaptation touchant le fonctionnement global*, Montréal, CRLB, 1985, p. 1-7, 41-50.

Même si les professionnelles de la réadaptation physique paraissent mieux profiter de ces opportunités, les années 1970 à 1985 demeurent une période riche d'évolutions pour l'ensemble des paramédicales. Ces évolutions, toutefois, ne se soldent pas que par des victoires. Même si leurs conditions d'exercice se sont améliorées, l'aptitude des paramédicales à circonscrire des champs de pratique bien définis demeure ambiguë, tandis que les obstacles de toute sorte ne cessent d'affluer. Pour occuper les nouveaux espaces de la santé, les paramédicales des années 1970 et 1980 doivent chercher dans de nouveaux langages diagnostiques les outils nécessaires pour s'imposer – avec des fortunes variables.

La relation d'aide et l'horizon de la psychothérapie

Les difficultés des psychologues et des travailleuses sociales en deuxième ligne attirent l'attention sur la situation équivoque des spécialistes de l'intervention psychosociale. Au début des années 1970, leurs prétentions à une expertise spéciale sur le bien-être émotif et le fonctionnement social des patients se butent souvent à l'indifférence des administrateurs ou des autres professionnels. Pour déborder leurs tâches administratives et les tests de QI, les psychologues et les travailleuses sociales en milieu de santé n'en continuent pas moins à tendre vers la psychothérapie, c'est-à-dire vers une relation d'aide à visée thérapeutique et dont l'objet est la psyché du patient.

Même là où elles se voisinent de près, comme en psychiatrie, les psychologues et les travailleuses sociales se concurrencent rarement : si toutes lorgnent vers la psychothérapie, les voies choisies par chacune dépendent de leur position respective dans l'organisation des soins. Pour les travailleuses sociales, il s'agit souvent d'insérer un contenu thérapeutique aux échanges déjà institués avec les patients ou leurs proches ; pour les psychologues, le défi consiste à faire oublier un rôle de « testeur », quasi technicien, en se frayant un accès direct aux patients perturbés. Les stratégies employées ne sont donc pas les mêmes. Les travailleuses sociales, dont la place à l'hôpital est quelque peu incidente, prennent souvent des chemins détournés pour se muer en thérapeutes, tandis que les psychologues, qui menacent directement la position des médecins psychiatres, se condamnent à des combats frontaux, difficiles, avec l'autorité médicale.

Cette variété se complique encore du fait que les psychologues et les travailleuses sociales en milieu de santé ne forment qu'une minorité au sein de leurs professions respectives. De 1979 à 1989, les psychologues des hôpitaux, CLSC et centres d'accueil ou de réadaptation ne représentent que 28 % des membres de leur corporation, une proportion stable qui traduit une hausse, en nombres absolus, de 568 à 1186 psychologues de santé au Québec. En travail social, les données sont moins précises mais le portrait global est à peu près le même : en 1989, on peut estimer entre 700 et 1200 le nombre de praticiennes diplômées, inscrites ou non à leur corporation, qui travaillent dans des établissements de soins, soit de 15 % à 25 % de l'effectif total de la profession. Toutes n'exercent pas en deuxième ligne. Après 1974, quelques dizaines de psychologues et de travailleuses sociales s'impliquent dans les nouveaux CLSC, mais la majorité demeure dans les hôpitaux dont les services de psychiatrie, surtout dans les centres spécialisés comme l'Institut Albert-Prévost ou le Douglas Hospital, embauchent par dizaines. Ainsi immergées dans un milieu où le thérapeute est roi, les praticiennes psychosociales en santé caressent des ambitions thérapeutiques que ne partagent pas nécessairement leurs consœurs des cours de justice ou des commissions scolaires, ce qui génère des clivages au sein même de chaque profession.

Les travailleuses sociales en milieu de santé : le choix de la thérapie

La position, au sein de leur propre profession, des travailleuses sociales en milieu de santé est la plus ambiguë. D'une part, l'appartenance même du service social au secteur de la santé se voit contestée de l'intérieur de la profession. Après 1965, plusieurs travailleuses sociales œuvrant hors du domaine de la santé refusent d'adhérer à une identité thérapeutique, qui entraînerait l'abandon des tâches administratives que toutes ne veulent pas laisser aux aides sociales. Certaines, surtout dans les départements universitaires, souhaitent aussi que la profession abandonne la thérapie individuelle pour une action plus communautaire, en troquant la psychothérapie pour une forme de sociologie appliquée. D'autre part, toutefois, la métaphore thérapeutique continue d'occuper une large place dans les discours professionnels. Tout au long des années 1970, la Corporation des travailleuses sociales, qui veut convaincre le MAS d'accroître le rôle du service social auprès des délinquants et des familles en crise, plaide pour une action « curative », faite de « diagnostic » et de « traitement social » de gens décrits comme des « mésadaptés socio-affectifs » plutôt que des criminels. Sur le terrain, même les projets d'action communautaire prennent un visage thérapeutique, projetant sur des problèmes de quartier un vocabulaire clinique qui suggère d'appliquer aux « maladies sociales » les « technologies » usitées pour les guérir. De manière générale, les membres de la profession oscillent ainsi entre divers extrêmes dans leur rapport à la thérapie.

Les travailleuses sociales œuvrant en santé, elles, ne semblent pas douter, toutefois, et se considèrent résolument comme des thérapeutes. Rares sont les praticiennes hospitalières qui seraient prêtes à abandonner un rôle soignant parfois durement conquis. Comme l'indique, en 1971, une travailleuse sociale d'hôpital, sceptique face à l'approche communautaire, ce sont les thérapies individuelles et psychologisantes qui, en milieu hospitalier, restent les plus qualifiantes :

> Quand un patient m'est référé pour une somatisation, à ce moment-là je me sens beaucoup plus à l'aise dans ces problèmes parce que c'est la relation avec le patient pour essayer de l'aider à voir le problème psychologique à l'intérieur de sa maladie. Là, je me sens *caseworker*[31].

Entourées de thérapeutes, les travailleuses sociales hospitalières sonnent aussi la charge pour des savoirs professionnels mieux adaptés au diagnostic psychopathologique, dont la maîtrise insuffisante entraîne un déficit de crédibilité auprès des médecins ou des infirmières[32].

Les travailleuses sociales en milieu de santé se distinguent aussi de leurs consœurs par le jugement qu'elles portent sur les réformes engagées par le MAS. Ces réformes sont lourdes de conséquences car le domaine du service social est alors complètement étatisé : après 1974, les employées d'agences, puis la quasi-totalité des travailleuses sociales des hôpitaux, écoles et cours de justice sont réunies dans 14 établissements régionaux publics, les Centres de services sociaux (CSS). Dans les années 1970 et 1980, ces centres regroupent de 70 % à 80 % des travailleuses sociales québécoises, y compris celles qui travaillent en hôpital, à titre désormais d'employées prêtées par les CSS. L'intention déclarée de l'État derrière cette concentration de la main-d'œuvre dans les CSS est une division plus rationnelle du travail grâce à une prise plus grande de l'employeur public sur l'offre de services. Plusieurs travailleuses sociales, cependant, voient plutôt les CSS comme des monstres bureaucratiques qui noient l'autonomie des professionnels et favorisent les

31. Archives de l'Université de Montréal, boîte 3864, Jacques Larin *et al.*, « Entrevue sur la santé physique », *Recherche Option A*, *op. cit.*, p. 2-3.

32. *L'Élan*, 1, 3 (1974) : 16-17. Archives de l'Université de Montréal, boîte 3864, Jacques Larin *et al.*, *Recherche Option A*, *op. cit.*, p. 3-14.

tâches administratives au détriment de « l'intervention clinique[33] », et que la Corporation et bien d'autres porte-parole de la profession attaquent sans relâche tout au long de la période. Les travailleuses sociales en milieu de santé, pourtant, se font beaucoup plus discrètes dans ce débat et ont même de bonnes raisons de se dire satisfaites du passage en CSS. Devenues salariées des CSS sans quitter l'hôpital, ces travailleuses sociales se rapportent désormais, au moins sur le plan administratif, à des supérieurs hiérarchiques qui ne sont plus des médecins. En fait, les problèmes les plus aigus de reconnaissance professionnelle en santé surviennent dans les établissements où le service social ne relève pas des CSS, comme les CLSC[34]. Assez vite, les travailleuses sociales de santé prennent ainsi le contrepied de leurs consœurs et appuient leurs espoirs de promotion professionnelle sur leur appartenance au CSS, dont plusieurs en viennent à considérer qu'ils « sont au social ce que les hôpitaux sont à la santé[35] ».

Qu'elles exercent en agence ou en milieu de santé, cela dit, plusieurs travailleuses sociales partagent un même objectif : déborder leurs tâches administratives en dépistant chez leurs clients des problèmes psychosociaux qu'elles pourraient prendre en charge. C'est le cas, par exemple, de la pionnière montréalaise Berthe Michaud qui, travaillant en agence, se consacre à repérer et à encadrer la détresse psychologique de ses clients de l'aide financière[36]. À Québec, le travailleur social Jacques Rhéaume rappelle également comment :

33. Sur les griefs des travailleurs sociaux et un regard critique sur cette question, voir : Julien Prud'homme « L'expertise professionnelle et l'État-providence. Les travailleurs sociaux québécois et la "technocratisation" du service social, 1970-2000 », *Revue d'histoire de l'Amérique française*, 62, 1 (2009) : 95-109.

34. D'après une étude du milieu des années 1980, « le réseau communautaire [CLSC] est le milieu de travail où on reconnaît le moins la formation académique de la travailleuse sociale », Archives de l'Université de Montréal, boîte 3864, Denise Granger, *Le marché de l'emploi des diplômées de baccalauréat en service social de l'Université de Montréal et une évaluation du programme actuel de baccalauréat à l'Université de Montréal*, Montréal, ÉSSUM, 1987, p. 139-142.

35. Archives de l'Ordre des travailleurs sociaux du Québec, dossier « Congrès 1981 », Jean-Bernard Robichaud, *Allocution*, p. 10-12. Association des praticiens de service social en milieu de santé du Québec, mémoire présenté à la Commission d'enquête sur les Services de santé et les Services sociaux, Québec, APSSMSQ, 1986, p. 17-18.

36. Archives de l'Ordre des travailleurs sociaux du Québec, dossier « Congrès 1985 », Berthe Michaud, « Des points marquants de l'évolution du travail social au cours des vingt-cinq dernières années », p. 3-4.

> lorsque j'étais en pratique famille – enfance, beaucoup de parents nous demandaient le placement des enfants et derrière cette demande nous pouvions trouver, après une bonne évaluation, un problème conjugal ou un problème dans les rôles d'éducation[37],

Cette « bonne évaluation », Rhéaume entend d'ailleurs la généraliser à d'autres clientèles. Devenu, vers 1979, responsable des services aux personnes âgées au CSS de Québec, il presse ses subordonnés de débusquer chez les aînés les problèmes d'anxiété ou de dépression que dissimule une demande de placement en foyer d'hébergement. L'enjeu est autant le bien-être des gens que l'avancement professionnel du travail social lui-même, et Rhéaume s'en ouvre franchement : « Si nous ne le faisons pas, argue-t-il, nous devenons vite des techniciens[38]. » Dans les agences, il est probable que cette habitude de prospecter des problèmes chez des clients adressés pour d'autres motifs explique en partie le refus d'abandonner les tâches administratives.

Dans les hôpitaux ou les centres de réadaptation, où les malades abondent, les tâches administratives comme le placement en hébergement sont moins prisées, surtout quand elles ne permettent d'intervenir qu'à la fin du séjour du patient, quand il ne reste qu'à organiser le congé ; encore en 1989, des travailleuses sociales se plaignent ainsi de leur position de « courtiers en placement institutionnel[39] ». Plusieurs récriminent contre ce faible accès au patient, qui rend les « diagnostics sociaux » bien inopérants. On se plaint d'avoir peu d'influence sur la suite des interventions, par exemple dans les cas où l'on aimerait retarder le congé ou l'opération chirurgicale d'un patient jugé trop anxieux. Des travailleuses sociales rechignent aussi à dépendre des références de médecins jugés peu sensibles aux « problèmes sous-jacents qui affectent la condition physique[40] », selon le mot d'une praticienne du Montreal Children's Hospital, alors qu'il est souvent impossible de faire admettre des patients dont les problèmes psychosociaux ne sont pas consécutifs à une autre pathologie. À l'Institut

37. Archives de l'Ordre des travailleurs sociaux du Québec, dossier « Congrès 1979 », Jacques RHÉAUME, « Exposé à un atelier personnes âgées », p. 2-5.

38. *Ibid.*

39. *Bulletin de la CPTSQ*, 2, 3 (1975) : 8 ; 8 (1983) : 9 ; 35 (1989) : 11-12. Archives de l'Université de Montréal, boîte 3864, Jacques LARIN *et al.*, « Entrevue sur la santé physique », *Recherche Option A*, *op. cit.*, p. 1-3, 6-7, 9-10.

40. *Bulletin de la CTSPPQ*, 7, 9 (septembre 1969) : 1-2.

Albert-Prévost, les travailleuses sociales estiment que « les références au service social passent à côté de la plupart des problèmes » tandis que les cas qu'on aimerait recevoir ne leur sont pas adressés[41].

Les travailleuses sociales explorent diverses manières de contourner ces problèmes. À l'IRM, l'« adaptation d'ordre émotionnel et social[42] » des familles des nouveaux handicapés s'intensifie après 1969. Au CR Constance-Lethbridge, les travailleuses sociales entreprennent, après 1974, de s'insérer informellement dans chaque unité du centre, du service pédiatrique à l'atelier protégé, pour repérer elles-mêmes les cas « psychosociaux » qui auraient échappé à la référence en service social[43]. À terme, plusieurs travailleuses sociales convergent autour d'une même stratégie : la thérapie de groupe. Au CR Constance-Lethbridge comme à l'IRM, l'intensification du « counseling » psychosocial s'accompagne de la création, à l'initiative des travailleuses sociales, de groupes de soutien réservés aux patients partageant une condition commune : groupes d'amputés, groupes d'aphasiques, groupes de victimes de la sclérose en plaques, ces réunions, animées par la travailleuse sociale, offrent à la fois une nouvelle modalité thérapeutique pour les patients et, pour les professionnelles, un lieu de repérage efficace d'éventuels patients en détresse. À l'IRM, par exemple, ces groupes entraînent la référence de patients qui n'auraient pas, autrement, été envoyés en service social : entre 1970 et 1974, le service social voit ainsi sa clientèle en provenance de l'interne croître de 45 %, alors même que la clientèle totale de l'Institut est en nette diminution[44].

La formation de groupes de soutien, plus facile à faire accepter que la revendication ouverte d'un rôle de thérapeute, offre aussi l'avantage de

41. Archives de l'Ordre des psychologues du Québec, boîte 3202-52, dossier « hôpital Sacré-Cœur – Cité de la Santé de Laval », lettre de M. Leduc à R. Filion, 11 janvier 1980. Archives de l'Université de Montréal, boîte 3864, Jacques LARIN *et al.*, « Entrevue sur la santé physique », *Recherche Option A*, *op. cit.*, p. 1-3, 10. Corporation professionnelle des travailleurs sociaux du Québec, *Problématique et enjeux. Document présenté à la Commission d'enquête sur la santé et les services sociaux*, CPTSQ, 1986, p. 2-4.

42. Rapport annuel de l'Institut de réadaptation de Montréal, 1964, p. 69-70 ; 1969 ; 1970, p. 7 ; 1972, p. 9 ; 1973.

43. Rapport annuel du Centre de réadaptation Contance-Lethbridge, 1970, p. 3 ; 1974, p. 4-6 ; 1975, p. 5 ; 1977, p. 49-50 ; 1978, p. 22 ; 1980, p. 1 ; 1981, p. 8.

44. Rapport annuel de l'Institut de réadaptation de Montréal, 1970, p. 7 ; 1972, p. 9 ; 1973 ; 1974.

porter directement sur le « vécu » des patients, qui n'a plus à être abordé de manière incidente à partir d'échanges sur les finances ou la logistique. Les groupes font ainsi mieux ressortir de potentiels objets d'intervention comme l'anxiété, le deuil ou la dépression. Dès 1971, cette emprise plus directe pousse une travailleuse sociale hospitalière, qui anime déjà des groupes de patients cancéreux ou arthritiques, à déclarer que :

> je vais commencer [aussi] des groupes de cardiaques car je me rends compte que j'investis de façon différente avec un groupe. J'ai même pensé à inviter un médecin pour qu'il voie les besoins présents[45].

Les groupes à vocation thérapeutique, une modalité propre aux travailleuses sociales du milieu de la santé, se répandent vite dans plusieurs établissements comme le Centre psychosocial de l'hôpital Saint-Vallier de Chicoutimi ou l'Institut Albert-Prévost, à Montréal, où les groupes font même office de solutions de rechange aux psychothérapies individuelles[46].

Les rudiments de la thérapie de groupe, enseignés à l'université depuis les années 1960, doivent beaucoup à un courant d'idées, celui de la thérapie familiale, dont la diffusion s'accélère dans les années 1970. Inspirée des « pratiques de réseaux », du structuralisme et de la cybernétique, la thérapie familiale est présentée en 1986, par l'Association des praticiens du service social en milieu de santé, comme une source de modèles « thérapeutiques » applicables tant aux familles qu'aux groupes de pairs. Ces approches sont formulées par des cliniciennes et des universitaires, comme Jacqueline C. Prud'homme qui enseigne la thérapie familiale au Jewish General Hospital et à l'Université de Montréal après 1969. Ces enseignements rayonnent par le biais de formations continues encouragées par les CSS, comme le CSS du Montréal métropolitain ou le CSS de Chicoutimi, qui paient à leurs praticiennes des dizaines d'heures de formation entre 1971 et 1975. La parenté entre la thérapie de groupe et la thérapie familiale rappelle que, pour les travailleuses sociales, les familles demeurent la population la plus aisément accessible en milieu de santé

45. Archives de l'Université de Montréal, boîte 3864, Jacques LARIN *et al.*, « Entrevue sur la santé mentale », *Recherche Option A*, *op. cit.*, p. 4 ; v. p. 4-7.

46. Archives de l'Université de Montréal, boîte 882, École de service social de l'Université de Montréal, *Projets et perspectives concernant le programme de l'École de service social*, Montréal, École de service social de l'Université de Montréal, décembre 1963, p. 11, 14-16. Jacques SAINT-ONGE, *op. cit.*, p. 67.

durant les années 1970 et 1980. Là où les praticiennes réussissent le moins à s'imposer, comme au Centre François-Charon, la clientèle des familles demeure d'ailleurs le seul secteur où un rôle thérapeutique paraît assuré. Au Centre Cardinal-Villeneuve et dans divers hôpitaux de Québec, ce sont précisément des « groupes de relations parents-enfants organisés par des travailleurs sociaux » qui mènent à l'élaboration de programmes de stabilisation des familles à risque dans lesquelles « le travailleur social se reconnaît… un rôle de thérapeute[47] ».

Malgré ces quelques garanties auprès des familles, les services psychosociaux des travailleuses sociales demeurent fragiles et, dans les années 1980, sont souvent les premiers coupés lors des épisodes de compressions budgétaires. En psychiatrie, la situation est encore plus précaire. La pratique thérapeutique à laquelle aspirent les travailleuses sociales s'y assimile, en effet, à la psychothérapie, que se disputent de plus en plus jalousement des acteurs plus éminents, comme les psychologues et les psychiatres. Cette concurrence pousse les travailleuses sociales en santé mentale à trouver des patients hors de leurs établissements, plusieurs se tournant vers des sources alternatives de clientèle, comme les CLSC ou les organismes communautaires. À l'Institut Albert-Prévost, au Jewish General Hospital et à l'hôpital Notre-Dame de Montréal, notamment, des travailleuses sociales établissent des passerelles avec une nébuleuse d'organismes communautaires comme les maisons de « support thérapeutique » en santé mentale ou les centres d'accueil pour enfants « mésadaptés socio-affectifs », qui adressent de nombreux cas en consultation.

Par des chemins détournés, les travailleuses sociales s'engagent ainsi résolument dans la voie thérapeutique. Certaines, comme la praticienne Marie Giard, nommée en 1987 « travailleuse sociale » de l'année par la Corporation pour sa pratique privée auprès d'adultes victimes d'abus durant leur enfance, ne se gênent plus pour se réclamer clairement de la psychothérapie. Règle générale, cela dit, la grande majorité des travailleuses sociales joue encore un rôle thérapeutique réel, mais incident au regard de leurs responsabilités officielles. Astreintes à d'autres tâches,

47. Rapport annuel du Centre Cardinal-Villeneuve, 1979, p. 20 ; 1980, p. 20 ; Centre François-Charon, *Le Centre François-Charon vous accueille*, *op. cit.* ; Corporation professionnelle des travailleurs sociaux du Québec, *Consultation sur la prévention en santé mentale des enfants et des adolescents*, CPTSQ, 1984, p. 1-4, 6-7.

notamment administratives, elles se font donc thérapeutes de biais, par une approche « sociale » adaptée à la clientèle rencontrée, et peu menaçante pour l'équilibre interne des établissements.

Les psychologues et la psychothérapie

Les psychologues sont dans une situation différente. Leur formation, leur prétention à la psychothérapie, exigent un rôle plus central auprès des patients, en dépit des résistances que cela peut susciter. Pour cette raison, peu de psychologues se reconnaissent vraiment dans l'angle « social » ou familial qu'ont donné les travailleuses sociales à la thérapie de la psyché. Même si elles ne redoutent pas leur concurrence, leurs porte-parole témoignent d'un malaise évident devant une approche qui « réduit à la seule dimension sociale[48] » des problèmes humains comme la violence conjugale ou les agressions sexuelles. À cela, les psychologues opposent une vision thérapeutique plus classique, individualiste de la thérapie, mieux moulée à leurs aspirations cliniques.

Des psychologues misent sur de nouvelles façons de faire. À la fin des années 1960, des psychologues hospitaliers s'immiscent ainsi auprès de la clientèle générale de leur hôpital pour identifier des troubles somatiques et les adresser en psychothérapie[49]. Les principales innovations portent toutefois sur le contenu de la psychothérapie elle-même. L'introduction de thérapies behavioristes, ouvre la porte à des approches plus propres à la psychologie, par opposition à des modalités plus anciennes et plus partagées comme la psychanalyse. Ces modalités se répandent par le biais de formations continues : entre 1965 et 1968, des psychologues du Douglas Hospital et de l'hôpital Saint-Charles de Joliette visitent ainsi l'Eastern Pennsylvania Psychiatric Institute pour se former à ce qu'on appelle alors la « thérapie de la conduite », qui remet en cause « le modèle médical » et justifie la fondation de « services [psychologiques] quasi autonomes pour

48. *Bulletin de la CPPQ*, 3, 11 (novembre 1971) : 4-6 ; 5, 1 (janvier 1973) : 3-4 ; *Cahiers du psychologue québécois*, 5, 3 (avril 1984) : 1 ; *Psychologie Québec*, 2, 5 (octobre 1985) : 1-3 ; 3, 2 (mars 1986) : 1 ; 6, 3 (mai 1989) : 1-4 ; 7, 6 (novembre 1990) : 7.

49. *Rel-Int*, 2, 3 (juin 1967) : 56 ; *Bulletin de la CPPQ*, 2, 6 (décembre 1967) : 98 ; 5, 1 (janvier 1973) : 6-7 ; 5, 8-9 (septembre 1973) : 2 ; *Psychologie Québec*, 9, 4 (juillet 1992) : 5.

le traitement de névroses[50] ». À l'hôpital Saint-Jean-de-Dieu, en 1969, trois psychologues introduisent auprès de patients psychotiques un premier programme de thérapie behavioriste, qui comprend de nouvelles modalités de traitement comme la réorganisation de la routine et des thérapies de groupe débouchant sur des suivis individuels. L'initiative est cependant minée par le manque de coopération des psychiatres qui adressent des patients inopportuns (« déficients » plutôt que psychotiques) et prennent des décisions cliniques, comme l'emploi de punitions, qui interfèrent avec le traitement. Bien que ces contrariétés entraînent l'abandon du programme, l'expérience suscite tout de même l'embauche de nouveaux psychologues behavioristes qui exerceront dans l'avenir une certaine influence dans l'établissement[51].

Cette psychothérapie renouvelée, la Corporation des psychologues et ses membres du milieu de la santé voudraient l'appliquer avec plus de latitude, et à la clientèle jusque-là négligée de ceux qui n'éprouvent que des problèmes affectifs, plutôt qu'intellectuels ou perceptifs. Cet intérêt pour les brisures de l'affect n'est pas innocent car il contribue, après 1970, à distinguer les psychologues des médecins psychiatres, qui s'associent pour leur part à une compréhension organique des maux de l'esprit et se définissent de plus en plus, après 1960, par l'usage de la médication[52]. Les psychologues et leur corporation s'opposent farouchement à cette médicamentation de la santé mentale et proposent plutôt la prise en charge des problèmes affectifs par une psychothérapie qui, sous des formes diverses allant de la psychanalyse à la thérapie comportementale, repose d'abord sur un dialogue soutenu entre le thérapeute et son patient. En se postant ainsi hors du sillage de l'autorité médicale, les psychologues affirment leur capacité à sélectionner, évaluer et traiter seules leurs patients. Cette

50. *Rel-Int*, 3, 1 (mars 1968) : 14-17.

51. Archives de l'Ordre des psychologues du Québec, boîte 3202-52, dossier « Hôpital Louis-Hippolyte-Lafontaine », lettre de J.-M. Boisvert *et al.* à J. Tremblay, 18 décembre 1979, lettre de G. Lavoie à J.-M. Boisvert, 15 janvier 1980.

52. Selon Joanna Moncrieff, les médicaments psychotropes offraient aux psychiatres l'avantage « of seeming to be a proper medical treatment », « The Creation of the Concept of an Antidepressant : An Historical Analysis », *Social Science and Medicine*, 66 (2008) : 2352. Voir aussi : William GRONFEIN, « Psychotropic Drugs and the Origins of Deinstitutionalization », *Social Problems*, 32, 5 (1985) : 437-454.

position a des implications pratiques pour les psychologues qui, sur le terrain, s'en font le véhicule. En 1979, par exemple, à l'hôpital de Valleyfield, la chef psychologue indique que c'est l'emploi quotidien d'« évaluations pour établir un traitement psychothérapeutique » qui confirme que « le psychologue n'est pas un auxiliaire [mais] l'égal du psychiatre, en ce qu'il détient une compétence qui échappe à ce dernier : celle d'exercer la psychothérapie[53] ».

Mais cette prétention à l'égalité correspond mal à la réalité du terrain. Même en deuxième ligne, on l'a vu, les aspirations des psychologues se butent à la nette prééminence des intervenantes physiques. Pire, « en milieu hospitalier », dit un psychologue qui exprime, en 1980, un avis répandu, « les services psychologiques sont sous le contrôle des psychiatres[54] ». À l'hôpital, le bât blesse en matière de référence de patients, les psychologues devant attendre un signe du médecin pour intervenir. Plusieurs patients candidats à la psychothérapie sont ainsi détournés par des médecins qui se veulent eux-mêmes psychothérapeutes ou qui promeuvent des thérapies axées sur la médication[55]. Ce contrôle médical sur la circulation des patients est perçu par plusieurs comme une lourde contrainte. Le chef du service de psychologie de l'hôpital Honoré-Mercier (Saint-Hyacinthe), qui juge que la situation de son service « ne fait pas exception à la règle », en témoigne en 1980 :

53. Archives de l'Ordre des psychologues du Québec, boîte 3202-52, dossier « Centre hospitalier de Valleyfield », lettre de J.-A. Nicole à J.-G. Nadeau, 8 juillet 1979, lettre de J. Carrier à M. Lemieux, 10 octobre 1979, lettre de J. Carrier à R. Charland, 2 novembre 1979. À la même époque, on retrouve des prises de position similaires à l'hôpital Charles-LeMoyne de Longueuil et à la Cité de la Santé de Laval, Archives de l'Ordre des psychologues du Québec, boîte 3202-52, dossier « Hôpital Charles-LeMoyne », lettre de J. Tremblay à L. Miron, 1er octobre 1981. Hans FLEURY, *Définition, objectif et procédures du service de psychologie de la Cité de la Santé de Laval*, Laval, Cité de la Santé, 1977, p. 3, 8.

54. *Cahiers du psychologue québécois*, 2, 5 (1980) : 9-10.

55. L'Association des psychiatres du Québec revendiquait déjà pour les médecins, en 1964, le contrôle exclusif sur la psychothérapie. *Cahiers du psychologue québécois*, 2, 5 (1980) : 9-10, 3, 4 (1981) : 9 ; 4, 1 (1982) : 35 ; *Psychologie Québec*, 2, 5 (octobre 1985) : 6-7 ; 3, 1 (janvier 1986) : 1 ; 3, 3 (mai 1986) : 6-7 ; 3, 5 (septembre 1986) : 6-7 ; 3, 6 (novembre 1986) : 1 ; 7, 3 (mai 1990) : 3 ; 7, 6 (novembre 1990) : 8-9 ; 10, 1 (janvier 1993) : 5.

> Comme partout ailleurs, j'ai dû rappeler aux [psychologues] et aux bénéficiaires que pour avoir accès aux services d'un psychologue à l'hôpital, le bénéficiaire devait absolument suivre la filière des ressources médicales[56].

Or, à ce rôle, les psychologues se résignent de plus en plus mal, et les tensions avec la médecine se font vives. Au début des années 1980, ces tensions sont attisées par la politique du MAS qui crée de nouvelles équipes de « santé mentale » en clinique externe. L'innovation est source de malentendus : les psychiatres voient ces équipes comme un prolongement des services psychiatriques existants et donc de leur propre zone d'autorité, tandis que les psychologues et d'autres paramédicales y voient plutôt un lieu neuf, d'où établir un accès direct à la clientèle. À l'hôpital Charles-LeMoyne (Longueuil), à l'Institut Philippe-Pinel et au Douglas Hospital, des débats s'engagent. Les psychiatres arguent que leur « responsabilité médicale » les rend entièrement imputables non seulement du diagnostic ou de l'admission, mais aussi de l'ensemble des « activités professionnelles exercées dans [leur] département[57] ». Dans cette foulée, le directeur général de Pinel, un psychiatre, annonce qu'« il appartient au médecin traitant de prescrire le type et les objectifs de [la] psychothérapie[58] » et il présente la référence en psychologie comme une simple « délégation » du pouvoir médical, similaire en espèce à des consignes adressées aux infirmières.

Les conflits récurrents qui secouent l'Institut Albert-Prévost offrent un exemple concret de ces accrochages. Tout au long des années 1970, des psychiatres et des psychologues s'affrontent au sujet du diagnostic des patients, et donc sur les traitements qui en découlent. Tel patient, par exemple, est diagnostiqué par le psychiatre comme un schizophrène à

56. *Cahiers du psychologue québécois*, 2, 6 (1980) : 26 ; 4, 5 (décembre 1982) : 1-2. Archives de l'Ordre des psychologues du Québec, boîte 3202-52, dossier « hôpital Sacré-Cœur – Cité de la Santé de Laval », lettre de L. Navel à S. Nadeau, 17 mars 1982.

57. R. Deschamps, *Projet de règles de fonctionnement du Centre de psychiatrie communautaire*, Montréal, Douglas Hospital, 1982, p. 5-9, 13-17. Archives de l'Ordre des psychologues du Québec, boîte 3202-52, dossier « CH Douglas », lettre de M. Sabourin aux « psychologues signataires », 8 juillet 1982.

58. Archives de l'Ordre des psychologues du Québec, boîte 3202-52, dossier « Institut Philippe-Pinel », lettre de C. Tellier à L. Béliveau, 22 octobre 1980, lettre circulaire de L. Béliveau, 29 octobre 1980, lettre de L. Béliveau à C. Racicot, 30 octobre 1980, lettre de R. Brunet à J. Tremblay, 21 novembre 1980.

traiter par la médication, et par la psychologue comme un névrotique obsessionnel à traiter par la psychothérapie. En 1980, un patient se range aux vues d'une psychologue rebelle et les choses s'enveniment : soutenu par sa direction, le psychiatre traitant obtient le renvoi du patient et fait « exclure la psychothérapeute de toute nouvelle prise en charge d'ici le règlement de cette question[59] ». Le cas de l'Institut n'est pas isolé. En 1982, un psychologue de l'hôpital Pierre-Janet (Hull), parce qu'il refuse de reconnaître l'autorité des médecins sur son propre travail, se fait clairement indiquer par la direction médicale que « votre refus de travailler à l'intérieur de ce schème ferait en sorte que le médecin devra s'abstenir de vous référer des cas et, par conséquent, amènerait l'administration à reconsidérer la nécessité de maintenir votre poste[60] ».

Le cas de l'hôpital Charles-LeMoyne, entre 1979 et 1981, permet de constater que les psychiatres exercent en fait surtout leur droit de refus auprès de clientèles choisies, pour eux plus « intéressantes » : s'ils laissent à peu près toute latitude aux psychologues auprès de la clientèle infantile, ils se réservent les « vrais gros cas » d'adultes psychotiques et internés, auprès desquels ils exercent jalousement leur privilège de formuler seuls « un diagnostic et une orientation du traitement[61] », ou d'en refuser l'accès aux psychologues. L'affrontement est inégal en raison de la proximité des médecins avec les administrateurs d'hôpitaux, généralement des médecins eux-mêmes : toujours à Charles-LeMoyne, les psychologues, après s'être constitué en un service autonome, subissent les représailles administratives des médecins qui cessent d'entériner, et donc bloquent, l'embauche de nouvelles psychologues. Si la situation semble plus sereine à la Cité de la Santé de Laval ou à l'hôpital Notre-Dame de Montréal, on recense tout de même des conflits majeurs dans plusieurs autres milieux, montréalais

59. Archives de l'Ordre des psychologues du Québec, boîte 3202-52, dossier « Hôpital Sacré-Cœur – Cité de la Santé de Laval », lettre de L. Nayel à S. Nadeau, 17 mars 1982.

60. Archives de l'Ordre des psychologues du Québec, boîte 3202-52, dossier « CH Pierre-Janet », lettre de A. Coté à G. Garneau, 2 septembre 1982.

61. Archives de l'Ordre des psychologues du Québec, boîte 3202-52, dossier « Hôpital Charles-LeMoyne », lettre de C. Saint-Pierre à J. Tremblay, 26 novembre 1979, lettre de L. Miron à J. Tremblay, 22 mai 1981, lettre circulaire de J.-J. Bourque, 21 septembre 1981, lettre de L. Miron à J. Tremblay, 25 septembre 1981, lettre de J. Tremblay à L. Miron, 1er octobre 1981, procès-verbal d'une rencontre avec la CPPQ, 5 décembre 1979.

comme les hôpitaux Saint-Luc ou Louis-H.-Lafontaine, ou de région comme l'hôpital Honoré-Mercier de Saint-Hyacinthe, le Centre psychiatrique de Roberval, l'hôpital de Sainte-Anne-des-Monts et l'hôpital Saint-Vallier de Chicoutimi.

Cela dit, ces vexations ne doivent pas faire oublier que les psychologues, dans les années 1970 et 1980, améliorent leur situation et affermissent leur contact avec les clientèles convoitées. Bien souvent, en fait, les conflits sont l'expression d'une réaction médicale aux gains concrets des psychologues. Celles-ci, progressivement, réussissent à s'attirer les références d'autres acteurs que les psychiatres. On se rapproche parfois des omnipraticiens, quoique non sans difficulté : à l'hôpital Saint-Vallier de Chicoutimi, l'assiduité des omnipraticiens est refroidie par les pressions des psychiatres sur leurs collègues, au point qu'il paraît aux psychologues « important de protéger ces médecins et de garder une certaine confidentialité par rapport aux références que nous recevons[62] ». Les commissions scolaires ou les psychologues d'autres établissements adressent aussi davantage de patients. À l'hôpital Marie-Enfant, par exemple, les contacts entretenus à l'hôpital Sainte-Justine et dans certaines commissions scolaires permettent à la chef du service de psychologie d'espérer, en 1981, « facilement doubler le nombre de nouvelles références[63] », même si les références en provenance des médecins eux-mêmes sont en pleine stagnation.

Cet accès concret aux patients est primordial. Dans les bras de fer qui les opposent aux psychiatres, les psychologues ne peuvent miser que sur leur présence quotidienne sur le terrain et sur l'établissement préalable de nouvelles filières de référence qui mettent les directions devant le fait accompli. C'est seulement ainsi que les psychologues de l'hôpital de

62. *Cahiers du psychologue québécois*, 4, 5 (décembre 1982) : 4-6 ; *Bulletin de la CPPQ*, 5, 1 (janvier 1973) : 8. Sur la question générale des références par les omnipraticiens vers les services psychosociaux, voir : Sydney HALPERN, « Medicalization as Professional Process : Postwar Trends in Pediatrics », *Journal of Health and Social Behavior*, 31 (1990) : 37.

63. Archives de l'Ordre des psychologues du Québec, boîte 3202-52, dossier « Hôpital Sacré-Cœur – Cité de la Santé de Laval », lettre de M. Leduc à R. Filion, 11 janvier 1980. Hôpital Marie-Enfant, *Sommaire. Demande de postes*, Montréal, HME, 1981, B1 et B2. *Bulletin de la CPPQ*, 5, 1 (janvier 1973) : 6-7 ; 5, 8-9 (septembre 1973) : 3-4.

Valleyfield s'assurent, en 1979, une victoire historique. Les psychologues de l'hôpital souhaitent alors créer une clinique externe autonome, un projet auquel s'opposent farouchement les psychiatres. La direction donne d'abord raison aux médecins, qui ne prévoient pas adresser eux-mêmes suffisamment de patients pour alimenter la future clinique. À cet argument, les cliniciennes rétorquent toutefois que « depuis six ans déjà, les services en clinique externe en psychiatrie ont été offerts principalement par des psychologues[64] » alimentées plutôt par d'autres sources, comme des omnipraticiens et les travailleuses sociales du CSS. Ainsi assurée au préalable d'une clientèle, la clinique autonome de psychologie finit par voir le jour. La victoire remportée à Valleyfield est importante car elle crée un précédent en forçant la direction de l'hôpital à admettre que, le médecin ne pouvant être partout à la fois, sa responsabilité s'arrête à « la dimension médicale » des problèmes. Quoique mal définie, l'idée que l'autorité médicale aurait bel et bien des limites est reprise par d'autres psychologues. À l'hôpital Pierre-Janet, par exemple, un psychologue mène le raisonnement à terme en arguant que son expertise en psychothérapie « permet la formulation d'un psycho-diagnostic différentiel qui ne peut être obtenu par les techniques psychiatriques[65] », si bien que l'hôpital ne devrait donc pas le cantonner aux clientèles adressées par les médecins, et encore moins aux prescriptions de ceux-ci.

L'histoire de la psychologie québécoise dans son ensemble ne se réduit pas pour autant à une course à la psychothérapie. La croisade psychothé-

64. Archives de l'Ordre des psychologues du Québec, boîte 3202-52, dossier « CH de Valleyfield », lettre de P. Déom à J. Carrier, 25 mai 1979, lettre de J.-G. Nadeau à M. Lemieux, 17 septembre 1979, lettre de J. Tremblay à J. Carrier, 10 octobre 1979, lettre de J. Carrier à M. Lemieux, 10 octobre 1979, lettre de G. Pierre-Louis et A. Nérée à J. Carrier, 10 octobre 1979, 12 octobre 1979, lettre de G. Pomerleau à J. Carrier, lettre de A. Monette à R. Charland, 31 octobre 1979, lettre de R. Charland à J. Carrier, 1er novembre 1979, lettre de J. Carrier à R. Charland, 2 novembre 1979, lettre de J. Carrier à J.-G. Nadeau, 8 novembre 1979, lettre de J. Carrier à G. Pomerleau, 8 novembre 1979, lettre des « psychologues à l'emploi du CH de Valleyfield » à J. Tremblay, 20 novembre 1979, lettre de J. Tremblay à D. Lazure, 29 novembre 1979, lettre de J. Tremblay à J.-G. Nadeau, 29 novembre 1979, lettre de Rosario Morin *et al.* à J.-G. Nadeau, 11 mars 1985.

65. Archives de l'Ordre des psychologues du Québec, boîte 3202-52, dossier « CH Pierre-Janet », lettre de G. Garneau à J. Tremblay, 6 avril 1982 ; lettre de D. Thibodeau à G. Garneau, 16 juillet 1982.

rapeutique est surtout propre au milieu de santé, où la qualification professionnelle passe impérativement par la thérapeutique. Ailleurs, en milieu scolaire par exemple, un contexte professionnel différent engage les psychologues sur d'autres tangentes.

En milieu scolaire, où l'on ne trouve pas de psychiatres, l'usage des tests de QI pour dépister les difficultés d'apprentissage assure encore aux psychologues un rôle exclusif. Même si un tel rôle comporte des irritants croissants – des psychologues se plaignent de ce que les problèmes identifiés soient ensuite délégués à des orthopédagogues, ou regrettent « l'ingérence » des directions sur le choix des batteries à utiliser ou des problèmes à évaluer –, peu rejettent complètement l'emploi des échelles d'intelligence, désignées en 1973 comme les outils privilégiés et « spécifiques » du psychologue scolaire[66].

Il faut ainsi garder en tête que les psychologues et les travailleuses sociales du milieu de la santé adhèrent à des perspectives thérapeutiques qui n'ont qu'un écho assourdi dans le reste de leurs professions respectives. La thérapie de la psyché prend aussi des significations différentes selon la position de chacune. Pour les travailleuses sociales, la relation d'aide favorise l'entrée dans le complexe de la santé en conférant un rôle de thérapeute qui n'allait pas de soi. Pour les psychologues, la psychothérapie se présente plutôt comme une voie de sortie, qui éloigne de l'autorité médicale. Cette quête centrifuge trouve, après 1970, une terre d'accueil hors du « réseau », dans les marches moins balisées de la pratique privée.

Les attraits de la pratique privée

En 1970, l'assurance publique universelle accroît la distinction entre une importante offre publique financée par l'État et des marchés privés au rôle désormais supplétif. Malgré cette marginalisation apparente, le secteur privé y trouve de fortes occasions de croissance. En effet, la prise en charge publique des soins essentiels permet aux patients de payer pour d'autres soins, et donc aux assureurs commerciaux de diversifier leurs produits. L'offre de soins en privé (re)devient vite un marché lucratif : en 1975, les dépenses privées de santé représentent encore pas moins de 716 millions

66. *Bulletin de la CPPQ*, 5, 6-7 (juillet 1973) : 4.

de dollars, dont 231 millions sont versés en honoraires à des professionnels non médicaux comme les physiothérapeutes et les psychologues[67].

Pour les soignants, le privé offre l'avantage d'une rencontre directe avec le client, dégagée des contraintes du monde hospitalier. Pour des paramédicales qui estiment souffrir de l'autorité médicale, la pratique privée promet un espace plus favorable à l'exploration de pratiques neuves qui réaliseraient les aspirations formulées à l'hôpital. La tentation est particulièrement forte pour les membres de deux professions : les psychologues et les physiothérapeutes. Bien que fort différentes, ces professionnelles partagent une grande proximité avec des médecins spécialistes, physiatres ou psychiatres, dont elles ne peuvent attendre qu'une concurrence directe, et souvent féroce comme on l'a vu. Les psychologues et les physiothérapeutes sont ainsi celles qui tentent le plus leur chance sur le marché privé, jugé plus propice non seulement à leur enrichissement économique mais aussi à leur épanouissement professionnel.

La psychothérapie privée : le « bien-être » psychologique et ses dimensions

En psychologie, cela dit, les premières impulsions à faire carrière en privé viennent de la saturation du marché de l'emploi. Fort courus, les programmes universitaires de psychologie forment, à partir de 1975, plus de diplômées que jamais alors même que l'embauche dans le secteur public commence à ralentir. De 1979 à 1985, le taux de chômage parmi les membres de la Corporation des psychologues grimpe, pour la première fois, de 2,4 % à 5,9 % – un chiffre probablement sous-estimé du fait que nombre de thérapeutes sans emploi renoncent temporairement à payer leur inscription. C'est devant cet état de fait que la Corporation encourage ses membres à tenter l'aventure privée. L'appel, par goût ou par nécessité, rejoint une part croissante de psychologues : de 1979 à 1989, la part de membres pratiquant en privé double, passant de 11,4 % à 22,5 %, soit en chiffres absolus une hausse de 266 à 970 thérapeutes tirant l'essentiel de leurs revenus de la pratique privée. La pénurie d'emplois n'explique

67. Luc Bonneville, La mise en place du virage ambulatoire informatisé comme solution à la crise de productivité du système sociosanitaire au Québec (1995-2005), thèse de doctorat (sociologie), Université du Québec à Montréal, 2003, p. 184.

cependant pas tout, car un nombre encore plus élevé s'engage sur le marché privé à temps partiel tout en occupant un autre emploi, souvent dans le monde de la santé. De 1983 à 1992, le nombre de ces « privées » à temps partiel passe de 440 à 1445 thérapeutes qui ont choisi de chevaucher les deux mondes, pour des raisons parfois financières, faute d'un poste à temps complet, mais aussi, bien souvent, pour y trouver une clientèle plus diversifiée et soustraite aux rapports de force propres aux hôpitaux. En 1974, déjà, la majorité des psychologues en privé se disent assez satisfaites de leur autonomie au travail et de leur reconnaissance professionnelle[68].

La pratique privée permet en effet, avec la bénédiction de la Corporation, de mettre en valeur de nouveaux domaines d'application de la psychothérapie. Elle permet notamment aux thérapeutes de reculer les frontières de leur pratique au-delà de la pathologie, pour l'étendre à un plus large spectre de difficultés personnelles allant du conflit conjugal à la dysfonction sexuelle. Présentées par leur Corporation comme des spécialistes du « bien-être psychologique », les psychologues en privé prônent ainsi, au début des années 1980, une prise en charge « démédicalisée » des problèmes humains, grâce à de nouvelles approches, humanistes ou comportementales, qui s'appliquent à une plus vaste gamme de situations. La stratégie porte fruit : à la fin des années 1980, les principaux motifs de consultation des patients en privé sont désormais des problèmes d'estime de soi, d'anxiété et de dépression, dont l'admissibilité en santé mentale hospitalière aurait été douteuse. En 1986, moins du tiers des psychologues en privé prennent même la peine d'émettre des diagnostics formels, tant les problèmes rencontrés et les approches choisies ne s'y prêtent guère[69].

68. *Psychologue québécois*, 6, 4 (octobre 1974) : 5-13. Voir aussi : *Bulletin de la CPPQ*, 2, 9 (septembre 1970) : 8 ; 2, 10 (octobre 1970) : 3 ; *Cahiers du psychologue québécois*, 5, 2 (février 1984) : 1-2 ; 5, 4 (juin 1984) : 7 ; *Psychologie Québec*, 1, 4 (octobre 1984) : 8-9. Rapport annuel de la Corporation professionnelle des psychologues du Québec, 1975, p. 8 ; 1976, p. 31 ; 1977, p. 2 ; 1979, p. 22 ; 1982, p. 5 ; 1983, p. 12 ; 1984, p. 19 ; 1985, p. 5, 10, 16 ; 1987, p. 8, 18 ; 1988, p. 7 ; 1989, p. 21.

69. Sur l'extension en privé d'une psychothérapie démédicalisée aux frontières fluides, voir aussi : Benjamin Beit-Hallahmi, « The Psychotherapy Subculture : Practice and Ideology », *Social Science Information*, 26, 3 (1987) : 475-492 ; Marcelo Otero, « Les stratégies d'intervention psychothérapeutique et psychosociale au Québec », *Sociologie et sociétés*, 32, 1 (2001) : 213-228 ; Mitchell Wilson, « DSM-III and the Transformation of American Psychiatry : A History », *American Journal of Psychiatry*, 150, 3 (1993) : 399-410.

Ces clientèles détachent la psychothérapie de la médecine et favorisent l'emploi d'approches neuves qui consolident l'originalité de la psychologie. L'origine de ces approches déborde le cadre universitaire. En effet, plusieurs psychologues se renouvellent grâce aux enseignements d'une kyrielle d'organismes comme l'Institut canadien de la psychanalyse, l'Association scientifique de modification du comportement, l'Association québécoise de Gestalt ou d'autres plus excentriques, qui se constituent en un fructueux marché de la formation privée en diffusant des modèles alternatifs d'évaluation et d'encadrement des problèmes humains par la psychothérapie. Souvent diffusées par des psychologues issues du milieu hospitalier, ces approches, d'origine européenne ou étasunienne (« cognitive-behavioriste », « thérapie brève de Beck », « Gestalt »), forment un ensemble bigarré qui respecte le fondement propre de la psychothérapie, soit l'exercice thérapeutique d'un dialogue réflexif sur les brisures de la psyché – mais dorénavant mené sous la férule autonome, non supervisée, de la psychologue. L'approche « cognitive-behaviorale », diffusée sous plusieurs formes, présente par exemple les problèmes humains comme le fruit d'une construction erronée de la réalité, à rectifier par une thérapie qui, fondée sur une taxonomie de « schèmes » fautifs de perception du monde, doit permettre au patient d'identifier les déterminants inconscients qui le rendent dépressif, colérique ou anxieux. À l'autre bout du spectre théorique, la Gestalt, une approche phénoménologique en dialogue avec la psychanalyse, se fonde aussi sur une typologie de causes inconscientes que la thérapie doit aider à surmonter, cette fois par le recours à l'expressivité et aux transferts intersubjectifs entre patient et thérapeute[70].

La physiothérapie privée : évaluer et soigner par le toucher

Plusieurs physiothérapeutes souhaitent aussi renouveler leur pratique. Elles y sont, elles aussi, encouragées par leur Corporation qui, à la fin des

70. *Bulletin de la CPPQ*, 5, 2-3 (mars 1973) : 16-17 ; *Psycho-nouvelles*, 18 (c. décembre 1976) : 1 ; *Cahiers du psychologue québécois*, 2, 4 (1980) : 19, 25-27 ; 3, 4 (1981) : 27-33 ; *Psychologie Québec*, 3, 4 (juillet 1986) : 4 ; 5, 6 (novembre 1988) : 4 ; 6, 1 (janvier 1989) : 6 ; 6, 5 (septembre 1989) : 6 ; 7, 3 (mai 1990) : 12, 15 ; 7, 4 (juillet 1990) : 6-7 ; 9, 4 (juillet 1992) : 6 ; 12, 4 (juillet 1995) : 14. Rapport annuel de la Corporation professionnelle des psychologues du Québec, 1983, p. 32 ; 1987, p. 18.

années 1970, s'alarme d'entendre les physiatres et le ministère de l'Éducation suggérer que les physiothérapeutes ne se distinguent pas des techniciennes formées au cégep, puisque toutes ne font qu'« exécuter les ordonnances médicales[71] ». Comme en psychologie, ce contexte houleux s'accompagne d'un glissement vers le privé. De 1975 à 1987, la part des membres de la Corporation travaillant en privé grimpe de 15 % à 24,5 %, passant d'une centaine à près de 400 thérapeutes. Comme en psychologie, plusieurs y travaillent d'ailleurs à temps partiel sans abandonner le travail hospitalier[72]. Elles reçoivent elles aussi l'appui actif de leur corporation, pour qui la multiplication des cliniques tenues par des physiothérapeutes prend un sens politique. La Corporation espère que le marché privé, en créant un contact direct entre patients et physiothérapeutes sans supervision médicale, rendra caduc l'argument de l'Office des professions selon lequel le titre réservé suffit à garantir la qualité des soins, et ouvrira ainsi la porte à l'obtention d'un monopole légal sur la pratique[73].

En physiothérapie, la pratique privée intensifie la lutte pour les références. Le conflit se déplace vers la question de la couverture des soins par le programme public d'assurance maladie. La RAMQ, en effet, ne rembourse que les soins dispensés ou supervisés par les médecins, ce qui nuit aux cliniques tenues par des physiothérapeutes et favorise les cliniques de physiatres dont les employées, physiothérapeutes ou techniciens en réadaptation physique (TRP), prodiguent des traitements comparables mais financés par l'État en raison de la présence du médecin. Or, il s'avère vite que plusieurs physiatres n'exercent qu'une supervision bien lointaine sur leurs thérapeutes, tout en facturant comme actes médicaux chacun des soins dispensés simultanément par toutes leurs employées. La Corporation des physiothérapeutes s'insurge contre cette pratique de facturation par laquelle des médecins profitent pécuniairement, mais sans la reconnaître, de l'autonomie *de facto*

71. Archives de l'Université de Montréal, boîte 5938, dossier « Correspondance CPPQ », communiqué de presse de l'Association professionnelle des techniciens en réadaptation physique du Québec, 30 octobre 1979.

72. Rapport annuel de la Corporation professionnelle des physiothérapeutes du Québec, 1975 ; 1976, p. 35 ; 1977, p. 54 ; 1980, p. 8 ; 1985, p. 8 ; 1987, p. 6. *Physio-Québec*, 5, 3 (septembre 1980) : 6 ; 12, 4 (décembre 1987).

73. Rapport annuel de la Corporation professionnelle des physiothérapeutes du Québec, 1975 ; 1976, p. 10 ; 1977, p. 17 ; 1981, p. 30 ; 1983, p. 5 ; 1984, p. 6 ; 1985, p. 24 ; 1986, p. 4, 20-21.

des thérapeutes. La RAMQ elle-même est consciente des coûts engendrés par ce mode de facturation et, en 1977, le lobby de la Corporation pousse le gouvernement à interdire aux médecins d'émettre une « double facturation », c'est-à-dire d'exiger du programme public la rémunération d'un acte médical pour le geste d'une physiothérapeute salariée.

Politiquement, la cause des thérapeutes en privé sert de locomotive à la défense de la profession toute entière. En refusant d'assimiler le geste d'une physiothérapeute à l'acte de son superviseur médecin, le MAS reconnaît implicitement que la physiothérapeute, même quand elle agit sur prescription, n'est pas qu'un prolongement du médecin et que son action n'est pas un acte médical délégué comme le serait celui d'un technicien. En s'attaquant au déficit de compétitivité imposé à ses membres en privé, la Corporation s'attaque ainsi, explicitement, à la « philosophie de contrôle qui y est sous-jacente[74] » et qui concerne aussi la pratique en public. Dans l'immédiat, cependant, la décision gouvernementale de 1977 n'offre qu'une victoire morale : plusieurs cliniques médicales se contentent de congédier leurs physiothérapeutes et d'embaucher des techniciennes pour réaliser le même travail, tandis que le lobby médical convainc le MAS d'assouplir ses nouveaux critères de facturation.

Cette ostensible indifférence des physiatres à la distinction entre TRP et physiothérapeute donne des munitions à l'Association des TRP elle-même, qui affirme elle aussi, en 1979, que toutes ne font qu'« exécuter les ordonnances médicales[75] ». Ces paroles cinglantes font mal, au moment où la Corporation et les écoles universitaires cherchent encore à convaincre l'État de ne pas abolir le baccalauréat en physiothérapie en arguant justement que la profession « exige un esprit d'analyse et de synthèse… qui déborde l'application de techniques et de méthodes[76] ». Craignant pour la survie de la profession, la Corporation comprend l'urgence d'affermir le rôle des physiothérapeutes dans l'évaluation des patients. En 1979, elle

74. *Physio-Québec*, 1, 7 (novembre 1976) : 2.

75. Archives de l'Université de Montréal, boîte 5938, dossier « Correspondance CPPQ », communiqué de presse de l'Association professionnelle des techniciens en réadaptation physique du Québec, 30 octobre 1979.

76. Archives de l'Université de Montréal, boîte 5938, dossier « Correspondance CPPQ », lettre de A. Audy à la CPCOQ, 13 septembre 1979 ; boîte 5940, Andrée Forget, *Commentaires sur le projet de position ministérielle sur OSS*, Montréal, École de réadaptation de l'Université de Montréal, 1979, p. 7. *Physio-Québec*, 1, 5 (juillet 1976) : 5 ; 1, 6 (septembre 1976) : 7-8 ; 2, 2 (avril 1977) : 2.

annonce à ses membres que « le transfert de profession souhaité par les techniciens » ne sera évité que « si les physiothérapeutes savent faire évoluer leurs interventions » en y insérant une « évaluation initiale » autonome et le recours à des techniques complexes qui « ne sauraient être déléguées aux techniciens[77] ». À cette tâche, les praticiennes en privé s'attellent tout particulièrement.

Comme en psychologie, celles-ci s'initient à des approches neuves et diffusées en marge de l'université. Là aussi, ce renouveau prend des formes variées, certes, mais qui convergent vers l'emploi d'une modalité commune. En l'occurrence, il s'agit de l'emploi thérapeutique du toucher, qui mêle les usages modernes de l'exercice à un retour aux massages et aux traitements posturaux. Ces approches sont d'abord introduites dans les cliniques privées de physiothérapeutes spécialisées dans les blessures sportives. Vers 1976, ces cliniques sont les premières à réaliser le « diagnostic différentiel » des lésions physiques et à se pencher sur de nouvelles modalités comme le « taping ». Durant les années 1980, des cliniques de physiothérapie sportive, comme celle de la pionnière Karin Austin, une ancienne du Royal Victoria Hospital, approfondissent l'emploi de « techniques d'évaluation » qui permettent d'intervenir sur les systèmes « neuromusculaire, articulaire ou circulatoire[78] », un élargissement considérable des perspectives de la profession.

Comme en psychothérapie, les nouvelles approches se multiplient après 1980, diffusées par des entreprises privées de formation continue. Certaines viennent d'Europe francophone, comme l'approche Mézières diffusée par l'Association des physiothérapeutes méziéristes du Québec, dont plusieurs membres sont issues de la pratique hospitalière, et notamment des hôpitaux Saint-Luc et Sacré-Cœur de Montréal. Misant sur la palpation des corps, l'approche Mézières propose une méthode diagnostique fondée sur une image idéale des rapports anatomiques et musculaires, qui « sert de référence lors de l'examen[79] » et permet d'attribuer les

77. Rapport annuel de la Corporation professionnelle des physiothérapeutes du Québec, 1979, p. 10, 29.

78. *Physio-Québec*, 1, 1 (1975) : 3-5 ; 1, 2 (janvier 1976) : 9-11 ; 1, 3 (février 1976) : 3 ; 1, 6 (septembre 1976) : 5 ; 3, 2 (juin 1978) : 18 ; 2, 1 (janvier 1977) : 11 ; 7, 2 (mai 1982) : 11. Rapport annuel de la Corporation professionnelle des physiothérapeutes du Québec, 1974, p. 27b ; 1975 ; 1976, p. 32-33 ; 1977, p. 37 ; 1980, p. 42.

79. *Physio-Québec*, 11, 1 (avril 1986) : 20-22.

problèmes physiques à un « raccourcissement » des longueurs de telle ou telle chaîne musculaire, menant à une thérapie par la rééducation posturale. D'autres thérapeutes s'initient à l'ostéopathie, promue par des cercles d'études qui comptent des physiothérapeutes et quelques médecins. Comme le Mézières, l'ostéopathie interprète les problèmes physiques comme une conséquence de dysfonctions dans la structure globale du corps, dont l'origine peut être bien éloignée du symptôme : en s'attardant à la « structure » des interdépendances entre l'ossature et la trame des tissus, cette approche identifie notamment les problèmes en termes de blocages ou de lésions qui nuisent à l'irrigation des tissus, problèmes identifiés par le toucher et l'observation avant d'être corrigés par des palpations choisies[80]. Un troisième emploi thérapeutique du toucher bénéficie de la sollicitude toute particulière de la Corporation. Il s'agit de la « thérapie manuelle », promue par la Canadian Physiotherapists Association qui, à partir de 1981, organise des séances de formation publicisées par la Corporation. Ces séances, dont la gamme complète représente en tout 300 heures de formation, sont suivies par un grand nombre de thérapeutes : en 1987, 570 physiothérapeutes québécoises ont déjà complété les cours de base et 340 ont accédé aux formations plus avancées. Comme les autres approches, la thérapie manuelle identifie les problèmes en des termes alternatifs qui entraînent un emploi thérapeutique du toucher, pouvant aller jusqu'aux manipulations vertébrales.

Souples, ces diverses approches, qui ne sont pas sans parenté avec la chiropratie, sont ouvertes aux syncrétismes avec d'autres techniques comme le Cyriax, le McKenzie néo-zélandais ou les mobilisations de Sohier. Malgré leur diversité, ces écoles ont toutes pour fondement un vocabulaire interprétatif qui confère au toucher un rôle à la fois diagnostique et thérapeutique : des ostéopathes expliquent d'ailleurs le vif intérêt des physiothérapeutes par le fait qu'elles « sont déjà intéressées par le fait de toucher les patients pour les tester et les traiter[81] ». Enfin, comme en psychothérapie, elles étendent le champ d'action des soignantes privées :

80. *Physio-Québec*, 7, 3 (septembre 1982) : 21 ; 9, 2 (juin 1984) : 32-34 ; 9, 3 (octobre 1984) : 6 ; 3, 4 (décembre 1978) : 16 ; 5, 1 (mars 1980) : 11 ; 5, 2 (juin 1980) : 9, 16-20 ; 9, 3 (octobre 1984) : 4 ; 10, 1 (avril 1985) : 7 ; 10, 4 (décembre 1985) : 21 ; 11, 1 (avril 1986) : 20-22 ; 11, 2 (juin 1986) : 18-19 ; 11, 3 (septembre 1986) : 11 ; 11, 5 (février 1987) : 13 ; 12, 4 (décembre 1987) : 9-10.

81. *Physio-Québec*, 9, 2 (juin 1984) : 32-34.

en s'appuyant sur une perspective « globale », celles-ci étendent en effet leur pratique, après 1980, à des affections jusque-là négligées (tendinites, compressions canalaires) ou à des aspects mésestimés d'affections courantes, comme la douleur ou la chronicité[82].

En servant de rampe de lancement à ces innovations, le privé se présente comme un front important du progrès professionnel. C'est du moins ainsi que l'entendent les praticiennes et leurs corporations respectives. La thérapie manuelle, on l'a dit, suscite l'enthousiasme de la Corporation des physiothérapeutes. En 1984, une vidéo produite en privé à l'initative de Karin Austin et son équipe sur l'emploi de la thérapie manuelle auprès des maux de dos, et qui en présente les étapes d'évaluation et de planification du traitement, se mérite les éloges de la Corporation qui, dans son organe le *Physio-Québec*, y voit un acquis majeur qui, « face aux médecins, ne peut que nous représenter comme de vrais professionnels ![83] ».

Tant en physiothérapie qu'en psychologie, le privé se présente ainsi comme une locomotive pour la promotion de la profession tout entière. Ce rôle est d'autant plus réel qu'il en vient à fertiliser les hôpitaux grâce aux formations continues ou à l'expérience des thérapeutes qui, à temps partiel, gardent un pied dans les deux mondes. Cet apport du privé à la pratique hospitalière est double. D'une part, la diffusion d'un langage diagnostique plus ambitieux ravive chez les praticiennes des hôpitaux l'espoir d'une prise plus ferme sur des clientèles qu'elles côtoient déjà. En 1980, par exemple, une psychologue de l'hôpital de Valleyfield se réjouit de trouver, dans un rare ouvrage québécois destiné aux cabinets privés de psychothérapie, l'approche de thérapeutes qui ont « pris le temps... de cerner véritablement une approche psychologique de la personne sans être contaminés par le médical[84] ». En 1982, dans les pages des *Cahiers du*

82. À ce sujet, voir aussi : Nicolas HATZFELD, « L'émergence des troubles musculo-squelettiques (1982-1996). Sensibilités de terrain, définitions d'experts et débats scientifiques », *Histoire et mesure*, 20, 1 (2006) : 111-140 ; Joan CLEATHER, *Head, Heart and Hands : The Story of Physiotherapy in Canada*, Toronto, Canadian Physiotherapy Association, 1995, p. 186. Steven C. Martin a écrit de belles pages sur les origines religieuses de la thérapie par le toucher au début du 20e siècle, « Chiropractic and the Social Context of Medical Technology, 1895-1925 », *Technology and Culture*, 34, 4 (1993) : 808-834.

83. *Physio-Québec*, 9, 4 (novembre 1984) : 6.

84. *Cahiers du psychologue québécois*, 2, 5 (1980) : 24-26. Le livre en question est l'ouvrage de Jean GARNEAU et Michèle LARIVEY, *L'auto-développement.*

psychologue québécois, des psychologues hospitalières, dépitées de ce que les diagnostics « psychiatriques » appris à l'université ne fassent d'elles que des « sous-médecins » peu autonomes, disent aussi trouver dans les approches de la psychothérapie privée leurs meilleures chances de renouveau[85]. De même, à l'Institut de réadaptation de Montréal en 1977, des physiothérapeutes ramènent de leurs formations continues des approches alternatives dont elles se félicitent abondamment, et qu'elles décrivent comme « plus précises » que « les méthodes conservatrices[86] » des physiatres.

Les multiples « approches » de psychothérapie et de thérapie par le toucher se multiplient pour l'essentiel hors de l'université, ce qui ne va pas sans inconvénient. Aisément accessibles sur le marché privé de la formation, elles ouvrent en effet toutes grandes les portes à la concurrence d'autres groupes ou individus. Des non-psychologues, ayant suivi les mêmes formations, se déclarent ainsi psychothérapeutes et fondent leurs propres cabinets. La compétition en psychothérapie s'intensifie après 1980, venant tant de professionnels reconnus, comme des omnipraticiens ou des travailleuses sociales, que d'individus au statut moins net. Elle vient aussi de groupes en voie de constitution et qui trouvent dans la psychothérapie une voie intéressante, comme c'est le cas des « sexothérapeutes » qui se regroupent autour du département de sexologie de l'Université du Québec à Montréal[87]. Cette circulation sans entrave des savoirs psychothérapeutiques soulève l'inquiétude des psychologues qui craignent la concurrence économique des nouveaux venus et la dévaluation de la psychothérapie ; en 1973, le danger est rendu évident par le projet (avorté) d'une technique collégiale en psychothérapie au cégep André-Laurendeau. La situation est similaire dans le monde de la thérapie du toucher. Les physiothérapeutes y redoutent à la fois la compétition de concurrents aux

Psychothérapie de la vie quotidienne, Outremont, Ressources en développement, 1979, 332 p.

85. *Cahiers du psychologue québécois*, 2, 5 (1980) : 24-26.

86. Rapport annuel de l'Institut de réadaptation de Montréal, 1978.

87. *Cahiers du psychologue québécois*, 1 (1978) : 26-28 ; 2, 4 (1980) : 17-18 ; *Psychologie Québec*, 1, 4 (octobre 1984) : 12 ; 1, 5 (décembre 1984) : 8 ; 5, 2 (mars 1988) : 6-7 ; 5, 6 (novembre 1988) : 10 ; 6, 1 (janvier 1989) : 19 ; 6, 3 (mai 1989) : 12 ; 7, 1 (janvier 1990) : 16 ; 7, 3 (mai 1990) : 13 ; 8, 1 (janvier 1991) : 13. V. André Dupras et Hélène Dionne, « L'émergence de la sexologie au Québec », *Scientia Canadensis*, 11, 2, (1987) : 90-108.

titres dispersés, parfois jugés factices (massothérapeutes, orthothérapeutes), et celle des chiropraticiens, mieux établis et aux prétentions plus sérieuses. Après 1980, la faveur croissante des médecines douces auprès du public multiplie le nombre de concurrents.

La réadaptation physique dans le réseau public : les limites de catégories éclatées et empruntées

Les combats menés sur le marché privé montrent en quoi, des nombreux défis posés aux paramédicales par la restructuration de la santé, le principal demeure la mise en œuvre de savoirs et de techniques qui rendent possible une pratique autonome. Les corporations ne s'y trompent pas : de ces nouvelles aptitudes dépendent la reconnaissance professionnelle et les succès économiques qui lui sont associés.

Cela dit, l'aventure privée n'est pas le trait le plus caractéristique des paramédicales, surtout en réadaptation physique. Dans les années 1970 et 1980, après tout, plus de 80 % des physiothérapeutes, et beaucoup plus d'ergothérapeutes et d'orthophonistes, travaillent encore dans des établissements publics, où la pratique prend d'autres tangentes. Les orthophonistes et les ergothérapeutes, par ailleurs, vivent une expérience différente de l'innovation clinique, qui passe, dans leur cas, par l'université. L'enjeu demeure pourtant le même : pratiquer de manière autonome, formuler ses propres évaluations, choisir ainsi ses patients et déterminer soi-même la demande pour ses propres services. La chose n'est pas simple. Déborder, contourner l'autorité médicale exige la maîtrise de savoirs distincts, séparés, auxquels toutes ne sont pas formées. L'innovation est de mise mais, dans un contexte trouble, elle se fait tâtonnante et varie d'un milieu, voire d'une thérapeute à l'autre. De 1970 à 1985, les professionnelles de la réadaptation physique ont du mal à se réunir autour de paradigmes communs. Hétérogènes, leurs innovations améliorent parfois le sort de telle ou telle thérapeute mais servent mal des identités collectives ou des savoirs communs. Les paramédicales de la réadaptation physique se réinventent aussi souvent par des emprunts à d'autres disciplines, ce qui dilue leurs prétentions à une pratique autonome bien différenciée. Éclatées, empruntées, leurs innovations offrent dès lors des bénéfices ambigus.

En physiothérapie : les machines et la thérapie manuelle

En 1980, la moitié des physiothérapeutes travaille en milieu hospitalier et le quart en deuxième ligne, contre seulement 13 % en pratique privée. Pour la grande majorité, l'appropriation des approches manuelles survient donc au sein d'établissements où la prise médicale continue de peser lourd. Dans les hôpitaux, la proximité des médecins et la dépendance envers leurs références minent la capacité des physiothérapeutes à se diversifier. Dans ce contexte, le travail continue de tourner autour de l'usage de machines d'électrothérapie ou de mécanothérapie sur commande médicale, qui distinguent mal les thérapeutes en titre des nouveaux techniciens en réadaptation physique (TRP).

Entre 1975 et 1985, les griefs des physiothérapeutes d'hôpital portent spécifiquement sur cette relation obligée aux machines. La Corporation dénonce qu'« en milieu hospitalier, le physiothérapeute est souvent considéré comme un technicien [et] un instrument pour appliquer certaines techniques[88] », et incrimine des prescriptions médicales à la fois indûment précises et purement techniques, du type : « diathermie à ondes courtes, 3x semaine[89] ». L'emploi routinier de machines aux paramètres fixes, qui inspire au médecin ce genre de prescriptions rapides, laisse peu d'initiative aux paramédicales et entraîne un travail à la chaîne dont on peine à dire qu'il ne pourrait être accompli par un TRP. Qui plus est, ces références simples engendrent un fort volume de travail qui ne laisse pas le temps à la thérapeute d'exercer ses talents d'évaluatrice ; à l'IRM, au début des années 1970, les physiothérapeutes se plaignent d'ailleurs de ne pouvoir alléger leur tâche en renvoyant elles-mêmes chez eux les patients dont elles ne veulent pas parce qu'elles les jugent déjà guéris ou mal adressés[90].

Il faut dire que les physiothérapeutes éprouvent plus de mal que d'autres à s'aménager des espaces d'autonomie. Spécialistes des problèmes musculaires et squelettiques, elles sont affectées aux tâches les plus directement assujetties à l'autorité des médecins et s'appuient sur une expertise moins transposable à d'autres secteurs. Même l'essor de clientèles « naturelles » de la physiothérapie, comme les maux de dos et les blessures

88. *Physio-Québec*, 2, 2 (avril 1977) : 1.

89. *Physio-Québec*, 9, 1 (mars 1984) : 15-18.

90. Rapport annuel de l'Institut de réadaptation de Montréal, 1973-1974. *Physio-Québec*, 5, 2 (juin 1980) : 20 ; 6, 2 (juin 1981) : 18 ; 9, 1 (mars 1984) : 15-18.

orthopédiques, n'a que des effets mitigés : si elle favorise l'embauche, cette croissance contribue peu à étendre l'autonomie ou le champ d'action des physiothérapeutes, et sert parfois même mieux l'insertion d'autres paramédicales. C'est le cas des services destinés aux patients souffrant de maux de dos, qui se généralisent dans les centres de réadaptation alimentés par la CSST et la RAAQ et donnent une nouvelle vie aux unités de soins orthopédiques. Après 1978, les ententes de service entre ces tiers payeurs et les établissements de deuxième ligne élargissent le mandat des équipes paramédicales tout en diminuant la prééminence des médecins sur le diagnostic et le traitement. Mais l'émancipation de chaque thérapeute dépend en réalité de sa capacité concrète à se distancier réellement du médecin, une tâche plus difficile pour les physiothérapeutes. Au Centre François-Charon, entre 1980 et 1985, l'introduction de tests de simulation de tâches, comme le Baltimore Therapeutic Equipment, permet aux ergothérapeutes de diversifier leur activité par des programmes sur l'« hygiène de posture » et la conservation d'énergie, tandis que des psychologues implantent un fort volet psychosocial relatif au contrôle de la douleur, avec des outils d'évaluation comme le Back Depression Inventory et des références en psychothérapie. Par contraste, la physiothérapie continue de s'y présenter comme une modalité au service des médecins qui conservent l'initiative de la définition physique des maux de dos et, partant, du travail des physiothérapeutes.

De manière générale, les physiothérapeutes peinent à jouer auprès des patients un rôle vraiment décisionnel. Toutes, d'ailleurs, n'y aspirent pas. Quoi qu'il en soit des aspirations de chacune, cependant, les inconvénients structurels d'un statut peu qualifié dans l'univers professionnalisé de la santé se font vite évidents. Après 1969, l'arrivée des TRP sur le marché hospitalier menace la pérennité même de la profession. Souvent malaisée, la cohabitation avec les techniciens, déjà au nombre de 340 pour 905 physiothérapeutes en 1979, irrite d'autant plus que, tout au long des années 1970, les ministères de l'Éducation et des Affaires sociales continuent, encore, d'évoquer une éventuelle fermeture des programmes universitaires de physiothérapie, ce qui suscite des échanges acrimonieux. Pour défendre leur profession, la Corporation et les écoles universitaires, on l'a dit, lancent à leurs membres un message clair : pour survivre comme groupe, les physiothérapeutes hospitalières devront elles aussi rendre plus manifeste ce que leur profession requiert « d'analyse et de prise de décision[91] » et endosser le rôle d'évaluation qui distinguera finalement le professionnel du technicien. Au fil des années, le message est relayé parmi les thérapeutes qui en viennent, par ailleurs, à considérer ces accrochages pour ce qu'ils sont : une péripétie dans une lutte de plus en plus frontale avec les médecins physiatres, qui sont devenus les employeurs les plus enthousiastes des nouvelles TRP.

Au début des années 1970, les physiatres jouissent d'une position dominante auprès des clientèles musculosquelettiques. En plus d'occuper des positions de direction dans les établissements, comme l'IRM, qui dispensent des soins en interne, plusieurs physiatres tiennent des cliniques privées qui captent une large part de la clientèle externe, qu'ils n'estiment pas nécessaire d'orienter vers les services publics. Dépendantes des références médicales, les physiothérapeutes hospitalières peinent donc à accéder à la clientèle externe croissante. Pour cette raison, comme en psychologie, plusieurs conflits les opposent aux médecins physiatres sur le contrôle des références. De 1965 à 1977, des conflits ouverts d'envergure secouent l'hôpital Marie-Enfant, les cliniques de la Commission des accidents de travail et l'Hôtel-Dieu d'Arthabaska, où les physiothérapeutes se plaignent du passage obligé des patients par le bureau du médecin qui empêche la physiothérapeute « de choisir et d'élaborer un plan de traitement[92] ». L'accrochage le plus célèbre

91. Andrée FORGET, *Commentaires…*, *op. cit.*, p. 7. Voir : Archives de l'Université de Montréal, Boîte 5940, Dossier « Commentaires sur projet de position ministérielle »). Lettre circulaire de A. Audy aux chefs de service de physiothérapie, 7 novembre 1979 ; lettre de A. Audy à la CPCOQ, 13 septembre 1979 ; lettre de P. Girard à A. Forget, 25 novembre 1983.

92. *Physio-Québec*, 2, 2 (avril 1977) : 1 ; 2, 4 (septembre 1977) : 8. Corporation professionnelle des physiothérapeutes du Québec, *Mémoire sur le projet de règlement de la Loi sur la santé et les services sociaux, chapitre S-5*, Montréal, CPPQ, 1983, p. 6-7 ; Centre de réadaptation de Québec, *Rapport du comité consultatif spécial sur l'orientation globale du CRQ (pavillon de Montréal)*, Québec, CRQ, 1975, p. 19-20. Voir aussi : Nadia FAHMY-EID *et al.*, *op. cit.*, p. 69-75. La direction de l'IRM donnera d'ailleurs un sens étendu au jugement qu'il interprétera comme « valant pour toute ordonnance de traitement », en physiothérapie comme dans d'autres domaines. Dès la fin de 1981, les psychologues de l'Institut appellent ainsi leur corporation à la rescousse pour « s'opposer à l'extension aux psychologues de notre établissement du respect intégral de l'ordonnance médicale qui, au début, devait s'appliquer uniquement aux physiothérapeutes », Archives de l'Ordre des psychologues du Québec, boîte 3202, dossier « IRM, lettre de P. Létourneau à J. Tremblay, 5 janvier 1982 ; lettre de J. Tremblay à P. Létourneau, 23 décembre 1981.

survient à l'Institut de réadaptation de Montréal. En 1976, alors que les physiothérapeutes refusent de se limiter au contenu des prescriptions médicales, la direction de l'Institut leur signifie qu'elles sont soumises « au respect de l'ordonnance médicale », qui comprend « le choix du traitement et le choix de la modalité de traitement[93] ». Les physiothérapeutes persistent néanmoins, poussant l'Institut à mener le litige en Cour supérieure. Bien que le tribunal tranche, en 1981, en faveur des médecins, l'épisode, fort médiatisé, permet à la Corporation des physiothérapeutes de défendre publiquement le droit des paramédicales à s'écarter des prescriptions médicales, tout en condamnant dans les journaux les « multiples intimidations » des physiatres et leur prétention à « imposer aux physiothérapeutes une prescription détaillée[94] ».

Le contrôle des références est au cœur de la lutte pour la définition des tâches. Après 1980, c'est-à-dire plus tardivement que dans d'autres groupes, les physiothérapeutes multiplient les tentatives pour mieux sélectionner leurs patients. Elles sont aidées en cela par l'éloignement progressif de la présence médicale, également plus tardif en physiothérapie. Les thérapeutes de l'hôpital de Gatineau offrent un exemple remarquable. Ouvert en 1983, le service de physiothérapie se plaint vite d'une liste d'attente jugée indue, constituée, sous « la pression des médecins », de cas « dits "urgents" par le médecin ». En vérité, les thérapeutes du service aimeraient juger elles-mêmes de cette urgence, arguant que « tant qu'on n'a pas vu le patient, le vrai cas urgent n'est pas évident[95] ». À l'automne 1986, elles profitent de l'implantation à l'hôpital d'une gestion informatique des rendez-vous, qui réduit les contacts avec les médecins, pour modifier le *modus operandi* de la clinique. Elles inaugurent une évaluation préliminaire des cas en attente pour affiner elles-mêmes le tri des patients, re-déterminant les priorités jusqu'à refuser carrément environ 15 % des cas adressés, finalement jugés indésirables car « pas de notre ressort » ou n'ayant « pas besoin d'une thérapie soutenue[96] ». Trois ans plus tard, la chef physiothérapeute se félicite de cette activité diagnostique autonome, qui polit le profil de la clientèle et, selon elle, augmente la crédibilité du service au sein de l'hôpital.

93. Rapport annuel de la Corporation professionnelle des physiothérapeutes du Québec, 1977, p. 19 ; 1981, p. 7-10, 84-86 ; 1982, p. 6.

94. *Physio-Québec*, 1, 7 (novembre 1976) : 3.

95. *Physio-Québec*, 15, 1 (juin 1990) : 8-9.

96. *Ibid.*

Pour ainsi déplacer le champ de leur pratique, les physiothérapeutes adoptent généralement de nouvelles modalités de soins qui, en elles-mêmes, suggèrent de nouveaux objets d'intervention. Cela passe parfois par la thérapie manuelle, apprise en formation continue. À Gatineau, encore, le re-façonnement de la liste d'attente permet de favoriser des patients dont les problèmes spécifiques mettent mieux en valeur les nouvelles modalités manuelles, comme des extensions et des mobilisations, plutôt que les tractions mécaniques plus traditionnelles. Au même moment, les physiothérapeutes de l'IRM affectées aux paraplégiques concentrent leur pratique autour de mobilisations qui, expliquent-elles, touchent un plus large éventail d'objets, comme la tonification des articulations et la conscience corporelle, « tels que vus en thérapie manuelle[97] ». Il existe cependant d'autres façons de transformer la pratique. Dans les centres où les machines continuent d'occuper une grande place, les thérapeutes s'emploient plutôt à réorienter, voire à subvertir, leur usage vers des fins diagnostiques. Au pavillon sportif de l'Université Laval, en 1987, un physiothérapeute fait ainsi état de ses efforts pour recycler des appareils à ultrasons, jusque-là réservés au traitement, en outils de diagnostic des lésions osseuses ; sa quête ne semble pas sans précédent puisqu'il s'enquiert, dans les pages du *Physio-Québec*, des protocoles en vigueur dans d'autres cliniques. Au même moment, un praticien de l'IRM, qui constate « l'insatisfaction de nombreux physiothérapeutes » devant la rigidité d'appareils vibratoires aux fréquences prédéterminées, vante des machines moins courantes, mais plus contrôlées, qui permettent d'engager de nouveaux traitements comme la stimulation de la spasticité[98].

Ces tentatives pour réduire l'effet déqualifiant des machines trouvent un équivalent dans l'usage renouvelé de petits objets techniques, moins spectaculaires mais plus répandus, qui vont des cannes et béquilles aux orthèses, oreillers ou chaussures orthopédiques, souvent recommandés par les physiothérapeutes à leurs patients. Les résultats, en termes d'autonomie professionnelle du moins, sont toutefois ambigus. Dans certains cas, auprès de clientèles qu'une réadaptation longue a éloignées du médecin, des physiothérapeutes parviennent certes à réinventer leur travail ; au Centre

97. *Physio-Québec*, 18, 4 (automne 1994) : 22 ; 11, 1 (avril 1986) : 6-7, 9-11.

98. *Physio-Québec*, 10, 1 (avril 1985) : 19 ; 12, 4 (décembre 1987) : 4 ; 16, 1 (été 1991) : 11 ; 16, 3 (hiver 1991) : 6-7 ; 16, 4 (printemps 1992) : 18.

Cardinal-Villeneuve par exemple, l'usage d'orthèses auprès d'enfants souffrant de spina-bifida permet aux thérapeutes de s'impliquer dans l'encadrement de la spasticité, de la préservation des articulations et même de la prise en compte de l'âge mental des patients[99]. Le plus souvent, toutefois, ces objets techniques ne permettent aux thérapeutes d'étendre leur activité qu'en se joignant au sillage d'autres médecins spécialistes, comme des rhumatologues et des orthopédistes, dont elles dépendent toujours des références et des diagnostics[100].

La thérapie manuelle est ainsi loin de caractériser les menées de toutes les physiothérapeutes dans le réseau public. Des voies de renouvellement nombreuses, allant de la thérapie manuelle aux outils techniques, donnent à la physiothérapie un visage éclaté. De plus, l'impact réel des innovations demeure bien inégal. Cette extension de la pratique, réelle mais bornée par les limites inhérentes aux modalités choisies, est à certains égards analogue à l'expérience des ergothérapeutes et des orthophonistes.

En ergothérapie : de l'activité aux AVQ, et autres modalités variées

Pendant les années 1970 et 1980, les ergothérapeutes se concentrent dans les établissements publics de santé. Si la majorité travaille toujours dans les services dits de « médecine physique », on trouve un nombre croissant d'ergothérapeutes en psychiatrie, où l'embauche stagne néanmoins après 1981, ainsi que dans des centres gériatriques, un secteur en croissance marquée qui finit par regrouper pas moins de 20 % des ergothérapeutes québécoises en 1984. En psychiatrie et en gériatrie, les ergothérapeutes font face à des obstacles particuliers à leur reconnaissance professionnelle : spécialistes des « activités » de jeu ou d'artisanat, elles y sont souvent embauchées à des fins quasi récréatives d'éveil ou de « diversion », au caractère thérapeutique ambigu. Même en médecine physique, l'« activité »

99. *Physio-Québec*, 2, 4 (septembre 1977) : 11 ; 8, 5 (décembre 1983) : 11 ; 10, 1 (avril 1985) : 5 ; 11, 2 (juin 1986) : 15 ; 12, 3 (septembre 1987) : 9 ; 13, 1 (juin 1988) : 6-7 ; 13, 2 (septembre 1988) : 8-10 ; 14, 4 (mars 1990) : 15 ; 15, 1 (juin 1990) : 23.

100. *Physio-Québec*, 7, 3 (septembre 1982) : 16-17 ; 10, 1 (avril 1985) : 5 ; 10, 2 (juin 1985) : 6 ; 10, 4 (décembre 1985) : 7-10 ; 11, 2 (juin 1986) : 6-11 ; 12, 4 (décembre 1987) : 4 ; 13, 1 (juin 1988) : 4-5 ; 13, 2 (septembre 1988) : 14-16, 19 ; 13, 4 (mars 1989) : 15 ; 14, 1 (juin 1989) : 7 ; 14, 3 (décembre 1989) : 9 ; 14, 4 (mars 1990) : 20 ; 15, 4 (printemps 1991) : 8-13 ; 16, 1 (été 1991) : 20.

garantit mal la spécificité de la profession : dans cet univers de gymnases, les jeux et activités servent des objectifs, comme la coordination des gestes et le développement d'aptitudes motrices, qui rapprochent l'ergothérapie de la physiothérapie. Bien assumée en deuxième ligne, cette intimité paraît plus contraignante à l'hôpital où une prise médicale serrée cantonne les deux professions à une pratique exiguë, étroitement anatomique. À l'hôpital Notre-Dame de Montréal, où l'autorité physiatrique demeure forte, des ergothérapeutes qualifient de « très conservateur » le mode d'organisation des années 1970, en vertu duquel elles ne reçoivent des médecins que des cas suivis conjointement avec la physiothérapie et pour l'atteinte d'objectifs purement physiques qui donnent lieu à « une course des interventions avec les physiothérapeutes[101] ». À la fin des années 1970, le manque de spécificité de l'« activité » inquiète la Corporation des ergothérapeutes, qui craint une éventuelle substitution par des techniciens en éducation spécialisée, en loisirs ou en psychoéducation[102]. À la fin des années 1970, les ergothérapeutes prennent plus ostensiblement leurs distances des aspects récréatifs de l'activité : en 1978, un sondage révèle le dédain des thérapeutes pour l'usage d'activités de loisir à des fins d'éveil ou de diversion, tandis que la Corporation accorde une importance accrue aux pratiques autonomes de diagnostic et d'évaluation[103].

101. *Le Transfert*, 8, 2 (juin 1984) : 21-22 ; 14, 4 (décembre 1990) : 20-23. Rapport annuel de la Corporation professionnelle des ergothérapeutes du Québec, 1983, p. 7 ; 1984, p. 43. Québec, ministère du Travail et de la Main-d'œuvre, *Ergothérapeute*, Québec, MTMO, 1980, p. 5. Archives de l'Ordre des ergothérapeutes, dossier « Champs d'actions… », Raymonde Hachey, « Presentation Symposium Toronto », 1978, p. 4.

102. *Ibid. Le Transfert*, 4, 1 (février 1980) : 9-10 ; 5, 1 (février 1981) : 3 ; 8, 1 (mars 1984) : 3 ; 13, 4 (décembre 1989) : 12-13. Rapport annuel de la Corporation professionnelle des ergothérapeutes du Québec, 1971, p. 4-5 ; 1973, p. 2 ; 1975, p. 8, 21-23 ; 1976, p. 12 ; 1977, p. 41 ; 1979, p. 16 ; 1980, p. 47 ; 1986, p. 8 ; 1995, p. 5-6 ; 1997, p. 9 ; 2000, p. 7 ; 2002, p. 8. Québec, ministère du Travail et de la Main-d'œuvre, *op. cit.*, p. 1-3.

103. *Le Transfert*, 4, 1 (février 1980) : 10. Archives de l'Ordre des ergothérapeutes du Québec, dossier « Champs d'action… », John Dudley et Micheline Marazzani, *Profil ordonné des tâches de l'ergothérapeute au Québec*, Montréal, CPEQ, 1978, p. 5-10 ; lettre de F. Drouin-Cloutier à G. Pothier, 17 janvier 1978 ; communiqué de presse de la Canadian Association of Occupational Therapists, 18 octobre 1978. Québec, ministère du Travail et de la Main-d'œuvre, *Ergothérapeute en métiers manuels*, Québec, MTMO, 1978, p. 4 ; *Ergothérapeute*, *op. cit.*, p. 5.

Ces discours se doublent d'initiatives cliniques vigoureuses. En 1975, les quatre ergothérapeutes du service de psychiatrie de l'hôpital Maisonneuve-Rosemont se déclarent insatisfaites « de notre approche ergothérapeutique, notamment au niveau de l'évaluation », qui consiste à observer les patients lors d'activités d'artisanat. Pour donner corps à leurs ambitions thérapeutiques, elles réforment en profondeur l'atelier artisanal. Elles y imposent une forme artisanale unique et uniforme (la réalisation d'une mosaïque de céramique au motif prédéfini) et interdisent aux patients de conserver leur œuvre, afin de briser une atmosphère récréative qui, jugent-elles, mine leur autorité thérapeutique et mène les patients à « perdre de vue les buts réels de l'évaluation[104] ». En 1981, les thérapeutes se félicitent d'un contact plus satisfaisant avec les patients et d'une crédibilité accrue auprès des autres professionnels de l'hôpital, de qui « nous observons une meilleure compréhension parce que les données que nous transmettons lors des réunions sont plus précises[105] ». Dans les années qui suivent, d'autres équipes d'ergothérapie, notamment à l'hôpital de Valleyfield, s'inspirent directement de cette expérience et de la grille d'observation mise au point à Maisonneuve-Rosemont[106].

Ailleurs, d'autres thérapeutes se détachent purement et simplement de l'artisanat, pour se consacrer plutôt à l'enseignement des « activités de la vie quotidienne » (AVQ), qui consiste à réhabituer les nouveaux handicapés physiques aux gestes journaliers comme l'habillement ou l'alimentation. Bien établi dans certains centres comme le CR Constance-Lethbridge, l'entraînement aux AVQ éloigne les ergothérapeutes du voisinage de la physiothérapie et de l'autorité du physiatre, particulièrement auprès de clientèles physiques comme la paraplégie ou les maux de dos. De l'avis de plusieurs cliniciennes, il assure aussi un meilleur contact avec les patients. Dans les années 1980, les AVQ ouvrent aux ergothérapeutes la porte de nouveaux programmes destinés, par exemple, aux personnes âgées victimes d'une fracture de la hanche. Elles offrent aussi un socle de développement plus solide que le simple recyclage des « activités » : au CR Constance-Lethbridge et au Centre François-Charon, alors que les activités artistiques ou industrielles sont victimes de coupures budgétaires

104. *Le Transfert*, 5, 1 (février 1981) : 6-7.
105. *Ibid.*
106. *Le Transfert*, 7, 1 (mars 1983) : 10-11.

entre 1980 et 1986, la croissance de l'ergothérapie n'y demeure assurée que par l'intensification de l'enseignement des AVQ. À la fin des années 1980, les AVQ s'imposent comme un trait caractéristique de la profession, allant jusqu'à détrôner l'activité comme modalité privilégiée aux yeux de plusieurs jeunes étudiantes[107].

L'attention pour les gestes de la vie quotidienne s'accompagne, comme en physiothérapie, d'un intérêt accru pour l'usage d'objets techniques divers dont certains renouvellent bien le rôle de l'ergothérapeute. Il s'agit parfois d'innovations maison : à la fin des années 1970, une ergothérapeute de l'hôpital Saint-Luc invente, par exemple, un « porte jeu de cartes » pour handicapés dont elle diffuse les plans ; ces initiatives, plus courantes après 1975, constituent un recyclage ingénieux des compétences des ergothérapeutes en matière de bricolage[108]. Dans d'autres cas, c'est au contraire la sophistication des outils qui pousse les ergothérapeutes vers de nouvelles tâches : à l'IRM et au Centre François-Charon, de nouvelles prothèses myoélectriques de la main requièrent ainsi des thérapeutes qu'elles évaluent de nouveaux objets comme la capacité d'attention et la conscience corporelle des patients[109]. On pourrait multiplier les exemples d'innovations attachées à tel ou tel objet technique. Cela dit, les ergothérapeutes, comme les physiothérapeutes, demeurent divisées quant à l'apport réel des objets techniques : dès la fin des années 1970, certaines dénigrent d'ailleurs cet emploi d'aides techniques comme « un symbole de l'ergothérapeute associé à des "bébelles"[110] ». Qui plus est, la maîtrise de ces aides techniques, qui exigent souvent une prescription médicale, est partagée avec d'autres acteurs comme les techniciens en orthèses et prothèses, et

107. *Le Transfert*, 8, 2 (juin 1984) : 20-21 ; 12, 4 (décembre 1988) : 18-21 ; 13, 1 (avril 1989) : 12 ; 14, 3 (septembre 1990) : 18.

108. *Le Transfert*, 4, 1 (février 1980) : 15 ; 7, 1 (mars 1983) : 14 ; 7, 2 (juin 1983) : 8-9.

109. *Le Transfert*, 4, 1 (février 1980) : 5, 8 ; 4, 4 (novembre 1980) : 23 ; 7, 1 (mars 1983) : 15-16 ; 9, 1 (mars 1985) : 6 ; 11, 2 (mai 1987) : 16-17. Rapport annuel du Centre de réadaptation Constance-Lethbridge, 1974, p. 1 ; 1977, p. 31-32 ; 1978, p. 21, 27 ; 1980, p. 1 ; 1981, p. 8 ; 1984, p. 37 ; 1985, p. 26. Centre François-Charon, *Le Centre François-Charon vous accueille*, *op. cit.* ; *Communications de la journée scientifique*, section XI, p. 8.

110. *Le Transfert*, 8, 2 (juin 1984) : 10 ; 9, 3 (septembre 1985) : 24 ; 9, 4 (décembre 1985) : 23. Québec, ministère du Travail et de la Main-d'œuvre, *Ergothérapeute*, *op. cit.*, p. 16-20 ; *Orthopédiste-prothésiste*, Québec, MTMO, 1978, p. 1-4, annexe.

se révèlent donc problématiques du point de vue de l'affirmation professionnelle.

Ces limites sont bien illustrées par le cas de l'intervention en matière de « positionnement » assis (« *seating* », en anglais). Cette approche pointue, qui porte sur l'adaptation des fauteuils roulants aux besoins du patient handicapé, est née des progrès d'une tierce discipline, l'ergonomie. Au Québec, elle inspire, de 1977 à 1984, la création de plusieurs programmes spécialisés dans un large éventail de centres hospitaliers ou de réadaptation[111]. Fruit d'une science qui n'est, en clinique, l'apanage de personne, le positionnement est ouvert à la prise en charge d'acteurs variés, qu'ils soient ergothérapeutes, médecins ou orthésistes. Malléable, l'approche prend ainsi des significations variables selon l'identité des professionnels qui s'en emparent. Là où la création des nouveaux « ateliers » est le fait de techniciens orthésistes, ils demeurent sous supervision médicale et portent sur la conception des fauteuils roulants eux-mêmes : l'atelier de positionnement du Centre Mackay, créé en 1977 en collaboration avec l'École de design industriel de l'Université de Montréal, n'accueille ainsi une première ergothérapeute, consultante, qu'en 1982[112]. En revanche, là où ce sont les ergothérapeutes qui en prennent l'initiative, le positionnement prend un sens beaucoup plus thérapeutique, défini justement en opposition au simple ajustement de fauteuils. En 1981, des ergothérapeutes des hôpitaux Sainte-Justine et Marie-Enfant décrivent le positionnement comme une modalité de traitement du développement psychomoteur et du contrôle des AVQ chez les paralysés cérébraux, déplorant que « le terme positionnement, pour plusieurs intervenants, [soit] associé à la "position assise" sans orientation thérapeutique[113] ». Au Centre Cardinal-Villeneuve, cette

111. Centre de réadaptation de Québec, *Rapport du comité consultatif...*, *op. cit.*, p. 22-23 ; Institut de réadaptation de Montréal, *Le positionnement*, Montréal, IRM, 1984, p. 3-6, 16-19, 26, 56, 61-66.

112. *Ibid.*, p. 20-21, 38-39, 48-55. Rapport annuel du Centre de réadaptation Le Bouclier, 1985, p. 6-8 ; 1987, p. 6-10 ; 1988, p. 16-17 ; 1992, p. 2 ; 1993, p. 4 ; rapport annuel du Centre de réadaptation Lucie-Bruneau, 1986, p. 16, 39 ; 1988, p. 30 ; 1991, p. 13 ; 2005, p. 24 ; rapport annuel du Centre François-Charon, 1984 ; 1989, p. 13 ; 1993, p. 4. Centre de réadaptation Lucie-Bruneau, *Cahier de formation – Déficiences physiques*, Montréal, CRLB, 1994, p. 30-34 ; Marthe Migneault, *Service de l'APQ auprès des blessés médullaires du programme*, Montréal, CRLB, 1994, p. 1.

113. *Le Transfert*, 5, 4 (novembre 1981) : 7.

reformulation thérapeutique du positionnement permet à des ergothérapeutes d'aborder, entre 1976 et 1984, des cas de scoliose jusque-là réservés aux physiothérapeutes et aux chirurgiens ; en gériatrie, au centre hospitalier Côte-des-Neiges à la fin des années 1980, le positionnement, « considéré à notre Centre comme un traitement en ergothérapie », met en valeur des interventions sur le contrôle de la tête et la perception de l'environnement[114]. Dans une majorité de centres, cependant, les ergothérapeutes doivent tempérer leur intérêt pour les usages thérapeutiques du positionnement, plusieurs directions d'établissements laissant le contrôle de l'« atelier » aux orthésistes et aux manufacturiers de fauteuils, comme c'est le cas aux centres François-Charon, Lucie-Bruneau et du Bouclier. De même, à l'IRM et au CR Constance-Lethbridge, une collaboration étroite avec les orthésistes assimile le positionnement à un usage d'aides techniques, dont il reproduit les ambiguïtés.

En ergothérapie comme en physiothérapie, l'appropriation de machines et d'objets techniques divers semble donc n'offrir que des avantages incertains, inégaux, vulnérables aux revendications d'autres groupes. En partie pour cette raison, des thérapeutes privilégient l'exploration d'autres outils, conceptuels ceux-là. Après 1970, des ergothérapeutes et des orthophonistes renouvellent ainsi leur pratique en s'appropriant de nouveaux langages, notamment diagnostiques. Encore condamnées à s'abreuver à d'autres disciplines, comme la psychologie et la linguistique, elles sont, là aussi, confrontées à des limites évidentes.

Ergothérapeutes et orthophonistes : des virages vers la psychologie

Dès 1970, quelques ergothérapeutes s'engagent dans une nouvelle voie, celle de l'amélioration d'aptitudes plus abstraites, cognitives ou « sensorimotrices », généralement auprès d'enfants affectés d'un « retard de développement ». Ces intérêts débordent, mais prolongent aussi en un sens

114. *Le Transfert*, 14, 2 (juin 1990) : 9-12 ; 5, 4 (novembre 1981) : 14. Rapport annuel du Centre Cardinal-Villeneuve, 1976, p. 8 ; 1977, p. 6 ; 1979, p. 5. Monique Boisvert et Nicole Leclerc-Boiteau, *Guide de données sur le positionnement assis*, Québec, CCV, 1984, 131 p. ; Centre Cardinal-Villeneuve, *Journée de perfectionnement sur le positionnement*, Québec, CCV, 1996, non paginé ; Institut de réadaptation de Montréal, *Le positionnement, op. cit.*, p. 34-37, 44-46.

l'ergothérapie classique en ce qu'ils touchent encore, plus en profondeur selon certaines, aux relations des patients avec leur environnement et à la capacité de leur cerveau à traiter les signaux envoyés par les sens. Très vite, ces entreprises permettent à des ergothérapeutes de jouer un rôle important d'évaluation et d'intervention auprès de problèmes neufs et très valorisés. Au Montreal Children's Hospital et au Centre hospitalier de l'Université Laval, des ergothérapeutes se voient adresser des nourrissons jugés à risque de connaître des retards de développement : leur rôle consiste à évaluer, en observant les réflexes et les réponses sensorielles, la possibilité d'éventuels déficits moteurs, cognitifs ou comportementaux, et d'établir des protocoles d'intervention incluant des traitements en ergothérapie et du positionnement thérapeutique. Les thérapeutes impliquées saisissent vite l'intérêt d'un tel créneau pour la profession : de 1970 à 1980, une ergothérapeute du Children's compile les suivis réalisés pour « renforcer la position des ergothérapeutes concernées par le développement précoce des enfants[115] » et convaincre les médecins néonatalogistes d'orienter plus « agressivement » en ergothérapie. Le vocabulaire employé et les clientèles rencontrées à ces occasions rapprochent les ergothérapeutes du territoire des psychologues. Dès 1976, la Corporation des ergothérapeutes revendique d'ailleurs pour ses membres des territoires comme le retard cognitif et affectif, jusque-là typiques de la psychologie, demandant sur cette base l'accès de ses membres aux clientèles des psychologues et des travailleuses sociales[116].

Cette nouvelle proximité naît de ce que les connaissances mises à profit pour aborder ces problèmes sont empruntées à la psychologie : l'expression « retard de développement » émane elle-même de cadres théoriques, piagétiens par exemple, issus de la psychologie du développement. Contrairement à la psychothérapie des psychologues ou à la thérapie manuelle des physiothérapeutes, ces connaissances ne sont pas obtenues sur le marché ouvert de la formation continue. Elles sont plutôt transmises à l'université, à mesure que les départements d'ergothérapie les introduisent à la faveur des réformes

115. *Le Transfert*, 4, 4 (novembre 1980) : 18-19 ; 11, 2 (mai 1987) : 15 ; 14, 2 (juin 1990) : 11 ; *Revue québécoise d'ergothérapie*, 1, 2 (décembre 1992) : 84 ; 4, 2 (juin 1995) : 63-68.

116. *Revue québécoise d'ergothérapie*, 1, 2 (décembre 1992) : 84. Archives de l'Ordre des ergothérapeutes, dossier « Champs d'actions… », Raymonde HACHEY, « Presentation Symposium Toronto », 1978, p. 3 ; lettre de F. Drouin-Cloutier à G. Pothier, 17 janvier 1978.

en cours. À l'Université de Montréal, l'arrivée de professeurs spécialisés en ergothérapie, plutôt qu'en médecine, favorise l'ajout de cours fondamentaux et appliqués en psychologie. En 1968, le baccalauréat s'enrichit de cours inédits de psychométrie, de psychologie clinique et de pédopsychiatrie et, au début des années 1970, les cours de psychiatrie et de psychologie représentent 18 % des heures d'enseignement en ergothérapie de troisième année, et la majeure partie des cours de recyclage offerts aux thérapeutes en exercice. Ces cours habilitent les diplômées à évaluer le comportement et l'état « perceptivo-moteur » des patients grâce à des outils typiques du champ psychosocial, comme des entrevues, des tests ou des activités « projectives »[117].

Les écoles universitaires d'orthophonie opèrent un virage similaire. Toujours à l'Université de Montréal, de nouveaux professeurs introduisent un vocabulaire et des approches qui s'écartent de la médecine anatomique et s'inspirent plutôt des percées de la linguistique et de la psychologie. L'introduction de cours théoriques et appliqués de psychologie diffuse une conception du langage axée sur la sémantique, la fonction symbolique et la cognition dans une perspective tirée, là aussi, de la psychologie du développement. Cette place nouvelle des savoirs psychologiques qualifie les diplômées pour travailler dans de nouveaux milieux et notamment en psychiatrie : alors que les services psychiatriques n'employaient jusque-là qu'un petit nombre d'orthophonistes, ils représentent, entre 1980 et 1983, près du quart des postes créés dans la profession[118].

C'est d'ailleurs en milieu psychiatrique que des ergothérapeutes et des orthophonistes adhèrent le plus résolument aux perspectives psychologiques. Les ergothérapeutes, en particulier, y adoptent des modalités et des attitudes qui les assimilent étroitement à la psychologie. Certaines explorent un usage « projectif » d'activités comme le dessin, comme c'est le cas à l'hôpital Notre-Dame de Montréal, tandis que d'autres se découvrent des penchants pour la psychothérapie : des enseignantes des universités Laval et de Montréal se déclarent d'ailleurs à la fois ergothérapeutes et psychothérapeutes et, entre 1975 et 1983, des thérapeutes de l'hôpital

117. Annuaires de l'École de réadaptation de l'Université de Montréal, 1968-1984. Corporation professionnelle des ergothérapeutes du Québec, *Avis au Comité de santé mentale…*, *op. cit.*, p. 26-27. Québec, ministère du Travail et de la Main-d'œuvre, *Ergothérapeute*, *op. cit.*, p. 1-4, 10-17.

118. Julien Prud'homme, *Histoire des orthophonistes…*, *op. cit.*, p. 68-73.

Champlain (Verdun) et du Douglas Hospital suivent des formations continues en psychothérapie de la socialisation afin de jouer un rôle plus décisif auprès de patients psychotiques. À l'hôpital Charles-LeMoyne, deux ergothérapeutes adeptes des modalités behavioristes justifient même cette bifurcation en invoquant l'échec, qu'elles jugent avéré, d'une « ergothérapie conventionnelle » qui minait leur statut professionnel[119].

De fait, les ergothérapeutes attendent de ces emprunts à la psychologie qu'ils leur permettent d'agir en professionnelles, c'est-à-dire qu'ils favorisent l'évaluation autonome des patients. C'est le cas au centre de jour de l'hôpital de Granby, où l'ergothérapeute introduit, en 1978, une grille d'identification des déficiences de la « fonction cognitive » et de l'interaction sociale pour évaluer elle-même le « degré de détérioration mentale » de ses patients. À l'hôpital général de Québec (en fait un centre psychogériatrique), l'ergothérapeute s'appuie sur les théories psychologiques de Maslow pour détecter des « besoins psychosociaux » et des « pertes d'autonomie liées à des déficits cognitifs[120] » chez pas moins de 50 % de ses patients, qu'elle oriente vers des thérapies par le groupe ou le positionnement qui remplacent avantageusement les exercices d'éveil. D'autres thérapeutes entreprenantes s'appuient sur des compétences similaires pour s'insérer encore plus dynamiquement dans les canaux de référence de leurs établissements. Au Douglas Hospital, des ergothérapeutes ayant développé des compétences psychothérapeutiques en matière de socialisation parviennent à créer, en 1982, un « groupe de transition » qui facilite l'admission en ergothérapie de patients psychotiques qui, jusque-là, « ne semblaient jamais assez prêts[121] » aux yeux des autres professionnels référents. De même, à l'hôpital Louis Hippolyte-Lafontaine une ergothérapeute fait équipe avec une travailleuse sociale pour dépister, parmi la clientèle psychotique, des patients en « manque d'habiletés psychosociales » qu'elle propose de rencontrer en ergothérapie ; le projet, réalisé en 1987, sera décrit par la Corporation comme une victoire pour « faire

119. *Le Transfert*, 4, 1 (février 1980) : 5-6 ; 7, 1 (mars 1983) : 6-10 ; 15, 3 (septembre 1991) : 9-14 ; 16, 1 (mars 1992) : 13-14 ; *Revue québécoise d'ergothérapie*, 1, 1 (septembre 1992) : 32-36, 83-84.

120. *Le Transfert*, 7, 4 (décembre 1983) : 8-12 ; 14, 1 (décembre 1990) : 9-10.

121. *Le Transfert*, 7, 4 (décembre 1983) : 20-23.

reconnaître notre rôle professionnel[122] » par l'exercice de compétences psychosociales.

Les orthophonistes savent aussi tirer profit des savoirs psychologiques. Dans leur cas, il s'agit d'étendre le champ d'action de la profession au-delà des troubles d'expression d'origine anatomique, vers d'autres types de problèmes langagiers comme les problèmes graves de syntaxe ou de reconnaissance du vocabulaire qui ne découlent pas de lésions physiques. La psychiatrie se présente comme une ouverture vers de tels cas qui, jusque-là, étaient souvent pris en charge par d'autres intervenants. En Beauce, par exemple, la première orthophoniste de la région prend le relais, en 1977, de la clinique psychiatrique d'un sanatorium tenue jusque-là par sœur Marie-Rose Gagné, « une petite religieuse dévouée[123] » et pionnière surprenante des théories béhavioristes dans la région. Étrangères aux ORL et aux physiatres, ces cliniques offrent parfois une option avantageuse aux postes traditionnels, comme pour l'orthophoniste Thérèse Paquet qui, à cette époque, fait le saut à la clinique de pédopsychiatrie de l'hôpital Sacré-Cœur de Québec en réaction à l'absence de reconnaissance professionnelle par ses précédents employeurs. Après 1980, les orthophonistes en psychiatrie, comme les autres du reste, usent régulièrement du vocabulaire psychologique pour diagnostiquer et attribuer une étiologie aux problèmes de langage, en attribuant désormais les troubles d'articulation à des désordres psychoaffectifs ou à des « retards de développement », dans des termes issus de la psychologie[124].

122. *Le Transfert*, 14, 4 (décembre 1990) : 16-17 ; *Revue québécoise d'ergothérapie*, 1, 2 (décembre 1992) : 75. Archives de l'Université de Montréal, boîte 5938, dossier « Stages Rivière-des-Prairies », Brigitte ASSELIN *et al.*, [Mémoire sur les stages en ergothérapie], 1979, p. 5-10.

123. *Fréquences*, 11, 2, 1999 : 18-20.

124. Direction des services de santé, *Directives cliniques…*, *op. cit.*, p. 9-10 et Santé nationale et du Bien-être social Canada, *Directives cliniques en orthophonie et en audiologie*, Ottawa, Santé nationale et du Bien-être social Canada, 1980, p. 9-10 ; *Lignes directrices pour la pratique de l'orthophonie et de l'audiologie*, Ottawa, Santé nationale et du Bien-être social Canada, 1982, p. 17, 43-66. ; Évelyne PERRAS et Normand GAGNÉ, *Les services d'orthophonie à l'école*, Québec, MEQ, 1987, p. 11-13. DeAnna HORSTMEIER *et al.*, *Programme d'exercices de langage*, Montréal, CQEE, 1978, p. 9 ; Marie JULIEN et Dominique LABOUREL, « La rééducation des aphasiques : nouvelles approches », Corporation des orthophonistes et des audiologistes de la province de Québec, *Textes et résumés de textes présentés*

Tant en ergothérapie qu'en orthophonie, l'adoption du vocabulaire psychologique permet ainsi aux thérapeutes de lorgner de plus vastes clientèles. Les larges vues théoriques de la psychologie font miroiter de formidables perspectives professionnelles, car elles embrassent une gamme quasi infinie de comportements humains. Pour les orthophonistes, la psychologie du langage et des interactions symboliques suggère que l'on englobera bientôt tous les échanges humains dans des concepts comme la « communication totale », par lesquels chaque geste significatif, et non seulement articulatoire, deviendra un acte de communication du ressort de l'orthophonie. Les ergothérapeutes, elles, se voient déjà agir sur l'ensemble du « fonctionnement cognitif ». Entre 1974 et 1979, des enseignantes de l'Université Laval et des représentantes de la Corporation des ergothérapeutes s'appuient même sur des concepts issus de la psychologie pour annoncer que l'action ergothérapeutique réunira bientôt l'affinement des sens et la psychologie appliquée des perceptions pour trôner « au plus haut niveau de la taxonomie de Bloom[125] »... et, incidemment, des hiérarchies de la santé.

Ces ambitions ne se concrétisent pas tout à fait. En vérité, les succès les plus éclatants ne surviennent pas en milieu psychiatrique, où l'on recense le plus d'initiatives en ce sens, mais plutôt en réadaptation physique. Aux CR Lucie-Bruneau et Constance-Lethbridge, les interventions « sur le plan physique et psychique » offrent aux ergothérapeutes une bonne manière d'étendre leur clientèle et d'intensifier leurs suivis[126], dont les cliniciennes du Centre Cardinal-Villeneuve se font aussi les championnes à la fin des années 1970. En milieu psychiatrique, par contre, le

au congrès professionnel, Montréal, COAPQ, 1982, p. 123-131. Voir Julien PRUD'HOMME, *Histoire des orthophonistes...*, *op. cit.*, p. 71.

125. *Le Transfert*, 8, 1 (mars 1984) : 18-22. Corporation professionnelle des ergothérapeutes du Québec, *Document sur la pertinence de l'internat en ergothérapie*, Montréal, CPEQ, 1979, p. 3. Québec, ministère du Travail et de la Main-d'œuvre, *Ergothérapeute*, *op. cit.*, p. 5. Julien PRUD'HOMME, *Histoire des orthophonistes...*, *op. cit.*

126. À Constance-Lethbridge, en 1976, les ergothérapeutes consacrent 41 % de leur temps de clinique aux clientèles dites « psychosociales », qui ne comptent pourtant que pour 15 % de leurs patients ; rapport annuel du Centre de réadaptation Constance-Lethbridge, 1976 ; rapport annuel du Centre de réadaptation Lucie-Bruneau, 1979, p. 2.10 ; 1982, 12 ; *Le Transfert*, 4, 1 (février 1980) : 9 ; 15, 2 (juin 1991) : 15-16.

bât blesse au sujet du diagnostic et de la référence des patients. Dans un sondage mené en 1984, plusieurs ergothérapeutes en psychiatrie confirment qu'elles n'y sont que rarement responsables de patients, qui restent sous l'autorité des médecins, et qu'elles y jouent plutôt un rôle supplétif de diversion par l'activité, alors qu'« aucune référence n'est adressée directement à l'ergothérapeute[127] » ; le tiers à peine des thérapeutes disent mener des évaluations proprement ergothérapeutiques. En orthophonie, aussi, les promesses des préceptes psychologiques sont souvent déçues et n'ont qu'un effet limité sur les thérapies, les orthophonistes continuant de traiter des cas articulatoires de moindre conséquence dans le seul but, encore une fois supplétif, d'atténuer les obstacles pratiques à la communication qui entravent les « vraies » thérapies, menées par d'autres.

C'est l'autorité de diagnostiquer qui continue de faire défaut. En clinique psychiatrique, de fait, le fameux vocabulaire psychologique ou psycho-cognitif que s'approprient les thérapeutes demeure l'apanage principal, par définition, des psychologues et des psychiatres qui gardent la main haute sur le tri des patients, leur diagnostic et leur référence. Interprétées par les « psys », les notions de « communication totale » ou de « fonctionnement cognitif » n'atténuent donc guère le caractère résiduel des tâches abandonnées aux orthophonistes et aux ergothérapeutes.

Ces limites, évidentes après 1980, suscitent l'insatisfaction de plusieurs. En ergothérapie, des cliniciennes constatent avec dépit que les outils d'évaluation empruntés aux psychologues, comme la batterie de tests projectifs Azima, servent mal la conquête d'un statut différencié et, selon une clinicienne en psychiatrie, « ne permettent pas de faire suffisamment ressortir leur spécificité vis-à-vis des autres professionnels[128] ». En orthophonie, plusieurs critiquent les usages diagnostiques en vigueur autour d'elles (« j'ai classé tout à l'inverse », indique une stagiaire en 1981[129]), témoignant de la domination d'interprétations différentes des mêmes concepts. Là où les « psys » peuvent à la fois refuser l'admission des cas anatomiques et se garder les « vrais » cas de « communication », il devient même difficile pour les orthophonistes de se constituer une clientèle. Ces contraintes inspirent un

127. *Le Transfert*, 8, 2 (juin 1984) : 5-7.

128. *Le Transfert*, 15, 3 (septembre 1991) : 11-13 ; 9, 4 (décembre 1985) : 12 ; 8, 2 (juin 1984) : 5-7.

129. Archives de l'Université de Montréal, rapports de stages des étudiantes de première année de l'École d'orthophonie et d'audiologie, 1981.

esprit de rébellion, certaines s'échinant à soustraire des cas d'articulation au refus des psychiatres, tandis que d'autres dénoncent les prétentions des psychologues à la « communication ». À la fin des années 1980, les tensions deviennent vives, et c'est un lieu commun qu'expriment des orthophonistes de l'hôpital Rivière-des-Prairies quand elles déplorent à quel point « notre expérience et notre champ d'action sont méconnus même par les professionnels avec lesquels nous travaillons[130] ».

130. Michèle MORENCY et Cécile CHAVY, *Troubles de langage et de communication versus troubles psychiatriques*, Rivière-des-Prairies, HRP, 1989, p. 39.

CHAPITRE III

Nouveaux diagnostics et nouvelles positions, 1985-2010

Les paramédicales des années 1980 exercent dans un contexte qui a peu à voir avec celui de l'après-guerre. Leur environnement a changé. Auparavant surdéterminé par l'autorité du médecin, le travail paramédical se définit désormais par sa position dans l'organigramme imaginé par les réformateurs de l'État. l'administration, proche ou lointaine, a en partie remplacé le médecin à titre d'interlocuteur privilégié, chargé de la distribution des tâches. Même là où des paramédicales dépendent encore d'une relation directe avec le médecin, comme en physiatrie ou en santé mentale, elles profitent d'espaces neufs à partir desquels défier plus franchement les exigences médicales. À cette fin, les paramédicales ont aussi entamé des migrations conceptuelles qui, on l'a vu, les ont éloignées de leurs aires d'expertise originelles.

Ces deux sources de changement, mutation du réseau et migrations conceptuelles, ne se tarissent pas après 1985. Loin de là : leur débit s'accélère, les marchés de la santé se restructurant à nouveau et les paramédicales trouvant, dans la science, des catégories plus à leur mesure. La rencontre entre un marché du travail assoiffé d'expertise et des professions plus volontaires se fait, après 1990, plus fructueuse que jamais, laissant présager un véritable âge d'or pour des paramédicales devenues, au sens plein, de vraies « professionnelles de la santé ».

Après 1985, les effectifs paramédicaux poursuivent sur la lancée des années 1970, continuant à croître de manière effrénée. Dans le réseau public, cette croissance confirme l'omniprésence des paramédicales : de 1991 à 2000, leur poids dans le personnel des établissements publics passe de 14 % à 17 %, et en nombres absolus de 11 161 à 15 983 thérapeutes, soit une hausse de 43 %, alors que l'effectif total du réseau n'augmente « que » de 14 %. Les paramédicales se multiplient plus vite que les infirmières et, surtout, que les médecins spécialistes : on compte désormais, en 1991, trois paramédicales pour deux médecins spécialistes, et ce ratio passe à deux pour un au début du 21e siècle.

Tous les groupes étudiés ici font plus que doubler leurs effectifs entre 1985 et 2005. Les professions de réadaptation physique atteignent un nouvel ordre de grandeur : le nombre de physiothérapeutes passe de 1400 à 3860, le nombre d'ergothérapeutes de 700 à 3230, et le nombre d'orthophonistes de 360 à plus de 1200 durant ces années. Les psychologues suivent la même tangente, passant de 3180 à 7650, et de 800 à 2040 dans les seuls établissements de santé. En travail social, l'effectif total de la profession passe de 2000 à plus de 5400, dont une large part en santé. En tout, du milieu des années 1980 au début du 21e siècle, le nombre des professionnelles étudiées ici passe d'environ 7650 à plus de 21 000 personnes. De ce nombre, plus de la moitié travaille dans le réseau public, les autres se dispersant entre le marché privé des soins (surtout en psychologie ou en physiothérapie) ou d'autres services sociaux, scolaires ou judiciaires (comme plusieurs psychologues, orthophonistes ou travailleuses sociales).

La forte croissance des années 1990 et 2000 est en partie attribuable au développement des écoles de formation. Cela est particulièrement vrai en réadaptation physique où, de 1985 à 2003, le nombre annuel d'admissions passe de 227 à 503 étudiantes par an. Comme auparavant, les recrues sont en grande majorité des femmes. Les professions de réadaptation physique, déjà largement féminines, maintiennent des taux de féminité stables de plus de 90 % en orthophonie et en ergothérapie, et d'environ 80 % en physiothérapie. Le secteur psychosocial, qui entretenait encore une certaine mixité, se féminise de plus en plus : en psychologie, la part de femmes passe de 58 % à 70 % entre 1990 et 2006[1], et, en travail social,

1. Il est à noter que cette féminisation de la psychologie survient alors que se généralise la pratique en privé, la part de psychologues œuvrant en cabinet passant de 21,5 % à 36 % durant la même période. Cette convergence de la pratique

de 71 % à 84 % entre 1981 et 2007. Cette féminisation continue rappelle celle de la médecine elle-même, où la part de femmes passe de 20 % à 38 % entre 1990 et 2005[2].

Comme leurs prédécesseures, les diplômées qui affluent sur le marché du travail après 1990 y trouvent des milieux de pratique chamboulés par des réformes publiques complexes, parfois difficiles à vivre, mais aussi riches en opportunités professionnelles. Dans les années 1990 et 2000, les paramédicales bénéficient toutefois de ressources dont elles ne disposaient pas auparavant : le soutien d'ordres professionnels plus solides et une recherche universitaire dynamique, qui stimulent leurs incursions dans de nouveaux domaines de soins.

Les ordres et les universités : appareils politiques et politiques de la recherche

La hausse des effectifs accroît les revenus des corporations qui, riches aussi des expériences passées, atteignent une certaine maturité politique. Elles encadrent aussi davantage l'activité de leurs membres : outre les inspections et les incitations à un comportement « professionnel », elles jouent un rôle unificateur en exigeant de leurs membres qu'elles standardisent leur tenue de dossiers, ce qui facilite le partage des cas. Ce mûrissement est aiguillonné par l'Office des professions qui, en 1994, réforme la régie interne des corporations qu'on souhaite plus efficaces dans leur rôle officiel de protection du public : les procédures disciplinaires en cas de plainte ou de non-observance des règles, notamment, font l'objet de précisions qui confèrent une plus grande autorité aux corporations. Celles-ci sont pour l'occasion rebaptisées du nom d'« Ordre », si bien que l'on parle après 1994 d'« ordres professionnels » plutôt que de corporations, un mot qui avait fini par acquérir une connotation péjorative.

Du point de vue des « ordres » professionnels, cela dit l'intérêt du public continue de converger avec celui des membres, ce qui justifie de

privée et de la féminisation du travail s'écarte du constat dressé par Johanne Collin qui, en se basant sur l'étude des pharmaciens à une époque légèrement différente, suggérait que la féminisation des professions correspondait plutôt au recul de la pratique libérale et à la généralisation du salariat, *Changement d'ordonnance. Mutations professionnelles, identité sociale et féminisation de la profession pharmaceutique au Québec, 1940-1980*, Montréal, Boréal, 1995, 239 p.

2. André-Pierre Contandriopoulos et Marc-André Fournier, *op. cit.*

consacrer une forte partie de leur temps et de leurs ressources à se faire les porte-parole des professions elles-mêmes. Les ordres intensifient leurs pressions sur les tiers payeurs comme la RAMQ et la CSST, normalisent leurs relations avec les différents ministères et parviennent à siéger plus régulièrement aux comités de travail stratégiques où sont évalués les besoins de santé de la population et les normes d'exercice à respecter. Les déléguées ergothérapeutes et physiothérapeutes, par exemple, cultivent leurs relations à la CSST et à la SAAQ où elles participent à la réécriture des protocoles de référence des accidentés en réadaptation. En militant pour une intensification des soins, les ordres se rapprochent aussi des associations de patients, comme les groupes de pression en faveur des paraplégiques ou des enfants ayant des troubles d'apprentissage, à qui elles offrent ateliers et services de consultants. Cette nouvelle proximité mène à des actions publiques conjointes pour l'obtention de services supplémentaires. Dans le contexte budgétaire périlleux des années 1995-2000, le soutien de ces associations devient un atout politique précieux.

Pour mieux agir sur le plan politique, l'usage efficace des médias devient un enjeu important qui pousse les ordres à investir des sommes considérables dans diverses campagnes de relations publiques. En 1992, la Corporation des physiothérapeutes constate par sondage que la notoriété de la profession est devenue la principale priorité de ses membres[3], et plusieurs ordres embauchent des spécialistes de la publicité pour coordonner de véritables campagnes, comme la campagne « Communiquer, c'est vital » lancée par l'Ordre des orthophonistes et des audiologistes en 1997. L'emploi d'experts en marketing influe d'ailleurs sur l'image publique des professions, que les faiseurs d'images préfèrent associer à des tâches bien connues du grand public mais parfois atypiques de leur pratique réelle : la physiothérapie, par exemple, est de plus en plus associée à la médecine sportive et à l'usage de la glace (dont plusieurs thérapeutes jugent l'importance « surestimée[4] »), tandis que les intervenantes psychosociales se mettent en scène à l'occasion d'évènements traumatiques exceptionnels comme la crise d'Oka de 1990 ou le déluge du Saguenay en 1998.

3. La chose est observable dans plusieurs professions ; en 1995, une nouvelle équipe est ainsi élue à la tête de l'Ordre des inhalothérapeutes en promettant aux membres de « vous mettre sur la "map" », *Inhalo-Scope*, 12, 1 (septembre 1995) : 5.

4. *Physio-Québec*, 13, 4 (mars 1989) : 9.

Dans les années 1990, les ordres achèvent ainsi leur transformation en appareils politiques efficaces dont l'influence, encore limitée si on la compare à celle des médecins, n'en devient pas moins réelle. Cette nouvelle stature leur permet de s'attaquer plus agressivement aux défis propres à la période. Elles agissent, notamment, aux côtés de ces autres institutions de poids que sont les écoles universitaires, qui se découvrent au même moment de tout nouveaux rôles.

Avant 1990, les corporations voient essentiellement l'université comme un lieu de formation et de diplomation. La question des diplômes conserve d'ailleurs une grande actualité : après avoir dû défendre leur place à l'université, plusieurs professions soutiennent désormais la création de diplômes de 2e et 3e cycles, ou souhaitent même faire du 2e cycle le nouveau seuil d'admission à la pratique comme c'est depuis longtemps le cas en orthophonie et en psychologie. Après 2000, les ordres des ergothérapeutes et des physiothérapeutes adressent à l'Office des professions des demandes formelles à cet égard[5], tandis que l'Ordre des psychologues parvient, en 2005, à faire accepter le doctorat comme condition minimale d'accès à la pratique, un usage déjà répandu en Amérique du Nord. En réservant la pratique professionnelle aux titulaires de maîtrises et de doctorats, les paramédicales se rapprochent en quelque sorte de la médecine, tout en désamorçant une fois pour toute la menace d'une substitution par des techniciens.

Les ordres professionnels, cela dit, jettent aussi un œil plus intéressé sur la recherche scientifique menée à l'université. Il faut dire que, dans les écoles paramédicales, la recherche commence tout juste à prendre de l'importance. De 1950 à 1975, en effet, les premières professeures étaient surtout des praticiennes, dépourvues de formation en recherche, et ce n'est qu'à la fin des années 1970 que les écoles ont embauché des chercheuses et jeté les bases d'une activité de recherche significative, bien ancrée dans le champ scientifique. Ce changement découle de l'évolution interne des universités elles-mêmes qui, après 1975, uniformisent la carrière professorale en imposant la recherche subventionnée comme principal critère d'embauche et de promotion, renouvelant en profondeur le personnel enseignant et transformant, progressivement, les écoles universitaires en de véritables

5. Rapport annuel de l'Ordre des ergothérapeutes du Québec, 2004-2005, p. 6 ; 2005-2006, p. 7. Rapport annuel de l'Ordre professionnel de la physiothérapie du Québec, 2005-2006, p. 6.

milieux de chercheuses[6]. Dans le secteur paramédical, le développement de la recherche arrive à maturité à fin des années 1980, en partie grâce à l'ouverture nouvelle d'organismes subventionnaires, comme le Conseil de la recherche médicale du Québec qui, en 1981, élargit ses horizons pour devenir le Fonds de la recherche en santé du Québec (FRSQ).

L'apparition d'équipes spécialisées en recherche renouvelle les rapports entre l'université et la profession. Elle entraîne une certaine fermeture de l'espace universitaire, les professeurs délaissant l'implication professionnelle pour se consacrer à leurs activités scientifiques. Cette autonomisation de la recherche est plutôt bien acceptée, voire encouragée, par les ordres professionnels qui y voient la promesse d'un apport positif à la profession. La recherche dite « clinique » crée de nouveaux points de contact entre les universités, les cliniciennes et leurs établissements, par le biais de projets pilotés depuis l'université mais réalisés dans les milieux de soins avec l'aide des praticiennes. Ces projets deviennent autant de lieux d'échanges entre chercheuses et cliniciennes, et offrent à ces dernières l'occasion d'étendre leurs aspirations cliniques – et professionnelles. De fait, la recherche offre aux paramédicales l'occasion de se familiariser avec des langages qui facilitent l'appropriation de clientèles et d'objets d'intervention depuis longtemps convoités. Pour les cliniciennes, il n'est d'ailleurs pas anodin que la recherche clinique porte surtout sur l'élaboration et la validation de tests ou de normes diagnostiques, qui promettent une alternative au matériel bricolé et aux adaptations approximatives d'épreuves étasuniennes encore souvent utilisées.

Peu à peu, la recherche clinique succède ainsi aux formations privées et même à l'enseignement universitaire comme principal vecteur de renouvellement des cadres conceptuels employés en clinique. Après 1990, les écoles d'orthophonie et d'ergothérapie se muent en lieux de production scientifique vigoureux, dont les jeunes chercheuses investissent les milieux cliniques ouverts à la recherche comme l'IRM, le Centre hospitalier de l'Université Laval ou le centre hospitalier Côte-des-Neiges[7]. En psychologie, où la recherche universitaire est établie depuis longtemps mais entretenait

6. Voir : François HUDON, *op. cit.*, p. 136-146.

7. Julien PRUD'HOMME, *Histoire de l'École d'orthophonie et d'audiologie de l'Université de Montréal, 1956-2002. Des luttes professionnelles à l'épanouissement disciplinaire*, note de recherche du Centre interuniversitaire de recherche sur la science et la technologie, Montréal, CIRST, 2006, 49 p.

jusque-là des rapports ténus avec la pratique, les contacts entre les deux mondes se font aussi plus systématiques[8]. Mieux, là où la recherche peine à éclore, comme en travail social et en physiothérapie, ce sont les corporations/ordres qui cherchent à la stimuler, en l'attente de retombées utiles pour la profession. Au début des années 1980, les écoles de service social sont même vertement critiquées dans le reste de la profession pour leur incapacité à animer une réelle activité de recherche et à renouveler le vocabulaire clinique. Dès 1978, des étudiants exprimaient lucidement leurs griefs et leurs attentes à cet égard: « Quant au travail social, quand on sait qu'il subit présentement une dévaluation, il est surprenant qu'on ne développe pas davantage de recherches pour le redéfinir, lui trouver d'autres "débouchés"[9]. » En physiothérapie, après 1991, la corporation cherche aussi à stimuler le décollage d'une recherche qui tarde à suivre le rythme de l'ergothérapie et de l'orthophonie. Par son organe, le *Physio-Québec*, elle encourage les vocations, offre des guides et des modèles de recherche clinique, et souligne que la recherche « entraîne de meilleurs résultats et une plus grande crédibilité... Être crédible, c'est avoir la possibilité d'influencer son milieu et de faire valoir sa vision des choses[10]. » En 1995, l'Ordre des physiothérapeutes augmente même sa cotisation pour créer un fonds de recherche clinique, présenté comme « un pas vers l'établissement des bases scientifiques de notre profession » et destiné à « prouver l'efficacité de nos interventions tant évaluatives que thérapeutiques[11] » pour mieux convaincre, notamment, « des tiers payeurs qui concluent trop facilement que certaines

8. Dans les années 1960, la communauté des psychologues tend à opposer « la psychologie comme science et comme profession » et les cliniciens aux « académiciens-recherchistes » ; nombre de ces derniers refusent d'ailleurs ostensiblement d'être membres de la Corporation et, à la fin des années 1970, des querelles ouvertes opposent les chercheurs universitaires à la Corporation et même à leurs propres étudiantes, dont des représentants qualifient avec dédain la recherche fondamentale d'études en « ratologie » – des griefs encore vivaces au début des années 1980.

9. Archives de l'Université de Montréal, boîte 882, Nicolas ARGERIS *et al.*, *Analyse critique des stages en intervention sociale collective, bacc. I. Dossier*, Montréal, École de service social de l'Université de Montréal, 1978, p. vii. ; Comité d'étude sur l'École de service social, *Rapport des activités et des recommandations*, Montréal, École de service social de l'Université de Montréal, 1980, 24 p.

10. *Physio-Québec*, 16, 3 (hiver 1991) : 11.

11. *Physio-Québec*, 20, 3 (hiver 1995) : 11-21.

interventions en physiothérapie sont inefficaces[12] ». À terme, tant la physiothérapie que le travail social parviennent à faire éclore, à leur tour, une significative activité de recherche. En travail social, on voit apparaître des équipes interuniversitaires comme le Laboratoire de recherche sur les pratiques et les politiques sociales, constitué en 1992 et qui accueille, après 1997, une équipe consacrée à la santé. En physiothérapie, l'essor de la recherche est facilité par le mise sur pied, en 1989, de consortiums subventionnés par le FRSQ et au sein desquels des chercheurs se taillent une place éminente, comme la pionnière Carol Richards de l'Université Laval qui y développe des thèmes propres à la physiothérapie, comme l'usage de systèmes isokinétiques à des fins d'évaluation[13].

Pour les ordres, l'intérêt de la recherche clinique semble net : en produisant des outils d'évaluation et en renouvelant les langages cliniques, la recherche consolide le statut de la profession et facilite l'insertion des thérapeutes dans de nouveaux champs d'intervention. À ce titre, elle se présente comme une ressource précieuse pour la conquête de tâches plus qualifiantes. Ce soutien conjoint des ordres et des écoles universitaires à la conquête de nouveaux rôles cliniques ne reste pas lettre morte. Dans plusieurs secteurs, il est stimulé par des courants d'idées particulièrement favorables aux visées des paramédicales, comme le mouvement de la réadaptation « fonctionnelle ».

L'aiguillon de la réadaptation fonctionnelle

Après 1985, l'univers de la santé en général et de la réadaptation en particulier connaît l'influence croissante d'un nouveau courant, dit de la « réadaptation fonctionnelle ». Le mouvement naît de propositions de l'Organisation mondiale de la santé (OMS), relayées au Québec par l'Office des personnes handicapées du Québec à partir de 1984. L'OPHQ, qui collabore avec des associations de patients, désapprouve l'écartèlement des patients entre une multitude de professionnels et promeut plutôt l'usage d'un cadre conceptuel unifié. Inspiré d'une grille d'analyse parrainée par l'OMS, un nouveau cadre théorique dit « fonctionnel », la Classification internationale des déficiences, incapacités et handicaps

12. *Physio-Québec*, 24, 4 (printemps 2000) : 5.

13. *Physio-Québec*, 7, 3 (septembre 1982) : 24 ; 20, 3 (hiver 1995) : 15 ; 22, 1 (été 1997) : 6, 13.

(CIDIH), est proposé pour restaurer la cohérence entre les interventions, en identifiant les problèmes non plus dans des termes étiologiques propres à chaque spécialité mais plutôt en termes de « handicaps », c'est-à-dire d'entraves concrètes vécues par le patient et qui transcendent les disciplines. Les critères diagnostiques et l'objectif de la thérapie s'en trouvent, en principe, considérablement changés, car un tel diagnostic fonctionnel n'enjoint plus tant à guérir la déficience qu'à outiller l'handicapé pour en limiter les effets sur sa vie quotidienne et son intégration sociale. Au Québec, cette perspective prend corps avec le Comité québécois sur la CIDIH, un organisme de recherche clinique fondé en 1986 à l'initiative de l'OPHQ ; son principal animateur, le chercheur Patrick Fougeyrollas, est aussi un acteur en vue en deuxième ligne, directeur des services professionnels du Centre François-Charon puis responsable des activités scientifiques au nouvel Institut de recherche en déficience physique du Québec (IRDPQ) créé à Québec en 1995[14]. En 1991, le Comité et l'Office franchissent un pas important dans l'opérationnalisation de leur philosophie en imposant dans les établissements de réadaptation l'usage du « plan de services », une liste unique des objectifs poursuivis par chaque spécialiste auprès d'un même patient et dont la rédaction doit inciter les thérapeutes à se concerter[15].

Les principes de la réadaptation fonctionnelle sont aussi promus par des cliniciens de toute obédience, qui en diffusent les rudiments dans leurs publications professionnelles ou des activités de formation. Parce qu'elle constitue un appel vibrant à élargir les perspectives soignantes au-delà des diagnostics classiques, l'approche fonctionnelle se présente aux paramédicales comme un formidable tremplin pour leurs propres aspirations. Les orthophonistes et les ergothérapeutes, notamment, y trouvent les éléments

14. Rapport annuel du Centre François-Charon, 1989, p. 8 ; 1996, p. 2-3. Julien Prud'homme, *Histoire des orthophonistes…, op. cit.*, p. 90-93.

15. Archives de l'Ordre des orthophonistes et des audiologistes du Québec, résumés du congrès de 1982, Patrick Fougeyrollas, « Un défi des années 1980 », p. 133-138. Office des personnes handicapées du Québec, *À part égale*, Drummondville, OPHQ, 1991, p. 6-7, 11, 20, 27 ; Djamila Benadelkader et Michel Gignac, « Plan de services et plan d'intervention individualisé », Association québécoise pour les enfants audimuets, *Actes du colloque sur l'audimutité*, Montréal, AQEA, 1994, p. 76. Sur l'histoire de la CIDIH, voir : Anne-Marie Begue-Simon, « Comment mesurer le handicap ? », Arlette Lafay (dir.), *Le statut du malade, XVIe-XXe siècle*, Paris, L'Harmattan, 1991, p. 139-153.

d'un langage alternatif qui, soutenu par l'OPHQ, a déjà gagné ses lettres de créance politiques. La Corporation des ergothérapeutes exprime très tôt son vif soutien à l'approche fonctionnelle. Dès 1985, elle invite ses membres à s'approprier le vocabulaire de la CIDIH et presse l'État de réorganiser sur ses bases l'ensemble des programmes de soins ; encore en 1997, le lobby de l'Ordre des ergothérapeutes passe en bonne partie par la promotion de la CIDIH. L'impact du mouvement sur les habitudes cliniques est réel ; après 1985, on trouve, en clinique, plus de références à des exercices ancrés dans la réalité quotidienne du patient. Chez les orthophonistes et les ergothérapeutes, il stimule l'usage d'exercices axés sur la conversation ouverte ou les activités de la vie quotidienne. Par ces exercices et ces objectifs d'intégration, c'est d'ailleurs toute la vie quotidienne qui entre dans l'orbite de la thérapie : la réintégration du patient à la vie normale exige la mobilisation des membres de son entourage, comme les parents et les conjoints, qu'on veut « habiliter » à favoriser la récupération. L'intérêt pour l'intégration des parents, notamment, entraîne la diffusion de diverses méthodes comme, en orthophonie, le programme Hanen, mis au point à McGill depuis 1977, qui vise la formation des parents à la stimulation du langage.

Il faut préciser, cependant, que les paramédicales soutiennent surtout le courant fonctionnel dans ses termes les plus généraux, et de manière parfois sélective. En effet, si les thérapeutes appuient bien l'idée d'un rebrassage des cartes diagnostiques, elles se désintéressent du projet, pourtant au cœur de la CIDIH, d'une taxonomie unique des handicaps formulée de manière centralisée par des chercheurs qui seraient plus près de l'État que de leur propre profession[16]. Par conséquent, sur le terrain, la vague fonctionnelle a des effets ambigus.

16. *Le Transfert*, 5, 2 (mai 1981) : 3 ; 5, 3 (août 1981) : 3 ; 8, 2 (juin 1984) : 8-9 (CPEQ-86, p. 5-13, 31, 37 ; 9, 3 (septembre 1985) : 6-7, 14. Rapport annuel de la Corporation professionnelle des ergothérapeutes du Québec, 1991, p. 1 ; 1992, p. 3 ; 1996, p. 7. Archives de l'Université de Montréal, boîte 5940, Andrée Forget, *Rapport au Groupe de travail…, op. cit.*, p. 1-3, 9-10 ; boîte 5938, dossier « Correspondance CPEQ », lettre de L. Petitclerc à G. Cloutier, 17 mars 1986. Corporation professionnelle des ergothérapeutes du Québec, *Mémoire au sujet d'un programme-cadre de réadaptation pour les bénéficiaires de soins de longue durée*, Montréal, CPEQ, 1984, p. 14-18, 34-35 ; *Commentaires concernant les propositions du document À part… égale*, Montréal, CPEQ, 1985, non paginé. Ordre des ergothérapeutes du Québec, *Les pratiques professionnelles en ergothérapie*, Montréal, OEQ, 1997, p. 3-9. Isabelle Émond et Stéphane Mercier, *Rapport du groupe de travail portant sur la CIDIH et la PQ-CIDIH*, Montréal, OEQ, 1996, p. 19-20.

D'un côté, elle entraîne bien un remodelage des catégories qui déterminent l'admission et l'orientation des patients. Dans la plupart des établissements, des programmes jadis consacrés à des populations définies par une étiologie précise, comme des services de « paralysie cérébrale » ou « post-AVC », s'ouvrent à des patients qui ne souffrent pas de ces maux précis mais semblent quand même susceptibles de profiter des mêmes soins, dans la mesure où ils présentent des handicaps comparables. Peu à peu, les programmes des établissements changent de dénominations au profit d'appellations plus génériques, comme la « déficience motrice » ou les « troubles de développement », qui ne renvoient plus à une étiologie précise et accueillent une plus large gamme de patients.

D'un autre côté, les paramédicales profitent surtout de ces perspectives renouvelées pour introduire des modalités de soins et des concepts diagnostiques toujours plus propres à leurs professions respectives, accentuant plus qu'elles ne réduisent la spécificité et la clôture de chaque groupe. À l'IRM, par exemple, l'implantation du « plan de service fonctionnel », entre 1989 et 1992, donne l'occasion aux cliniciennes d'introduire de nouvelles grilles d'évaluation, comme la *Functionnal Independance Measure* en ergothérapie ou une grille inspirée du Bobath en physiothérapie, qui ne transcendent pas mais sont plutôt associées à l'une ou l'autre profession en particulier[17]. Comme on le verra, des professionnelles de la réadaptation physique se montrent particulièrement promptes à saisir ces occasions.

Les nouveaux territoires de la réadaptation physique

Après 1985, la quête de territoires neufs par les professionnelles de la réadaptation physique prend de nouvelles tangentes. Les orthophonistes, les ergothérapeutes et, dans une moindre mesure, les physiothérapeutes rehaussent leur statut de manière marquée grâce à l'emploi de diagnostics renouvelés, très différents de leurs tentatives antérieures. Ceux-ci prennent

17. Rapport annuel de l'Institut de réadaptation de Montréal, 1992, p. 3.2. (Arsenault-95). Institut de réadaptation de Montréal, *Journée d'échange clinique sur l'implantation du programme de rééducation fonctionnelle*, Montréal, IRM, 1989, p. 2.1-2, 11 ; *Journée d'échange clinique sur l'implantation du programme de rééducation fonctionnelle*, Montréal, IRM, 1990, p. 1.1-2, 2.1-8. Élisabeth Dutil et al., *Évaluation de la fonction du membre supérieur chez le sujet hémiplégique. Protocole d'évaluation*, Montréal, Institut de réadaptation de Montréal / École de réadaptation de l'Université de Montréal, 1990, 38 p.

diverses formes. Certaines cliniciennes, surtout en physiothérapie, prennent des trains déjà en marche pour investir de nouvelles significations des catégories déjà anciennes comme les blessures de la moelle épinière ou les séquelles d'un AVC. À la remorque d'autres acteurs, ces entreprises reproduisent l'éclatement et les dépendances de la période précédente. D'autres thérapeutes parviennent toutefois mieux à implanter, dans leurs milieux, des diagnostics neufs qui leur donnent accès à des clientèles jusque-là hors de portée, ou même à en constituer de nouvelles. Les ergothérapeutes et les orthophonistes, en particulier, réinventent ainsi leur place en clinique et, avec elle, une partie du réseau de la santé.

En physiothérapie : l'investissement de catégories exogènes

Les clientèles classiques de la réadaptation physique, comme les victimes d'AVC, de lésions médullaires ou de blessures orthopédiques, ont été modelées dans l'après-guerre par les intérêts des médecins spécialistes. Les médecins, pour cette raison, y jouent encore un rôle pivot, les patients ne transitant vers les paramédicales que sur leur recommandation. C'est donc principalement sous l'action des médecins et des administrations que les pratiques se renouvellent, considérablement d'ailleurs.

Dans le domaine des lésions de la moelle épinière, par exemple, ce sont les intérêts de médecins spécialistes, notamment des urologues, qui, avec l'appui des administrations du MSSS et des établissements, aiguillonnent une certaine intensification des soins. Après 1990, le Ministère coordonne ainsi le resserrement des filières de références autour de corridors précis : à Montréal, les nouveaux blessés médullaires sont désormais acheminés de l'hôpital du Sacré-Cœur, puis à l'IRM et au CR Lucie-Bruneau, une systématisation des références en réadaptation qui augmente de 20 % la clientèle médullaire de l'IRM entre 1997 et 1999. Peu impliquées dans ces décisions, les paramédicales profitent des créations de postes qu'entraîne ce rehaussement des services. D'autres programmes anciens s'ouvrent à de nouvelles populations. Certains services aux victimes d'AVC se déclarent ainsi adéquats pour l'accueil de patients souffrant de maladies dégénératives, comme la sclérose en plaques ou le Parkinson, qui peuvent profiter d'activités propres aux post-AVC comme l'entraînement au contrôle de l'articulation ou à la déglutition. Accueillis en nombre toujours croissant, toutefois, ces cas deviennent progressivement une population en soi, qui appelle des services spécifiques. Au CR Constance-Lethbridge, leur part dans les unités « neurologiques » augmente ainsi de 50 % entre 1994 et 1998 ; au CR Lucie-Bruneau de 1994 à 2002, cette clientèle croît de 363 % pour dépasser en nombres absolus celle des services post-AVC. Ces deux centres réagissent en mettant sur pied des équipes spéciales comptant orthophonistes, ergothérapeutes, physiothérapeutes, psychologues et travailleuses sociales. Ces équipes, en plus de rompre avec la visée originelle de réinsertion socioprofessionnelle de ces centres, permettent aux paramédicales d'étendre leur activité à l'évaluation des entraves cognitives ou communicationnelles propres aux maladies dégénératives[18]. Au CR Lucie-Bruneau, des physiothérapeutes et des ergothérapeutes s'intéressent ainsi à des symptômes méconnus de ces conditions, comme les troubles du sommeil ou une fatigue excessive, qui inspirent de nouvelles thérapies axées sur l'exercice physique et la gestion de l'énergie. Or, tous ces nouveaux objets d'intervention ont en commun d'avoir été d'abord relevés, identifiés et adressés par des médecins hospitaliers – au CR Lucie-Bruneau, par exemple, la majorité des cas de maladies dégénératives sont acheminés de l'hôpital Notre-Dame de Montréal et de l'Institut neurologique de Montréal – qui sont d'ailleurs souvent à l'origine des demandes pour de nouveaux services[19].

Dans ces cas, on le voit, l'initiative et le diagnostic des médecins offrent de réelles opportunités aux paramédicales. Ils revêtent une impor-

18. Rapport annuel du Centre de réadaptation Lucie-Bruneau, 1991, p. 8 ; 1995, p. 19 ; 2004, p. 18 ; 1994-2002 ; rapport annuel du Centre de réadaptation Constance-Lethbridge, 1984, p. 8, 25-26 ; 1985, p. 32 ; 1986, p. 24, 29, 38-39 ; 1989, p. 5 ; 1991, 5 ; 1994, p. 3-4 ; 1996, p. 3 ; 1997, p. 10 ; 1999, p. 4 ; 2003, p. 2 ; 2004, p. 3 ; 2005, p. 4. Centre de réadaptation Lucie-Bruneau, *Demi-journée d'échanges*, 1997, Montréal, CRLB, non paginé ; *Cahier de formation*, *op. cit.*, p. 18-28. Centre de réadaptation Constance-Lethbridge, *Évaluation de programmes. Programmations*, Montréal, CRCL, 2004, [n.p.], section I, p. 7-8, 15-16, 22, 31, 38-41, section II, p. 27, section IV, p. 8, 18-19, 39, 45-54. Régie régionale de la santé et des services sociaux de Montréal Centre, *Monographies des programmes de réadaptation en déficience motrice adulte offerts par le CRLB, le CRCL et l'IRM*, Montréal, RRSSS-MC, 1998, p. 19-20, 93, 106-26-127.

19. Rapport annuel du Centre de réadaptation Lucie-Bruneau, 1989, p. 26 ; 1990, p. 19. Régie régionale de la santé et des services sociaux de Montréal Centre, *Monographies…*, *op. cit.*, p. 15, 17. Centre de réadaptation Constance-Lethbridge, *Évaluation de programmes*, *op. cit.*, section I, p. 33. Centre de réadaptation Lucie-Bruneau, *Analyse concernant les besoins des adultes ayant des problèmes évolutifs neurologiques ou musculaires*, Montréal, CRLB, 1988, p. 12-19, 43-50.

tance particulière pour les physiothérapeutes, historiquement loties d'une plus grande proximité avec la médecine. Encore après 1985, la physiothérapie, du moins au sein du réseau public, se renouvelle ainsi surtout dans le sillage médical. Parfois, comme auprès des blessures orthopédiques, l'introduction, lente, de la thérapie manuelle permet à des physiothérapeutes de s'aménager une place plus spécifique, alors que des tâches anciennes comme les traitements d'hydrothérapie sont déléguées à des infirmières. La thérapie manuelle aide aussi des thérapeutes à se tailler une place auprès de clientèles nouvellement définies et adressées par des médecins.

C'est le cas auprès des clientèles de douleur chronique. Si les physiothérapeutes sont depuis longtemps en contact avec la douleur, notamment depuis leurs cliniques d'orthopédie où elles utilisent le froid, la chaleur et l'électricité auprès de cas d'arthrite ou de maux de dos, celle-ci se présente toutefois comme un objet malaisé en raison de ses mauvais pronostics; encore en 1990, le traitement de la douleur suscite une certaine réserve chez plusieurs cliniciennes[20]. Dans ce domaine, les principales innovations viennent des médecins rhumatologues qui introduisent, après 1990, de nouvelles catégories pour décrire la douleur chronique. Des diagnostics plus génériques réunissent en un bloc des clientèles autrefois éparses, aux douleurs d'origine inconnue ou indéfinie, donnant un nouveau poids à des populations autrefois peu considérées. Dans les années 1990, ces diagnostics, parfois vagues, intéressent un nombre croissant de physiothérapeutes qui y voient une ouverture à l'implantation du vocabulaire de la thérapie manuelle. De 1993 à 1995, un diagnostic particulier, l'« algodystrophie », qui regroupe d'anciens diagnostics à l'étiologie imprécise, suggère à des physiothérapeutes d'attribuer la douleur à une irriga-

20. *Physio-Québec*, 18, 4 (printemps 1994) : 9-17, 24-25. Rapport annuel du Centre de réadaptation Constance-Lethbridge, 1985, p. 25, 28 ; 1986, p. 17, 38-39 ; 1990, p. 2 ; 1991, p. 5 ; 1992, p. 5-7 ; 1993, p. 6 ; 1994, p. 2 ; 1997, p. 10 ; 2000, p. 4 ; 2001, p. 12 ; 2002, p. 1 ; 2005, p. 4 ; rapport annuel de l'hôpital Notre-Dame de Montréal, 1995, p. 24. Régie régionale de la santé et des services sociaux de Montréal Centre, *Monographies…*, *op. cit.*, p. 91-95. Centre de réadaptation Constance-Lethbridge, *Évaluation de programmes*, *op. cit.*, section III, p. 122-123, section V, p. 24-25, section VIII, p. 21, 46-51, 105-106. Centre Cardinal-Villeneuve, *Programme musculo-squelettique*, *op. cit.*, p. 9, 23. D. DUQUETTE *et al.*, *Répertoire des programmes de traitements de la douleur chronique de la région de Montréal*, Montréal, CRCL, 1999, p. 2.

tion malsaine du tissu conjonctif, qui devrait mener tout droit à l'usage de la thérapie manuelle. Cet espoir est cependant déçu : l'algodystrophie est détrônée par une autre dénomination, la « fibromyalgie », qui finit par s'imposer pour désigner l'ensemble des douleurs chroniques sans manifestation objectivable. Originellement formulé, dans les années 1970, pour décrire « les troubles mal définis de la douleur musculo-squelettique », le diagnostic de fibromyalgie prend son envol clinique après avoir été délesté, au milieu des années 1980, de ses composantes psychosomatiques pour devenir un profil symptomatologique apte à « faire reconnaître l'existence de la maladie comme une entité pathologique[21] », entérinée à titre de « syndrome » par l'American College of Rheumatology en 1990 et par le Collège des médecins du Québec en 1996. Implantée en clinique par des médecins, « cette maladie nouvelle » laisse peu de place à la thérapie manuelle et engage plutôt les physiothérapeutes à des approches plus classiques, encore fondées sur le conditionnement physique et l'assouplissement des muscles[22].

Aux établissements, la fibromyalgie fournit une base diagnostique qui facilite tant l'accueil de nouveaux patients que l'embauche de paramédicales pour les desservir. Entre 1993 et 1995, par exemple, les CR Constance-Lethbridge et Lucie-Bruneau créent des unités de « rhumatologie » formées de physiothérapeutes et de quelques ergothérapeutes et psychologues, alimentées en référence par des cabinets médicaux et des hôpitaux ; à Constance-Lethbridge, la population « fybromyalgique » représente vite plus de 20 % du nombre total d'admissions au Centre et, en 2005, cumule la plus longue liste d'attente de l'établissement[23]. Exogènes

21. Michelle BERNIER, Le vécu des femmes atteintes de fibromyalgie, mémoire de maîtrise (service social), Université Laval, 2001, p. 11-14.

22. *Physio-Québec*, 15, 3 (décembre 1990) : 8 ; 18, 1 (été 1993) : 8-12 ; 18, 2 (automne 1993) : 12-13 ; 18, 4 (printemps 1994) : 9-18, 24-25 ; 19, 2 (décembre 1994) : 18 ; 19, 3 (février 1995) : 21 ; 19, 4 (avril 1995) : 17 ; 21, 3 (hiver 1997) : 8 ; 21, 4 (printemps 1996) : 9.

23. Rapport annuel du Centre de réadaptation Constance-Lethbridge, 1993, p. 6 ; 1994, p. 3 ; 1996, p. 3 ; 2000, p. 11 ; 2003, p. 2, 7 ; 2004, p. 2 ; 2005, p. 4. Régie régionale de la santé et des services sociaux de Montréal Centre, *Monographies…*, *op. cit.*, p. 18-20, 78, 91-93, 106, 127-130. Centre de réadaptation Constance-Lethbridge, *Évaluation de programmes*, *op. cit.*, section V, p. 20-21, section VIII, p. 17, 24-25. Centre de réadaptation Lucie-Bruneau, *Programme de réadaptation pour les personnes atteintes de fibromyalgie*, Montréal, CRLB, 1994, p. 1 ; *Programme des*

à la profession, les catégories de la douleur ne comblent toutefois pas toutes les aspirations. Les médecins hospitaliers n'adressent pas toujours les clients désirés, envoyant des cas jugés trop lourds ou trop « classiques », qui requièrent surtout les vieilles modalités propres aux maux de dos. Bien qu'elle varie d'un endroit à l'autre, la réalité des soins en douleur chronique demeure ainsi généralement en-deçà des espoirs formulés par les thérapeutes elles-mêmes.

Aux physiothérapeutes, les catégories médicales offrent ainsi un bénéfice réel, mais aléatoire et collatéral aux intérêts d'autrui. D'autres catégories paraissent plus prometteuses. Elles restent toutefois empruntées. Un temps, l'Ordre des physiothérapeutes s'intéresse ainsi à l'ergonomie, une discipline dominée par les ingénieurs et les psychologues industriels. Parce qu'elle n'est pas taillée à la mesure de la profession, elle demeure peu généralisable au groupe entier. Malgré le succès local de certaines, l'Ordre doit constater que les quelques thérapeutes qui y améliorent leur sort n'y parviennent qu'en s'éloignant de leur formation initiale en physiothérapie[24].

Cette inaptitude à la généralisation est une limite inhérente aux approches exogènes, même en l'absence de médecins. Les innovations les plus riches n'échappent pas à cette limite, comme c'est le cas dans le secteur de la rééducation périnéale et des soins périnataux. À partir de 1988, des physiothérapeutes hospitalières importent d'Europe une expertise médicale relative au traitement de l'incontinence urinaire et notamment, chez les femmes, de l'incontinence à l'effort consécutive à un accouchement. Cette expertise est très qualifiante car elle permet à la physiothérapeute d'évaluer elle-même les « troubles physiologiques responsables de l'incontinence[25] » et d'accroître son rôle thérapeutique par l'emploi du toucher, par exemple par le Mézières. À terme, elle sert aussi de tremplin vers la préparation des femmes à l'accouchement : à l'hôpital de Granby, une physiothérapeute, qui s'est dotée de formations continues auprès de médecins européens, s'adjoint ainsi une clientèle périnatale, avec les encouragements de l'Ordre qui y voit la parfaite illustration d'un déve-

personnes présentant une pathologie du système locomoteur, op. cit., p. 2-3. Yves LARDON, *Programme d'intégration dans la communauté. Rapport de stage*, Montréal, Centre de réadaptation Lucie-Bruneau, 1997, p. 13. D. DUQUETTE *et al.*, *op. cit.*

24. *Physio-Québec*, 21, 3 (hiver 1997) : 5, 16-18, 26.

25. *Physio-Québec*, 13, 3 (décembre 1988) : 4-7, 14.

loppement professionnel réussi. Parce qu'elle requiert des compétences exogènes à la profession et calibrées pour une clientèle qui lui reste marginale, la rééducation périnéale et pelvienne n'est toutefois pas destinée à se généraliser : en 1995, malgré une forte campagne de formation soutenue par l'Ordre, l'approche n'est encore employée que par 70 physiothérapeutes, soit 2,5 % de la profession, et ne contribue qu'au succès local d'un petit nombre de pionnières[26].

Toutes ces limites, attribuables au caractère exogène des catégories investies, résultent de la proximité historique des physiothérapeutes avec les domaines médicaux, mais aussi d'un intérêt inégal au sein de la profession pour des cadres d'interprétation originaux. En 1988, la Corporation des physiothérapeutes se plaignait d'ailleurs déjà du faible engouement suscité par les nouvelles catégories. Le fait ne doit sans doute pas être perçu comme un échec, mais comme le signe d'une diffusion peut-être plus inégale, parmi les physiothérapeutes, d'un idéal « professionnel » fondé sur l'autonomie de pratique, tel qu'il se manifeste dans d'autres groupes paramédicaux. La comparaison, en effet, montre que les disciplines « sœurs » de la physiothérapie, soit l'ergothérapie et l'orthophonie, expriment une ambition diagnostique beaucoup moins équivoque au cours des mêmes années.

En ergothérapie : l'activité réhabilitée et les problèmes cognitifs

Au début des années 1980, on l'a vu, les ergothérapeutes sont elles aussi confrontées aux limites de cadres théoriques exogènes. La psychiatrie s'étant montrée rétive à l'élargissement de leur pratique, le marché de l'emploi devient vite saturé : de 1981 à 1989, la part d'ergothérapeutes travaillant en psychiatrie chute de 35 % à 19,5 %, le secteur créant à peine une trentaine de nouveaux emplois durant cette période. De plus, celles qui y travaillent renoncent à leurs velléités d'intervention les plus psychologisantes pour revenir à une pratique proche de la médecine physique[27]. Or, les contraintes de la médecine physique, qui avaient inspiré cette incursion

26. *Physio Québec*, 18, 3 (hiver 1993) : 27 ; 20, 3 (hiver 1995) : 7 ; 21, 3 (hiver 1997) : 21. Rapport annuel de l'Ordre des physiothérapeutes, 2001, p. 8, 16.

27. Rapport annuel de la Corporation professionnelle des ergothérapeutes du Québec, 1981-1987 ; 1992, p. 11 ; 1993, p. 13.

en psychologie, demeurent bien réelles. Le vocabulaire traditionnellement employé pour y aborder les problèmes de coordination ou d'endurance ne permet pas aux ergothérapeutes d'aborder les problèmes plus amples, ceux de la cognition ou la sensorialité, auxquels elles aspirent. En attendant, les objets physiques classiques demeurent proches de la physiothérapie ou des zones d'autorité médicale dont on avait voulu s'éloigner[28].

Plusieurs ergothérapeutes cherchent donc encore à se renouveler. En parallèle, une autre clientèle, la clientèle gériatrique, croît en importance : de 1981 à 1989, la part d'ergothérapeutes travaillant auprès de cette population passe de 14 % à 27,5 %, soit, en nombres absolus, de 70 à environ 285 thérapeutes engagées tant en centre hospitalier qu'en centre de longue durée. Cette population, parce qu'elle présente un profil différent, appelle au renouvellement des pratiques. Au début, de 1982 à 1985, les principales innovations s'appuient encore sur des modalités inspirées de la psychologie, comme les groupes de discussion. Assez vite, cependant, des entreprises plus ambitieuses déblaient de nouveaux intérêts, comme la sensorialité. Et, fait important, des cliniciennes s'inspirent désormais d'approches théoriques proprement ergothérapeutiques, plutôt que psychologiques. En puisant à des articles de l'*American Journal of Occupational Therapy*, les thérapeutes d'établissements gériatriques comme les centres Saint-Georges (en Beauce) et J.-H.-Charbonneau (à Montréal) en viennent à interpréter les pertes d'attention ou de conscience de la clientèle âgée en termes, propres à la profession, de « déprivation sensorielle » et « d'intégration sensorielle »[29]. De 1985 à 1995, les ergothérapeutes délaissent la psychologie au profit d'un vocabulaire qui attribue aux problèmes cognitifs des causes proprement sensorielles et dont le traitement devient plus clairement le propre de l'ergothérapie. Ces catégories confèrent du coup aux modalités ergothérapeutiques, comme l'activité, un rôle thérapeutique pertinent en matière de cognition, facilitant l'exploration de nouvelles clientèles.

Le mouvement déborde la seule gériatrie. Dès 1980, on trouve, aux services pédiatriques de l'hôpital Sainte-Justine ou à la commission scolaire

28. *Le Transfert*, 4, 1 (février 1980) : 6-7 ; 6, 3 (septembre 1982) : 10-12 ; 9, 4 (décembre 1985) : 9-11.

29. Rapport annuel de la Corporation professionnelle des ergothérapeutes du Québec, 1981-1989. *Le Transfert*, 6, 4 (décembre 1982) : 8-11 ; 8, 3 (septembre 1984) : 17-18 ; 8, 4 (décembre 1984) : 8-9 ; 9, 1 (mars 1985) : 2 ; 9, 2 (juin 1985) : 18-19 ; *Revue québécoise d'ergothérapie*, 5, 3 (août 1981) : 8-11 ; 10, 1 (mars 1986) : 17-19 ; 13, 1 (avril 1989) : 14 ; 2, 3 (septembre 1993) : 91-94.

Jérôme-Le Royer sur l'île de Montréal, les traces d'une nouvelle pratique de « stimulation sensorielle », à des fins d'amélioration cognitive, auprès d'enfants déficients intellectuels. Dans les années 1980, l'approche la plus en vogue est l'« intégration sensorielle », d'abord conçue à l'attention de jeunes enfants montrant des troubles d'apprentissage. Originaire de Californie, l'intégration sensorielle prend pour objet la capacité du cerveau à organiser l'information transmise par les sens et propose aux problèmes cognitifs une étiologie basée sur la sensorialité. Accompagnée d'une batterie de tests standardisés, cette approche plutôt pointue sera, dans les années qui suivent, adaptée à de multiples sauces par des ergothérapeutes désireuses d'adapter la formule à leur propre situation. À Sherbrooke, une ergothérapeute exerçant en privé, qui a suivi la formation en Californie, partage entre 1991 et 1993 son expérience avec des collègues qui en emploient les rudiments pour lancer une intervention cognitive auprès d'enfants victimes, non pas de troubles intellectuels, mais plutôt de retards psychomoteurs. Comme l'usage des tests californiens est légalement réservé aux titulaires de la formation, ces thérapeutes bricolent une nouvelle batterie en cumulant divers tests anciens ou récents, dont des documents maison empruntés au service d'ergothérapie de l'hôpital Sainte-Justine. D'autres thérapeutes étendent elles aussi l'emploi de l'intégration sensorielle à des clientèles imprévues. À l'hôpital psychiatrique Rivière-des-Prairies, entre 1988 et 1990, deux ergothérapeutes intègrent l'approche à une grille d'évaluation maison pour observer le comportement corporel d'enfants psychotiques, d'une manière qui, selon ces auteures, « donne un sens plus grand à nos interventions... en ce sens qu'[il] sert de structure au rapport d'évaluation et aide à dégager des objectifs[30] », neufs, comme les dimensions cognitives de la relation entre l'enfant et son environnement (permanence des objets, etc.).

Qu'elles s'inspirent ou non de l'approche californienne, plusieurs chercheuses soutiennent cette aspiration à aborder la cognition par la sensorialité. En association avec l'Université McGill, des ergothérapeutes travaillent, vers 1992-1993, à une « batterie sensorielle pédiatrique », qui inclut la cognition et le langage, pour l'évaluation sensorielle des enfants handicapés moteurs. À Sherbrooke, d'autres ergothérapeutes mènent un programme d'intégration sensorielle auprès de victimes d'Alzheimer pour

30. *Le Transfert*, 16, 1 (mars 1992) : 22-24 ; 4, 4 (novembre 1980) : 5, 12-13, 26 ; 13, 2 (juin 1989) : 19 ; *Revue québécoise d'ergothérapie*, 1, 2 (décembre 1992) : 79-81, 86 ; 2, 2 (juin 1993) : 42-46.

en faire une solution de rechange aux méthodes psychologiques. À l'hôpital Douglas et à la Cité de la Santé, des thérapeutes testent l'emploi de modalités ergothérapeutiques, comme les AVQ, pour le diagnostic des démences ou des troubles d'orientation[31]. De manière générale, ces nouveaux cadres interprétatifs entraînent l'abandon des emprunts à la psychologie. Comme l'indique, dès 1988, une clinicienne de l'hôpital Douglas:

> where once OTs ran psychoanalytically-oriented psychotherapy groups, today our role concerns more basic needs... Names like Melanie Klein and Freud are distant memories[32].

Ce revirement n'est pas partout attribuable à l'intégration sensorielle. D'autres approches émergent peu à peu. Entre 1986 et 1990, par exemple, les deux ergothérapeutes du centre de jour de psychiatrie de l'hôpital de Valleyfield, qui disent s'ennuyer dans la routine des groupes de discussion et des activités expressives empruntées à la psychologie, réinventent leur pratique en se réclamant du « modèle systémique de l'occupation humaine de Kielhofner », découvert dans des écrits étasuniens publiés entre 1978 et 1985. Bien qu'il leur ait servi « de support théorique seulement », ces ergothérapeutes insistent sur l'apport de ses « concepts spécifiques à l'ergothérapie[33] ». En fait, durant les années 1990, le modèle « occupationnel » de l'ergothérapeute étasunien Gary Kielhofner connaît un fort succès auprès des ergothérapeutes québécoises. Ce modèle présente l'avantage de prendre pour objet l'activité elle-même: plutôt que d'en faire une modalité au service d'autres fins, il évalue à travers elle ce qui fait défaut chez le patient. L'ergothérapeute peut ainsi identifier, dans la performance du patient, des problèmes physiques, cognitifs ou sociaux sans passer par des groupes de discussion ou de projection. Sur le plan étiologique, le modèle explique les problèmes par des éléments systémiques propres au contexte d'activité, ce qui dispense d'y trouver une origine psychique ou organique externe – comme s'y risquait encore l'intégration sensorielle[34].

Du point de vue ergothérapeutique, une approche comme celle de Kielhofner a surtout l'immense mérite de réhabiliter l'activité à titre de

31. *Revue québécoise d'ergothérapie*, 1, 2 (décembre 1992): 79, 85-87; 2, 4 (décembre 1993): 49-53; 3, 3 (septembre 1994): 90-100.

32. *Le Transfert*, 9, 4 (décembre 1985): 12; 12, 4 (décembre 1988): 6.

33. *Le Transfert*, 14, 3 (septembre 1990): 13-16; 14, 4 (décembre 1990): 13.

34. *Le Transfert*, 15, 3 (septembre 1991): 11-13.

modalité thérapeutique. Les jeux ou activités simulées n'ont plus pour seul but d'exercer une aptitude tierce, mais deviennent le lieu même de la réadaptation, afin d'améliorer le rapport du patient à la notion d'activité. Dès 1987, la présidente de la Corporation loue les modèles de ce type, qui « identifient l'occupation comme un concept central pour la profession[35] ». Chez les thérapeutes de l'hôpital Notre-Dame de Montréal, l'adoption du modèle de Kielhofner conduit ainsi à l'introduction de « jeux thérapeutiques » et au retour en grâce des activités artisanales auprès de clientèles nouvelles, comme les enfants en troubles d'apprentissage[36]. En partie axée sur la transformation des rôles sociaux (« occupationnels ») qu'entraîne un handicap, l'intervention sur l'« activité » permet aussi d'aborder l'adaptation des équilibres familiaux et professionnels, autrefois du ressort exclusif des intervenants psychosociaux. Cela justifie, après 1987, l'insertion d'ergothérapeutes dans les protocoles de soins intensifs ou palliatifs de centres comme l'hôpital de Valleyfield, le Royal Victoria Hospital ou l'hôpital gériatrique de Saint-Georges. Enfin, parce qu'il prend en considération « les processus mentaux requis pour la réalisation d'une action », le modèle occupationnel permet d'évaluer les aptitudes cognitives qu'implique « le fonctionnement quotidien ». Des ergothérapeutes en milieu gériatrique, dont certaines vont suivre des formations jusqu'à Chicago entre 1991 et 1994, troquent ainsi leurs épreuves normatives d'inspiration psychologique, où « la spécificité de l'ergothérapie n'était pas mise en évidence car il y avait peu d'analyse de l'activité », pour de nouvelles mesures du niveau cognitif des patients mis en situation d'activités quotidiennes[37].

La diffusion d'approches fondées sur l'activité, ouvertes à la cognition et axées sur l'évaluation, modifie la position des ergothérapeutes dans le travail soignant. Dans plusieurs endroits, les ergothérapeutes en viennent à se caractériser par l'évaluation des fonctions cognitives, à l'aide de tests divers. Au CR Constance-Lethbridge, par exemple, une vaste sélection de tests propres à l'ergothérapie, comme le Lowenstein Occupational Therapy Cognitive Assessment ou des versions maison portant sur la « métacognition » ou la perception visuelle, côtoie, en 2004, un matériel

35. *Le Transfert*, 11, 1 (mars 1987) : 3 ; 8, 2 (juin 1984) : 8-9.

36. *Le Transfert*, 13, 1 (avril 1989) : 12 ; *Revue québécoise d'ergothérapie*, 8, 2 (juin 1984) : 21-22 ; 4, 2 (juin 1995) : 63-68.

37. *Revue québécoise d'ergothérapie*, 3, 3 (septembre 1994) : 102-104 ; *Le Transfert*, 10, 1 (mars 1986) : 9-11 ; 11, 1 (mars 1987) : 8-10, 14-16.

de « traitement perceptivo-cognitif » qui recycle abondamment les activités par le jeu[38].

Ces nouveaux horizons, qui afferment à l'ergothérapie les problèmes, longtemps convoités, d'opération de la pensée humaine, promettent aux thérapeutes de plus vastes clientèles. Le cas du Centre Cardinal-Villeneuve est éloquent. De 1987 à 1994, le centre réorganise ses programmes et, en 1989, confie à des paramédicales la redéfinition de ses services. Les cliniciennes réécrivent les critères d'admission en atténuant, selon la logique fonctionnelle, le poids des étiologies pour admettre les patients sur la seule base de leurs difficultés concrètes à réaliser certaines activités. Cela sied aux ergothérapeutes et réoriente certains programmes jusque-là ciblés vers des clientèles plus larges. Les services aux paralysés cérébraux, par exemple, se muent en un programme de « déficience motrice cérébrale » qui admet des profils similaires à la paralysie cérébrale mais attribuables à d'autres causes, comme l'hydrocéphalie. L'intervention s'élargit elle aussi : quand le programme de spina-bifida, qui prévoyait surtout des interventions d'ordre anatomique, s'ouvre à l'ensemble des maladies de la moelle épinière, les paramédicales y voient ouvertement une occasion d'y « mettre en relief des éléments moins connus », notamment sur le plan « perceptivo-cognitif[39]. » Ces clientèles renouvelées, tout particulièrement la déficience motrice cérébrale (DMC) qui représente vite 40 % de la population du Centre, ouvrent un espace privilégié aux aspirations ergothérapeutiques. En 1990, les ergothérapeutes sont les seules à participer systématiquement aux évaluations d'enfants DMC, chez lesquels elles diagnostiquent désormais des troubles perceptuels et cognitifs dans 75 % des cas. Une admission élargie facilite aussi la sélection des clientèles, qu'on repêche parfois dans d'autres programmes. Des thérapeutes en

38. *Évaluation de programmes, op. cit.*, section IV, p. 109-112. Rapport annuel du Centre de réadaptation Constance-Lethbridge, 2004, p. 3. *L'Éclaircie*, 8, 2 (février 1992) : 2 ; 9, 5 (avril 1993) : 2 ; 11, 4 (avril 1995) : 2-4 ; 12, 2 (mars 1996) : 4. Régie régionale de la santé et des services sociaux de Montréal Centre, *Monographies…, op. cit.*, p. 92.

39. Centre Cardinal-Villeneuve, *Programme des myélopathies*, Québec, CCV, 1990, p. 1-3 ; *Programme de déficience motrice cérébrale*, Québec, CCV, 1990, p. 2-4 ; *Déficience motrice cérébrale. Document pour les parents*, Québec, CCV, 1996, p. 8-11. Rapport annuel du Centre Cardinal-Villeneuve, 1987, p. 2 ; 1989, p. 1 ; 1990 ; 1991, p. 1 ; 1992, p. 3 ; 1994, p. 2.

DMC demandent pour cette raison que l'on reconnaisse leur intervention, jusque-là informelle, auprès d'une autre clientèle, celle des retards de développement, « dite "zone grise" » en raison de « perceptions différentes selon les intervenants », mais dans laquelle elles repèrent des cas « perceptivo-cognitifs » depuis 1987[40].

Le Centre Cardinal-Villeneuve du début des années 1990 demeure cependant un cas singulier. Dans la plupart des établissements, les ergothérapeutes intéressées à la cognition se butent à des obstacles. Le moindre n'est pas la concurrence d'autres paramédicales, dont les psychologues qui y voient une incursion sur leur territoire. À l'IRM, en 1989-1990, les ergothérapeutes et les psychologues ne formulent ainsi que séparément, et concurremment, d'ambitieux programmes d'action post-AVC qui se ressemblent et se recoupent étrangement. Ailleurs, des ergothérapeutes qui revendiquent l'encadrement de problèmes « cognitivo-communicatifs » entrent en contact direct avec les orthophonistes[41]. Ergothérapeutes, mais aussi psychologues et orthophonistes semblent ainsi converger vers la dysfonction des « fonctions cérébrales supérieures ».

En orthophonie : du langage à la communication

Après 1985, le courant fonctionnel s'attire tout particulièrement l'adhésion d'orthophonistes dont il soutient l'aspiration à étendre leur activité au-delà de la seule maîtrise du langage articulé, à toutes les facettes de la communication, verbale ou non verbale. Les premiers contacts avec l'approche fonctionnelle ont lieu dans des établissements pour sourds, comme l'Institut Raymond-Dewar à Montréal. D'abord implantée auprès de la clientèle multi-handicapée (surdi-cécité, etc.), elle y prend de nouvelles significations à la fin des années 1980, quand le poids relatif de cette population diminue. Les orthophonistes de l'Institut s'approprient alors le concept

40. Centre Cardinal-Villeneuve, *Programme de développement de l'enfant*, Québec, CCV, 1990, p. 1-2, 12 ; *Programme neuromusculaire*, Québec, CCV, 1990, p. 6, 9-12, 18, 25 ; *Sous-programmes*, *op. cit.*, p. 2 ; *Programme de déficience motrice cérébrale*, p. 5-8, 21 ; *Déficience motrice cérébrale*, *op. cit.*, p. 13.

41. Institut de réadaptation de Montréal, *Journée d'échange clinique…*, *op. cit.*, 1989, p. 2.16 ; Élisabeth Dutil *et al.*, *Évaluation de la fonction du membre supérieur chez le sujet hémiplégique*, Montréal, IRM / ÉRUM, 1990, p. i. *Revue québécoise d'ergothérapie*, 1, 2 (décembre 1992) : 77, 89.

de « réadaptation fonctionnelle » en l'opposant à la « réadaptation psychosociale » des psychologues ; par ce dualisme, elles délimitent un territoire neuf où évaluer et traiter la communication au sens large, tout en s'écartant de la juridiction des « psys »[42].

Dès 1985, le regard fonctionnel se diffuse dans l'ensemble de la profession, permettant à des orthophonistes de divers milieux de re-conceptualiser sous forme de « problèmes fonctionnels de langage » des handicaps de communication qui débordent la syntaxe et les sons. En effet, en refusant d'isoler la performance langagière de son usage social, l'optique fonctionnelle permet d'adjoindre au langage des handicaps plus amples, touchant par exemple les habiletés narratives, les règles informelles de la communication (comme le respect des tours de parole) ou la cohérence du discours, allant en fait jusqu'à recouvrir la totalité de l'interaction sociale. Assez rapidement, le lexique fonctionnel fait ainsi office de rampe de lancement pour une reformulation des thèmes de la communication élargie, qu'un monopole terminologique de la psychologie maintenait jusque-là hors d'atteinte.

Après 1988, l'extension du champ revendiqué par les orthophonistes québécoises est spectaculaire. En 1994, des porte-parole de l'Ordre des orthophonistes et des audiologistes font rétrospectivement valoir à quel point les compétences de l'orthophoniste ont débordé le cadre des problématiques « classiques », comme la production de phrases et de sons, pour investir des thèmes comme la « pragmatique[43] » et la métalinguistique, jusqu'à couvrir l'idée de communication dans son acception la plus large. Cette explosion du domaine orthophonique vers la « communication » est exprimée à l'envi dans les pages du périodique officiel de l'Ordre :

> La communication, c'est tout ! Les qualités d'un bon communicateur ne se résument pas seulement à une connaissance de la langue et à une bonne articulation mais aussi à l'organisation du discours et aussi à son sens de l'humour[44].

42. Julien Prud'homme, *Histoire des orthophonistes…*, *op. cit.*, p. 92-93. Institut des sourds de Charlesbourg, *Programme pour adolescents sourds multi-handicapés*, Charlesbourg, ISC, 1983, p. 15-18.

43. La pragmatique désigne l'ensemble des règles, souvent non verbales, de l'interaction, comme le respect des tours de parole ou le maintien du contact visuel.

44. *Fréquences*, 7, 1 (1994) : 3.

Un peu comme en DMC, le courant fonctionnel justifie aussi de redéfinir les clientèles en débordant les diagnostics classiques, étiologiques, pour leur agglomérer de nouveaux cas, sélectionnés sur la base des seuls « besoins ». Comme pour la DMC, cette reformulation entraîne la réunion de conditions dispersées sous des diagnostics génériques qui recouvrent un maximum de conditions.

Cette refonte des catégories est plus radicale en orthophonie qu'ailleurs, pour des raisons largement conjoncturelles. Avant 1985, les catégories étiologiques utilisées pour désigner les troubles élargis de communication demeuraient éparses, divisées en étiquettes variées comme l'aphasie congénitale, la dysphasie ou l'audimutité. Or, en 1988, l'activisme d'un groupe de parents, l'Association québécoise pour les enfants audimuets (AQEA), soutenu par des orthophonistes de l'hôpital Sainte-Justine et de l'Université de Montréal, convainc les ministères québécois de l'Éducation et de la Santé de conférer à cette dernière catégorie, l'audimutité, une reconnaissance politique particulière. Dès 1988, le ministère de l'Éducation attribue des fonds spéciaux pour chaque cas identifié, tandis que le MSSS met en vigueur des règles comparables en 1995. Assez vite, ces sommes poussent des commissions scolaires et des établissements de soins à embaucher des orthophonistes pour le diagnostic de l'audimutité, ouvrant la porte à un nouveau type de pratique[45].

Ce privilège stimule la transformation des catégories diagnostiques en orthophonie. Encore en 1988, le terme « audimutité » ne désigne qu'un problème rare, dont on compte à peine 200 cas au Québec ; dès que des privilèges s'y rattachent, cependant, sa définition s'étire considérablement. Il ne s'agit pas d'opportunisme. En fait, l'agglutination des divers problèmes de langage en une seule catégorie générique est un processus déjà entamé dans la littérature scientifique étasunienne en « *speech therapy* », qui diffuse les premières grilles d'évaluation uniques du langage durant ces années. Plutôt, cependant, que de forger explicitement une catégorie neuve, les orthophonistes québécoises en attribuent le sens unificateur à un autre vocable déjà existant, soit le terme « dysphasie ». Or, le sens originel du mot dysphasie est depuis toujours très proche de l'audimutité :

45. Cette histoire est racontée en détails dans Julien Prud'homme, *Histoire des orthophonistes…*, *op. cit.*, p. 97-105.

après 1988, on confère à l'audimutité la nouvelle acception du mot « dysphasie », qui en devient le synonyme. Par ces glissements de sens, les privilèges administratifs reconnus en 1988 à l'étroit concept d'audimutité s'étendent donc à une nouvelle catégorie, beaucoup plus large et en pleine expansion, qui en vient à englober l'ensemble des troubles du langage chez l'enfant, et jusqu'à ses désordres « cognitivo-communicatifs ».

Les concepts, devenus flous, de dysphasie et d'audimutité s'étendent ainsi au voisinage de troubles communicationnels qui demeuraient la chasse gardée de la psychiatrie. Les orthophonistes intéressées à la « pragmatique » se découvrent ainsi de « nouveaux » cas parmi les cas de troubles de comportement ou d'apprentissage rencontrés en psychiatrie. En 1982, à la clinique pédopsychiatrique de l'hôpital Sacré-Coeur de Québec, un orthophoniste proche de l'AQEA avait déjà identifié de premiers cas d'audimutité parmi des enfants qui avaient été classés dans le spectre des troubles autistiques. En 1986, à l'hôpital Rivière-des-Prairies, les orthophonistes qualifient à leur tour d'« audimuets » certains cas de troubles de comportement, ce qui leur permet de les adresser aux orthophonistes de l'hôpital Sainte-Justine plutôt qu'aux psychologues locales, établissant grâce à leur diagnostic une nouvelle filière de référence[46]. Le déblocage de fonds spéciaux en 1988 accélère l'élargissement de la catégorie. En 1994, une orthophoniste, chercheuse de l'hôpital Sainte-Justine et elle aussi proche de l'AQEA, annonce qu'elle préfère, délibérément, substituer le terme « dysphasie » à celui d'audimutité précisément parce que « son principal avantage est qu'il englobe tous les troubles de langage d'ordre neurologique (apraxie, sémantique-pragmatique) [qui] n'étaient pas inclus dans la catégorie de l'audimutité[47] ». En 2000, l'Institut Raymond-Dewar emploie une définition élargie du concept, en décrivant tout simplement le dysphasique comme un « individu qui éprouve de grandes difficultés à

46. Comité conjoint sur l'audimutité, *Rapport du comité sur l'audimutité (ou aphasie congénitale)*, Québec, ministère de l'Éducation et ministère de la Santé et des Services sociaux, 1988, p. 14. ; Bernadette BUTTIENS, *L'aphasie congénitale*, Amos, Association québécoise pour les enfants audimuets, 1987, p. 6. ; Michèle MORENCY et Cécile CHAVY, *Troubles de langage et de communication versus troubles psychiatriques. Revue de littérature*, Rivière-des-Prairies, Centre de communication en santé mentale-Hôpital Rivière-des-Prairies, 1989, 52 p. ; *Fréquences*, 8, 2 (1996) : 3-4.

47. Mireille LAROSE, « Syndromes dysphasiques », AQEA, *Actes du colloque* sur l'audimutité, Montréal, AQEA, 1994, p. 22.

s'exprimer ou à comprendre[48] ». Comme ce remaniement étend le diagnostic aux problèmes sémantiques et pragmatiques, il permet aux orthophonistes de diagnostiquer comme dysphasiques des enfants naguère identifiés comme autistes. En un temps record, l'extension de la catégorie provoque une explosion du nombre de diagnostics et, dès 1991-1992, le MSSS et le MÉQ s'étonnent devant « une clientèle que l'on découvre de plus en plus nombreuse et diversifiée[49] ». Alors que les données de 1988 annonçaient une prévalence de l'audimutité de 0,04 %, des chercheuses orthophonistes en milieu hospitalier suggèrent plutôt, en 1995, une incidence atteignant 5 % chez les enfants d'âge scolaire, prenant de court les autorités de la santé[50].

La capacité renouvelée des orthophonistes à identifier et capter autant de nouveaux cas prend une grande valeur pour les établissements. Leur impact est parfois décisif : à l'Institut Raymond-Dewar, la spectaculaire augmentation de la clientèle enfantine après 1995 est presque entièrement attribuable à un nouveau programme consacré à la dysphasie ; au Centre montérégien de réadaptation, un centre plus conventionnel, une forte majorité des nouveaux enfants accueillis dans les années 1990 souffrent de tels « troubles du langage ». L'intérêt des établissements contribue encore à assouplir les normes d'admission : au Bouclier, où il était naguère difficile, encore en 1994, de faire admettre des « cas d'orthophonie » non associés à une autre déficience physique, leur admission est devenue, en 2000, beaucoup plus facile, le centre déployant même des services de dépistage en garderie pour repérer d'éventuels candidats[51].

48. Rapport annuel de l'Institut Raymond-Dewar, 2001, p. 29.

49. Liette Picard et Michel Clermont, *L'organisation des services aux personnes présentant des problèmes de langage, d'audition et de communication*, Québec, MEQ et MSSS, 1993, p. 1.

50. *Ibid.* ; José Pouliot, *Quelques bornes de l'orthophonie scolaire*, Montréal, Commission scolaire de Montréal, [2002], p. 16-17 ; Madeleine Samson, *Mise au point sur l'audimutité*, Montréal, Commission des écoles catholiques de Montréal, 1993, p. 37-39 ; Mireille Larose, « Syndromes dysphasiques », Association québécoise pour les enfants dysphasiques/audimuets (AQEA), *Actes du colloque sur l'audimutité*, Montréal, AQEA, 1994, p. 22 ; Nicole Lessard *et al.*, *Le devenir des enfants ayant fréquenté le CAM. Rapport de recherche*, Montréal, RRSSS-Montréal-Centre / MEQ, 1999 (1997), 41 p.

51. Rapports annuels de l'IRD, 1993-1994, p. 10 ; 1999-2000 (tableaux) ; 2000-2001 (tableaux) ; Rapport annuel du Centre de réadaptation Le Bouclier, 2000, p. 14 ; 2001, p. 9 ; 2003, p. 10. *Antenne*, 4, 3 (septembre 2003) : 19. Régie régionale

Tant les orthophonistes que les ergothérapeutes s'imposent ainsi, après 1990, comme d'importantes pourvoyeuses de nouvelles clientèles pour leurs établissements. Au Bouclier, de 1994 à 2005, le nombre de patients âgés de 0 à 17 ans, parmi lesquels se recrutent les « nouveaux diagnostics », croît de 575 à 2611 cas, leur poids relatif dans la clientèle totale de l'établissement passant de 17 % à 48 % ; de 1998 à 2005, la clientèle des déficiences du langage augmente de 295 % (de 307 à 1213 cas) et représente à elle seule 33 % de la hausse totale de la population de l'établissement. Sans surprise, ce sont aussi ces clientèles en pleine effervescence qui entraînent l'apparition de listes d'attente : en 2005, les enfants diagnostiqués en orthophonie représentent 73 % des cas en attente parmi les 0-17 ans. En corollaire, le poids des paramédicales croît à la mesure de leurs clientèles : pour répondre à l'inflation des demandes, le Bouclier consacre ainsi, en 2001, 73 % de son budget de développement à l'orthophonie ou aux équipes multidisciplinaires spécialisées en clientèle préscolaire[52]. À mesure qu'émerge une clientèle identifiée par leurs soins, ces paramédicales acquièrent aussi une nouvelle stature dans la division du travail. L'encadrement de plusieurs patients leur revient désormais d'office : à l'Institut Raymond-Dewar, en 2001, les jeunes enfants sont désormais pris en charge dans une bien plus grande proportion, et beaucoup plus étroitement, par l'orthophoniste que par la psychologue ; certains problèmes de langage naguère considérés comme des effets secondaires de troubles psychologiques sont désormais qualifiés de « syndromes dysphasiques » et reviennent alors de plein droit à l'orthophoniste. De manière générale, plusieurs enfants sont dorénavant introduits dans le circuit de la santé par un diagnostic orthophonique ou ergothérapeutique, avant d'être ensuite adressés à d'autres services comme la psychologie[53].

de la santé et des services sociaux de Lanaudière, *Plan régional d'organisation des services en déficience physique*, Joliette, RRSSSL, 1994, p. 87-90, 96.

52. Rapport annuel du Centre de réadaptation Le Bouclier, 1999, p. 4 ; 2000, p. 18 ; 2001, p. 3-4, 8 ; 2002, p. 5 ; 2005, p. 18 ; 1994-2005 ; rapport annuel du Centre montérégien de réadaptation, 1998-2005 ; rapport annuel de la Corporation professionnelle des ergothérapeutes du Québec, 2003, p. 7. *Antenne*, 4, 3 (septembre 2003) : 12 ; 5, 4 (décembre 2004) : 18.

53. À l'Institut Raymond-Dewar, le poids des orthophonistes et des audiologistes dans le budget passe de 17 % à 40 % entre 1983 et 1993, et leur part dans

De la neurologie à la neuropsychologie

Si la transformation et l'introduction des catégories ont une telle importance, c'est aussi qu'elle pèse lourd sur le parcours des patients. Certains cas sont évocateurs. Le Bouclier, par exemple, conserve la trace du parcours d'une fillette d'âge scolaire entre 1992 et 1994, une époque où les contours des diagnostics orthophoniques demeurent troubles. Incapable de suivre le rythme de sa classe, l'enfant rencontre d'abord un médecin qui diagnostique un déficit d'attention et prescrit du Ritalin. Insatisfaite, la mère de la fillette sollicite une orthophoniste qui pose plutôt un diagnostic d'audimutité. Ce diagnostic devrait lui donner droit aux services d'orthophonie prévus par le programme du MEQ de 1988, mais la mère affronte plutôt une nouvelle déconvenue : la directrice de l'école refuse le service en arguant que les cadres du programme de 1988 n'englobent pas sa fille (elle « a ouvert un livre pour me montrer que le code 52 ne s'appliquait pas[54] »). Il s'agit là d'un aléa de la transformation des diagnostics dans le temps : bien que la mère s'en offusque, il est effet plausible que la définition utilisée par l'orthophoniste rencontrée en 1994 excédait bien les critères ayant eu cours en 1988. Après une autre visite médicale, la fillette est adressée à un autre personnage : une neuropsychologue. Celle-ci diagnostique une « dysphasie » mais, détail notable, estime que ce diagnostic aurait dû avoir mené depuis longtemps… en ergothérapie ! De retour en classe, l'enfant y obtient finalement les services d'une orthophoniste, d'une éducatrice spécialisée et d'une orthopédagogue.

Cet exemple est riche d'enseignements. L'un d'eux est que le sens des diagnostics varie dans le temps mais aussi selon les professionnels, et qu'un même diagnostic entraîne des interventions différentes selon les praticiens

le personnel clinique grimpe de 40 % à 50 % entre 1993 et 2001. Rapports annuels de l'IRD, 1988-1989, p. 6 ; 1992-1993, p. 7, 13 ; 1995-1996, p. 2 ; 1996-1997, p. 27 ; 1997-1998, p. 23 ; 1998-1999, p. 13 ; 1999-2000, p. 6 ; 2000-2001, p. 1, 7 et tableaux ; rapports annuels du service d'orthophonie de Villa Medica, 1987-1988, p. 8 ; 1989-1990, p. 11, 1990-1991, p. 9, 20 ; 1996-1997, p. 17 ; Comité conjoint du MSSS et du MEQ, *op. cit.*, p. 2 ; Doris Desruisseaux, *L'enfant présentant un syndrome dysphasique et l'ergothérapie*, AQEA-Estrie, 1992, 8p. ; Liette Picard et Michel Clermont, *op. cit.*, p. 10, 15-16.

54. Maison des parents d'enfants handicapés des Laurentides – Lanaudière, *Projet de l'urgence de la continuité des services de réadaptation*, Saint-Jérôme, MPEHLL, [1994], p. 16-17.

qui les posent. Les rivalités pour le contrôle de l'évaluation prennent alors tout leur sens. Une autre leçon est qu'en dépit de la veine fonctionnelle, les diagnostics conservent une forte teneur étiologique. En dysphasie, par exemple, la cause présumée du trouble est toujours neurologique. Cette attribution est importante et il est remarquable qu'elle fasse l'unanimité parmi les cliniciennes même si, selon les chercheuses québécoises parmi les plus éminentes sur la question, « le lieu de la dysfonction cérébrale reste souvent inconnu[55] ». Stipulée, donc, plutôt qu'observée, la lésion neurologique est présumée sur la foi de l'examen des « symptômes » par une orthophoniste. Or, les « symptômes » retenus sont généralement les mêmes (lenteur, inconstances, faible variété des sons) que ceux qui menaient, naguère, au diagnostic plus psychologisant de « retard de développement ». L'invocation d'une cause neurologique aide toutefois les orthophonistes à émettre un diagnostic qui les soustraie à l'autorité des « psys[56]. »

La présomption d'une lésion neurologique à des fins de diagnostic différentiel n'est pas propre à l'orthophonie. En matière de cognition et de communication, la plupart des nouvelles catégories, même les diagnostics ergothérapeutiques censés prendre l'activité pour seul objet, s'appuient sur des étiologies neurologiques, « organiques », ostensiblement différen-

55. Nicole LESSARD *et al.*, *Le devenir des enfants ayant fréquenté le CAM*, Montréal, RRSSS-MC / MEQ, 1999, p. 9.

56. C'est dans cet esprit que les praticiennes s'approprient les nombreux tests disponibles sur le marché, alimentant, dans les années 1990, une variété de pratiques d'évaluation dont le seul dénominateur commun est la vocation à dégager des diagnostics distincts de la psychologie, Édith BEAULIEU et Louis BEAULIEU, « Rétrospective sur une démarche de diagnostic différentiel », Ordre des orthophonistes et des audiologistes du Québec, *Tisser sa toile*, Montréal, OOAQ, 1994, [n.p.] ; Mireille LAROSE, « Diagnostic différentiel : syndrome dysphasique sémantique-pragmatique, langage de l'autiste, de l'Asperger du TEDDNS », *Fréquences*, 1996, 8, 2 (1996) : 3-4 ; 10-15 ; Mireille LAROSE, « Le "déficit" sémantique-pragmatique : chez le dysphasique, chez l'enfant du spectre de l'autisme et chez l'aphasique épileptogène », Ordre des orthophonistes et des audiologistes du Québec, *Hors des sentiers battus*, Montréal, OOAQ, 1996, [n.p.] ; Association québécoise pour les enfants dysphasiques/audimuets, *Les besoins de la clientèle dysphasique. Séminaire en déficience du langage et de la parole*, Montréal, AQEA, 2001, p. 5-7 ; Nicole LESSARD *et al.*, *op. cit.*, p. 1 ; Madeleine SAMSON, *op. cit*, p. 21 ; Claire SARRAZIN, *L'audimutité ou l'aphasie chez l'enfant*, Beauport, CS Beauport, 1989, p. 2-7 ; Josée POTHIER, Caroline POULIOT et M.-H. ALLARD, *La dysphasie. Portraits d'enfants*, Québec, Centre Cardinal-Villeneuve, 1996, p. 2.

ciées des causes psychologiques ou psychosociales qui dominaient les cliniques des années 1970 et 1980. Au programme post-AVC de l'IRM, par exemple, les cliniciennes aux professions diverses insistent, après 1998, sur l'étiologie « organique » des problèmes soignés pour bien distinguer leurs interventions de celles des services psychosociaux[57].

Ce virage vers le vocabulaire neurologique doit beaucoup à la recherche clinique. En orthophonie, en ergothérapie ou même en physiothérapie, plusieurs chercheuses paramédicales collaborent avec des neurologues, comme au centre hospitalier Côte-des-Neiges ou au Centre d'Youville à Sherbrooke. Cet intérêt constitue d'ailleurs un revirement car, jusqu'aux années 1980, l'étiologie neurologique supposait une référence quasi automatique vers les médecins et restait donc peu prisée. Ce n'est qu'après 1985, une fois les paramédicales éloignées de l'orbite médicale, que le langage neurologique permet de formuler sans risque des intérêts anciens (« de structurer des choses qu'on voyait déjà[58] », dira une orthophoniste) à des fins différentielles. Ces avancées mettent cependant les paramédicales de la réadaptation physique en contact, parfois en rivalité, avec un nouveau personnage, aussi issu de la mouvance neurologique et qui fait précisément son métier du diagnostic différentiel en matière de cognition : la neuropsychologue.

Les neuropsychologues sont des psychologues pourvues d'une spécialisation particulière. « Science à la mode des années 1990[59] », la neuropsychologie est enseignée dans les départements universitaires de psychologie depuis les années 1960[60] et donne lieu à des profils distincts de formation après 1980. Son objet est la mise en rapport des lésions cérébrales avec les dysfonctions comportementales ou cognitives. Étiologique, taxonomique, cette spécialité émerge d'abord comme discipline de recherche, et ce n'est

57. Rapport annuel de l'Institut de réadaptation de Montréal, 1998, p. 10 ; 2004, p. 16. Danielle Forté, René Grenier et Jocelyne Lacombe, *Les impacts d'un accident vasculaire cérébral sur les interactions sociales*, Montréal, IRM, 2002, 18 p.

58. Entrevue citée par Julien PRUD'HOMME, *Histoire des orthophonistes…*, *op. cit.*, p. 108.

59. *L'Éclaircie*, 9, 5 (avril 1993) : 3 ; 10, 7 (octobre 1994) : 3.

60. Sur les origines de la neuropsychologie en Europe et au Canada, voir : Alan F. COLLINS, « An Intimate Connection : Oliver Zangwill and the Emergence of Neuropsychology in Britain », *History of Psychology*, 9, 2 (2006) : 89-112.

que tardivement que les neuropsychologues investissent la clinique où elles jumellent une intervention psychosociale classique avec l'évaluation des troubles de la cognition. Au Québec, la première occurrence d'un regroupement formel de neuropsychologues remonte à 1982, alors qu'un projet d'association réunit une vingtaine de membres dont des cliniciennes de l'hôpital Saint-Luc, du centre hospitalier Côte-des-Neiges et du Centre d'Youville. Le premier stage clinique en neuropsychologie est lancé l'année suivante à l'hôpital Sainte-Marie de Trois-Rivières, sous la responsabilité d'une neuropsychologue de l'UQTR. Fait évocateur, ce programme n'est alors pas associé au service de psychologie de l'hôpital, mais plutôt aux départements de neurologie et de neurochirurgie.

Cette ostensible dissociation d'avec la psychologie classique est caractéristique de la neuropsychologie. À l'IRM, par exemple, le groupe d'intérêt formé par les neuropsychologues demeure bien distinct du « groupe de psychothérapie » qui, lui, rassemble les psychologues. Cette affirmation d'une identité distincte inquiète plusieurs psychologues, car les nouvelles venues n'abdiquent pas pour autant leur expertise psychosociale ; à l'IRM, les neuropsychologues prétendent ainsi évaluer les « déficits neuropsychologiques » *en plus* de « l'ensemble des problèmes de comportement (impulsivité, motivation)[61] », pour orienter vers leurs propres services et traiter des patients sous toutes ces dimensions à la fois. En abordant cognition et communication sous l'angle neurologique, les neuropsychologues, comme les orthophonistes et les ergothérapeutes, participent au grand empiètement déjà en cours de l'étiologie organique sur les plates-bandes de la psychologie du développement.

En vérité, l'accueil que réservent les psychologues aux innovations neuropsychologiques varie selon leur lieu de travail. Là où on ne trouve pas de neuropsychologues pour leur faire concurrence, les psychologues tirent fort bien parti des contributions de la neuropsychologie. C'est le cas en milieu scolaire, où plusieurs psychologues se disent justement insatisfaits des tests d'intelligence traditionnels qui suffisent à discriminer les élèves mais n'assurent pas au psychologue un rôle thérapeutique dans leur rééducation. Pour ces psychologues, les nouvelles batteries neuropsychologiques pour la mesure des « aptitudes cognitives » sont une bouffée d'air

61. *Cahiers du psychologue québécois*, 4, 5 (décembre 1982) : 6 ; 5, 2 (février 1984) : 4, 9 ; *Psychologie Québec*, 2, 5 (octobre 1985) : 8. Rapport annuel de l'Institut de réadaptation de Montréal, 1991, p. 6.2.5-6 ; 1992, p. 5.3.

frais : une batterie populaire, la Kaufman Assessment Battery for Children, doit son succès en milieu scolaire au fait qu'elle « permet non seulement de diagnostiquer un trouble de l'apprentissage, mais... offre aussi un modèle rééducatif[62] » fondé sur une mesure différentielle d'habiletés cognitives (résolution de problèmes, etc.) qui mène à une réelle prise thérapeutique. La batterie « K-ABC », comme on l'appelle, est diffusée depuis le milieu hospitalier mais, parce que les neuropsychologues demeurent absents des écoles, n'est nullement menaçante pour les psychologues scolaires qui y voient, selon un praticien en 1989, « une occasion de retrouver un prestige professionnel éparpillé ou perdu[63] ».

En milieu de santé, cependant, la cohabitation force à définir des frontières plus ou moins négociées : aux neuropsychologues les tests les plus récents de la « fonction intellectuelle », et aux psychologues les tests plus classiques comme le Rorschach ou le *Minnesota Multiphasic Personality Inventory*. Peu engageante pour les psychologues, cette division leur déplaît aussi du fait que des neuropsychologues n'hésitent pas à employer aussi les tests projectifs ou de personnalité pour déterminer elles-mêmes si un patient doit être orienté en psychologie classique. En 2002, des neuropsychologues du Bouclier confirment à leurs collègues psychologues que, de leur point de vue, « les psychologues ne sont pas aptes à procéder à une évaluation neuropsychologique[64] » et qu'elles entendent décider seules de la référence en psychologie, voire assurer elles-mêmes le « suivi

62. *Psychologie Québec*, 6, 1 (janvier 1989) : 11.

63. *Psychologie Québec*, 4, 2 (mars 1987) : 3 ; 5, 1 (janvier 1988) : 6-9 ; 5, 5 (septembre 1988) : 4 ; 6, 1 (janvier 1989) : 9, 11 ; 7, 1 (janvier 1990) : 8-9 ; 8, 2 (mars 1991) : 5 ; 9, 1 (janvier 1992) : 1 ; 10, 3 (mai 1993) : 10 ; 11, 1 (janvier 1994) : 3 ; 11, 6 (novembre 1994) : 12 ; 12, 1 (janvier 1995) : 4 ; 12, 5 (septembre 1995) : 9-10, 26 ; 12, 6 (novembre 1995) : 5, 8-9 ; 13, 4 (juillet 1996) : 13-15 ; 13, 6 (novembre 1996) : 23 ; 14, 1 (janvier 1997) : 10.

64. Archives du Centre de réadaptation La Bouclier, dossier 1104.2.2, « CECM [comité multidisciplinaire] – Procès-verbaux et ordres du jour », *Rencontre avec les neuropsychologues du Bouclier*, 29 janvier 2002. *L'Antenne*, 4, 1 (février 2003) : 8 ; *Psychologie Québec*, 2, 1 (février 1985) : feuillet inséré ; 5, 1 (janvier 1988) : 6-7 ; 6, 2 (mars 1989) : 9 ; 6, 4 (juillet 1989) : 15 ; 6, 5 (septembre 1989) : 16 ; 7, 1 (janvier 1990) : 15 ; 7, 2 (mars 1990) : 16 ; 8, 3 (mai 1991) : 8-9 ; 14, 2 (mars 1997) : 13, 34 ; 14, 4 (juillet 1997) : 32-33 ; 14, 5 (septembre 1997) : 20-21 ; 15, 2 (mars 1998) : 14 ; 15, 3 (mai 1998) : 27 ; 15, 5 (septembre 1998) : 9. Régie régionale de la santé et des services sociaux de Montréal Centre, *Monographies...*, *op. cit.*, p. 92. Centre de réadaptation Constance-Lethbridge, *Évaluation de programmes*, *op. cit.*, section V, p. 113-115, section IX, p. 149-150.

psychothérapeutique» quand elles le jugent opportun. Ces prétentions provoquent des turbulences à mesure que les neuropsychologues se multiplient dans le réseau: au Bouclier, quand est déclenché ce débat, l'établissement compte déjà huit neuropsychologues et prévoit à court terme en embaucher de sept à huit autres.

Les frictions s'intensifient aussi avec les autres paramédicales qui s'intéressent à la cognition. En 2004, au CR Constance-Lethbridge, les neuropsychologues usent d'outils qui, sous l'appellation de «fonctions intellectuelles», recoupent les épreuves visuo-perceptives ou de fonction langagière et symbolique des ergothérapeutes et des orthophonistes[65]. Neuropsychologues, orthophonistes et ergothérapeutes intéressées à la cognition se rencontrent tout particulièrement auprès d'une clientèle particulière, qui fournit un bon exemple des enjeux de cette convergence autour des territoires cognitifs: il s'agit de la clientèle, jusque-là marginale mais en rapide expansion après 1990, des victimes de traumatismes neuro-crâniens.

Des clientèles de convergence: l'exemple du traumatisme crânio-cérébral

À la fin des années 1980, des ergothérapeutes et des orthophonistes travaillent depuis longtemps auprès de victimes de lésions au cerveau, majoritairement des adultes aphasiques et hémiplégiques ayant subi un AVC. Ces clientèles requièrent des interventions classiques: les orthophonistes, par exemple, entraînent les patients à la production de mots, de phrases ou de sons, sans se pencher sur leurs aptitudes sociales. Une frange de cette clientèle, cependant, une minorité ayant subi non pas un AVC mais plutôt un choc violent à la tête, présente un profil différent, constitué de troubles «fonctionnels» touchant la «pragmatique» de la communication ou les «fonctions supérieures» du cerveau. Progressivement, des cliniciennes intéressées aux

65. Rapport annuel du Centre montérégien de réadaptation, 1999, p. 3. Archives du Centre de réadaptation La Bouclier, dossier 1104.2.2, «CECM – Procès-verbaux et ordres du jour», *Rencontre avec les neuropsychologues du Bouclier*, 29 janvier 2002. *Psychologie Québec*, 2, 1 (février 1985): feuillet inséré; *L'Antenne*, 4, 1 (février 2003): 8. Office des professions du Québec, *Partageons nos compétences*, Québec, OPQ, 2005, p. 40-45. Centre de réadaptation Constance-Lethbridge, *Évaluation de programmes*, *op. cit.*, section V, p. 113-115, section IX, p. 149-150.

troubles cognitifs et communicationnels en viennent à distinguer ces patients des autres, pour les réunir en une clientèle distincte.

Cette entreprise recourt beaucoup à la recherche clinique. Au Québec, le premier projet destiné à identifier cette clientèle prend place en 1981 au CR Lucie-Bruneau. Adapté d'un projet new-yorkais, ce projet, financé par l'OPHQ et la RAAQ et associé au département de psychologie de l'UQÀM, porte sur « la rééducation des fonctions cognitives et perceptives chez les traumatisés cérébraux[66] ». Lancé, selon ses responsables, sous la pression des thérapeutes du Centre, il vise explicitement le développement d'un nouveau créneau de thérapie par la réunion d'une masse critique de patients. De 1986 à 1988, des projets similaires sont lancés au centre d'Youville, au Centre Cardinal-Villeneuve et au CR Constance-Lethbridge. En 1988, le CR La Ressource, en Outaouais, suggère officiellement au MSSS la mise sur pied d'un service entièrement consacré aux « traumatismes crânio-cérébraux », ou TCC[67].

Le véritable coup d'envoi à la création de services spécialisés en TCC vient toutefois de la RAAQ, qui, à partir de 1989, demande à des établissements de mettre sur pied des services pour les accidentés de la route ayant subi des chocs à la tête. De 1989 à 1992, des unités spécialisées sont ainsi créées au Centre François-Charon, au Bouclier, au CR Constance-Lethbridge et dans d'autres milieux. Ces nouvelles unités, comme les programmes de recherche antérieurs, prélèvent leurs premiers patients dans les programmes post-AVC déjà existants ; l'expérimentation auprès de ces clientèles permet ensuite d'élaborer des protocoles d'identification susceptibles de distinguer les TCC des aphasiques et d'entériner cette distinction en termes diagnostiques. En peu d'années, la clientèle des nouveaux services de TCC explose : au Réseau Santé de Saint-Hyacinthe,

66. Peter SCHERZER *et al.*, *Programme de rééducation des fonctions cognitives et perceptives*, Montréal, CRLB, 1983, p. i, 2, 8.

67. Rapport annuel du Centre de réadaptation Lucie-Bruneau, 1982, p. 15-16 ; 1983, p. 5, 18-19 ; 1984, p. 7, 18 ; 1986, p. 16-19, 24, 31, 34 ; 1987, p. 1, 12, 15, 18, 26 ; 1988, p. 4, 12-13, 22 ; 1989, p. 5, 11, 16 ; 1990, p. 17 ; rapport annuel du Centre Cardinal-Villeneuve, 1987, p. 1-2 ; 1988, p. 5. Centre de réadaptation Lucie-Bruneau, *À part entière, ou l'insertion sociale de personnes dites marginales*, Montréal, CRLB, 1986, p. 17-18 ; *Programme d'intégration dans la communauté*, *op. cit.*, p. 1. Centre Cardinal-Villeneuve, *Programme cadre pour les traumatisés crânio-cérébraux*, Québec, CCV, 1987, p. 1, 3-6, 13 ; *Sous-programmes*, *op. cit.*, p. 12-13.

elle double entre 1999 et 2002, tandis qu'au Centre montérégien de réadaptation, elle passe de 164 à 1062 cas entre 2000 et 2003. Surtout, on cesse de prélever cette clientèle des populations existantes pour y adresser directement les accidentés admissibles, ce qui permet aux orthophonistes et aux ergothérapeutes d'accueillir des patients qui ne bénéficiaient pas, jusque-là, de références dans ces disciplines[68].

Comme dans le cas des programmes de langage et de déficience motrice, l'importance croissante des clientèles en TCC confère aux paramédicales impliquées une prééminence accrue au sein de leurs établissements, en plus de constituer un nouveau secteur d'emploi. À l'IRM, le secteur des TCC en vient à supplanter les programmes post-AVC en termes de clientèle ; l'effectif de réadaptation physique y passe, de 1989 à 2006, de 5 à 15 paramédicales et occupe, en 1998, 22 % du personnel clinique de l'établissement[69]. Entièrement définie par son étiologie neurologique, fenêtre ouverte sur les troubles cognitifs et perceptuels, la catégorie des TCC se présente comme un lieu de rencontre tout désigné entre neuropsychologues, orthophonistes et ergothérapeutes.

En vérité, et bien que l'impulsion initiale des recherches ait été neuropsychologique, le tout débouche sur des programmes très différents d'un centre à l'autre, où les conjonctures locales favorisent l'une ou l'autre profession dans une véritable course à l'intervention cognitive. Au début des années 1990, au Centre Cardinal-Villeneuve, les neuropsychologues, sous le label de la « remédiation cognitive », contrôlent nettement l'éva-

68. Rapport annuel du Centre de réadaptation Lucie-Bruneau, 1982, p. 10 ; rapport annuel du Centre de réadaptation Le Bouclier, 1988, p. 17 ; 1989, p. 3, 10, 16, 20 ; 1992, p. 2 ; 1995, p. 13 ; 1997, p. 6-7 ; 1989-1998 ; rapport annuel du Centre François-Charon, 1989, p. 8, 13 ; rapport annuel du Centre de réadaptation Constance-Lethbridge, 1981, p. 10 ; 1983, p. 19-20 ; 1988, p. 12-13 ; rapport annuel du Centre montérégien de réadaptation, 2000-2003. Centre de réadaptation Constance-Lethbridge, *Évaluation de programmes*, *op. cit.*, section IX, p. 7. Centre de réadaptation Lucie-Bruneau, *Programme externe de réadaptation pour personnes atteintes de lésions cérébrales*, Montréal, CRLB, 1992, p. 3-4 ; *À part entière…*, *op. cit.*, p. 17-18, 24. Emmanuèle BOMPARD, *Rapport de stage*, Montréal, CRLB, 1993, p. 7-8.

69. Rapport annuel de l'Institut de réadaptation de Montréal, 1989, p. 10 ; 1990, p. 10. Institut de réadaptation de Montréal, *Journée d'échange clinique…*, *op. cit.*, 1989, p. 6.1-2 ; *Journée d'échange clinique…*, *op. cit.*, 1990, p. 1.1-2 ; [affiche des postes téléphoniques], Montréal, IRM, [2006]. Régie régionale de la santé et des services sociaux de Montréal Centre, *Monographies…*, *op. cit.*, p. 157-158.

luation et l'intervention sur la cognition et la communication, au point de refouler les orthophonistes aux seuls problèmes moteurs et articulatoires; par contre, au CR Constance-Lethbridge comme à l'IRM, ce sont plutôt les orthophonistes et les ergothérapeutes qui déploient leurs ailes en matière de TCC, tandis que les neuropsychologues doivent plutôt lorgner du côté des victimes d'AVC, de DMC ou de maladies dégénératives pour étendre leurs services à d'autres clientèles[70].

De 1985 à 2005, la quête de nouveaux territoires par les professionnelles de réadaptation physique prend ainsi de nouvelles tangentes, différentes selon les professions. Les physiothérapeutes, en investissant des catégories exogènes à leur profession, conquièrent des positions nouvelles mais au potentiel de promotion limité, parce que subordonnées à l'intérêt médical ou difficilement généralisables à la profession entière. Les ergothérapeutes et les orthophonistes, par contraste, apprennent à user de langages diagnostiques propres qui mettent mieux en scène leurs compétences spécifiques sur l'activité et la communication. Assez vite, elles en viennent à s'octroyer des rôles élargis, exclusifs et éminents auprès de clientèles devenues considérables, qui pèsent lourd à l'échelle des établissements et modifie la cartographie des clientèles de santé. Elles rencontrent sur ces terrains un nouveau personnage, la neuropsychologue, née elle aussi des potentialités neuves des étiologies neurologiques et de leur diagnostic.

70. Rapport annuel du Centre de réadaptation Lucie-Bruneau, 1983, p. 19-20; Rapport annuel du Centre de réadaptation Constance-Lethbridge, 1984, p. 8, 25-30; 1985, p. 33, 40; 1986, p. 11, 24-26, 30-31; 1987, p. 6; 1988, p. 7; 1989, p. 11, 15; 1994, p. 2; 2000, p. 5-6, 10; rapports annuels du Centre de jour du Centre de réadaptation Lucie-Bruneau, 1987, p. 1-4; 1991, p. 4-6. Centre de réadaptation Constance-Lethbridge, *Évaluation de programmes*, *op. cit.*, section IV, p. 17, 45-53, 112-113 section IX, p. 143-151. Régie régionale de la santé et des services sociaux de Montréal Centre, *Monographies…*, *op. cit.*, p. 93, 145. Centre de réadaptation Lucie-Bruneau, *Programme du Centre de jour*, Montréal, CRLB, 1987, p. 2-3, 7; *Programme externe de réadaptation pour personnes atteintes de lésions cérébrales*, *op. cit.*, p. 5-6, 9; *Demi-journée d'échanges*, *op. cit.*; *Programme d'intégration dans la communauté*, *op. cit.*, p. 6, 9, annexe A. Centre Cardinal-Villeneuve, *Programme cadre pour les traumatisés crânio-cérébraux*, *op. cit.*, p. 2-4, 10-12, 18-19, 31. Édith Lemay, *L'autonomie à ma portée*, Montréal, CRLB / SAAQ, 1995, p. 1, 3-5; Emmanuèle Bompard, *op. cit.*, p. 5-8, 15-23. Peter Scherzer *et al.*, *op. cit.*, p. 4-15.

Le système de santé dans les années 1990 et 2000

Dans les années 1970, on l'a vu, une conception systémique du réseau (ou « système ») de la santé poussait déjà les établissements de soins à se doter de nouveaux services spécialisés pour mieux se différencier des autres centres, ce qui entraînait à terme la multiplication non planifiée des programmes. Après 1980, des coupures budgétaires, en menaçant plusieurs milieux de fermeture, fouettent d'autant plus la détermination des centres à s'octroyer eux-mêmes de nouveaux mandats distinctifs pour justifier leur existence. Très vite, ces initiatives dispersées et le gonflement des services vont à l'envers de la « rationalisation » originellement recherchée par le ministère des Affaires sociales, qui devient en 1985 le ministère de la Santé et des Services sociaux. Sans surprise, la commission Rochon sur les services sociaux et les services de santé, à pied d'œuvre entre 1985 et 1988, découvre ainsi « un ministère débordé, à la remorque de son réseau[71] » et incapable d'assumer ses tâches de planification. Votée en 1991 à la suite du rapport Rochon, une nouvelle *Loi sur les services de santé et les services sociaux* réclame comme remède une dose encore plus forte d'une « régulation administrative et centrale » toujours fondée sur des principes systémiques. Après 1994, une nouvelle vague de coupures et de « rationalisation » reproduit la même juxtaposition de pressions administratives et financières que dans les années 1980 : sommés de se donner une vocation exclusive, les établissements désireux de tenir leur rang se font très attentifs aux doléances des thérapeutes capables de cibler de nouveaux problèmes et d'animer de nouveaux services, en vertu de problématiques neuves et toujours plus spécifiques. La table est ainsi mise pour permettre aux paramédicales d'implanter dans leurs milieux des diagnostics susceptibles d'étendre leur juridiction et d'améliorer leur position par l'annexion de nouvelles clientèles[72].

71. Cité par Pierre BERGERON et France GAGNON, « La prise en charge de la santé au Québec », *op. cit.*, p. 23.

72. Pierre BERGERON, « La Commission Rochon reproduit les solutions de Castonguay-Nepveu », *Recherches sociographiques*, 31, 3 (1990) : 359-380. Sur le contexte général de transformation de l'État durant cette période, voir : Jean MERCIER et Daniel BOURGEOIS, « Dix ans de restrictions budgétaires au gouvernement du Québec. Organismes centraux et tendances administratives, 1981-1991 », Robert BERNIER et James GOW (dir.), *Un État réduit? / A Down-Sized State?*, Sainte-Foy, Presses de l'Université du Québec, 1994, p. 345-371 ; Marie-

La motivation des établissements à développer les créneaux suggérés par leurs cliniciennes est double. D'une part, la mise sur pied de nouveaux programmes plus distinctifs, parfois en remplacement d'autres services, justifie auprès du MSSS ou des régies régionales l'obtention de nouveaux budgets. Les nouvelles catégories offrent ainsi aux établissements un moyen de résorber leurs difficultés financières en augmentant l'offre de services plutôt qu'en la diminuant. Le Centre François-Charon, par exemple, s'extirpe entre 1987 et 1994 d'une situation déficitaire en abandonnant son service, peu distinctif, de soins à domicile au profit d'interventions plus originales destinées, selon les propres mots de la direction, à « démontrer la nécessité de toutes les disciplines et ainsi accroître à l'établissement son rôle spécialisé[73] ». D'autre part, des expertises distinctives aident les centres à canaliser plus de références vers leurs propres services ; après 1990, l'aptitude à attirer les cas devient un enjeu stratégique pour les établissements qui cherchent à accroître, mais aussi à diversifier leurs sources de références.

Les centres de deuxième ligne sont particulièrement ouverts à une telle évolution, dont ils espèrent qu'elle atténuera la dominance hospitalière sur l'allocation des ressources, mais aussi qu'elle mettra en valeur le potentiel de croissance du discours fonctionnel, qui envisage comme clientèle éventuelle « toute personne ayant... une déficience physique susceptible d'entraîner des limitations[74] ». La majorité des postes liés aux

Josée FLEURY, Jean-Louis DENIS, Claude SICOTTE et Céline MERCIER, « La transformation des services de santé mentale et le rôle des PROS », *Recherches sociographiques*, 45, 1 (2004) : 105-127. Sur les rapports concrets entre bureaucratie et professionnels, voir : Kevin LEICHT et Mary L. FENNELL, « The Changing Organizational Context of Professional Work », *Annual Review of Sociology*, 23 (1997) : 215-231 ; James W. BJÖRKMAN, « Professionalism and the Welfare State : Sociological Saviour or Political Pariah ? », *European Journal of Political Research*, 10 (1982) : 407-428 ; Stephen GREEN, « Professional / Bureaucratic Conflict : The Case of the Medical Profession in the National Health Service », *Sociological Review*, 23, 1 (1975) : 121-141.

73. Rapport annuel du Centre François-Charon, 1989, p. 1, 5 ; 1993, p. 1, 4 ; 1994, p. 8 ; 1995, p. 2.

74. Regroupement des centres de réadaptation en déficience physique de Montréal, *Mémoire présenté au service de la santé mentale de RRSSS – MC dans le cadre de la consultation sur les orientations 1997-2002 pour la transformation des services de santé mentale*, Montréal, RCRDPM, 1997, p. 4, 7.

nouvelles catégories, comme la dysphasie, la fibromyalgie ou les troubles visuo-cognitifs, apparaissent d'ailleurs en centre de réadaptation. Outre la pression à la distinction induite par la réforme, d'autres mutations administratives facilitent, après 1995, un remaniement des usages diagnostiques en deuxième ligne. D'une part, le MSSS accompagne les compressions budgétaires d'une politique de «virage ambulatoire» qui accélère le transfert des patients des hôpitaux vers la réadaptation, offrant un terreau fertile à l'adoption des nouvelles grilles «fonctionnelles», plus rapidement opératoires. D'autre part, les centres de réadaptation situés en régions, qui étaient souvent dispersés, sont bientôt regroupés en structures régionales uniques, comme le Centre montérégien de réadaptation qui couvre l'ensemble de la Montérégie à partir de 1993; bénéficiant de ressources plus concentrées et mieux coordonnées, ces organismes y gagnent une capacité neuve à développer de nouveaux services, notamment dans les domaines porteurs de croissance comme la petite enfance.

Le financement de nouveaux programmes consacre le rôle éminent des paramédicales auprès des clientèles ainsi rassemblées, surtout en deuxième ligne. Au Centre Cardinal-Villeneuve, où la part de la masse salariale des paramédicales de réadaptation physique dans le budget avait stagné entre 14% et 15,5% de 1980 à 1988, elle s'envole ainsi à 21% entre 1988 et 1994. Au CR Lucie-Bruneau, la masse salariale des paramédicales fait plus que doubler entre les seules années 1992 et 1995: le Centre engage alors à pleines portes, passant de 31 à 60 paramédicales et faisant grimper ses effectifs de 8 à 16 physiothérapeutes, de 13 à 24 ergothérapeutes, de 1 à 4 orthophonistes et de 9 à 16 intervenantes psychosociales[75].

Les établissements, par ailleurs, détournent quelque peu l'esprit des politiques de complémentarité du MSSS, en ne s'y déclarant favorables que s'ils demeurent seuls responsables de l'élaboration de leurs propres mandats. Ils s'opposent ainsi à ce que le Ministère prenne l'initiative en matière de coordination, alors même que l'idée initiale du MSSS avait été au contraire d'astreindre la complémentarité à une direction politique plus ferme. En raison de cette résistance, et d'un manque de continuité dans la volonté des réformateurs, les centres se réservent l'initiative de la création de nouveaux programmes. Dès 2000, des observateurs remar-

75. Rapport annuel du Centre de réadaptation Lucie-Bruneau, 1992-1995; rapport annuel du Centre Cardinal-Villeneuve, 1980-1994.

quent ainsi à quel point les projets associés à la complémentarité sont menés au gré des établissements et sans véritable planification centrale, « le MSSS semblant avoir réagi en fonction de ce qui se passait déjà sur le terrain… et cela grâce aux milieux d'intervention eux-mêmes[76] ».

Dans ce contexte, paradoxalement, l'embauche massive de paramédicales ne résorbe pas les pénuries de personnel qui commençaient à poindre. En fait, elle l'accompagne, les plus longues listes d'attente émergeant des établissements les mieux pourvus en paramédicales, comme l'hôpital Sainte-Justine ou l'Institut Raymond-Dewar, qui sont aussi les endroits où l'activité diagnostique est la plus intense et où l'augmentation des références touche surtout les nouveaux domaines[77]. Souvent, des pénuries naissent soudainement du fait que les nouveaux diagnostics sont posés de manière unilatérale, en dehors de tout programme existant. L'action de l'Institut Raymond-Dewar en matière de dysphasie relève d'une telle logique. Conscients des transformations du réseau et attentifs aux aspirations de leurs cliniciennes, les administrateurs de l'Institut décident, en 1993, d'élargir leurs horizons pour s'intéresser aux « troubles sévères de la communication » ; en 1996, l'Institut s'attribue de son propre chef un nouveau mandat en inaugurant un programme pour enfants dysphasiques qui occupe bientôt le quart des orthophonistes de l'établissement. En trois

76. Institut de réadaptation en déficience physique du Québec, *La mise en place de réseaux intégrés de services en neurotraumatologie*, Québec, IRDPQ, 2000, p. 21-24. Voir aussi : Damien CONTANDRIOPOULOS, Raymond HUDON, Elisabeth MARTIN et Daniel THOMPSON, selon qui la mise en œuvre de nouvelles réformes après 2003 « s'est généralement déroulée sans incidences majeures sur la production continue de services », « Tensions entre rationalité technique et intérêts politiques : l'exemple de la mise en œuvre de la *Loi sur les agences de développement de réseaux locaux de services de santé et de services sociaux* au Québec », *Canadian Public Administration / Administration publique du Canada*, 50, 2 (2007) : 219-243.

77. Murielle LEDUC, *Description des services d'orthophonie et d'audiologie offerts par les CHSGS, CHR, CR en déficience physique, URFI et hôpitaux de jour de la région de Montréal-Centre*, Montréal, Régie régionale de la santé et des services sociaux de Montréal Centre, 2000, p. 11-16, 26-27, 31, 39. Liette PICARD et Michel CLERMONT, *L'organisation des services aux personnes présentant des problèmes de langage, d'audition et de communication*, Québec, MÉQ et MSSS, 1993, p. 16. Danielle BÉDARD, Francine COUTURE et Hubert DELISLE, *Expérimentation et évaluation du Programme Hanen en milieu communautaire*, Sherbrooke, CHUS, 1991, p. 1.

mois, l'équipe ouvre 181 dossiers, surtout des enfants de trois à six ans, et tisse des liens de collaboration avec l'hôpital Sainte-Justine et, à des fins de dépistage, diverses commissions scolaires. Créé à la seule initiative de l'Institut, le programme ne bénéficie d'aucun financement gouvernemental et manque vite de ressources financières, créant une « pénurie » qui justifie, en 1998, des partenariats avec l'Hôpital juif de réadaptation et l'hôpital Sainte-Justine, aux prises avec un problème similaire, dans le but de « permettre » l'admission de nouveaux cas, puis d'adresser, avec l'aide d'associations de parents, des « demandes de développement budgétaire[78] » au gouvernement provincial.

Ces politiques locales du fait accompli entraînent un gonflement de la clientèle, mais aussi une intensification de l'offre de soins à chaque patient. C'est ce que constate, pendant les années 1990, le CR Lucie-Bruneau. En 1993, le Centre met en place de nouvelles cliniques externes (DMC, maladies dégénératives, etc.) destinées explicitement à augmenter la clientèle. De 1995 à 1997, « des pathologies nouvelles [ayant] incité nos professionnels à prendre des initiatives [et] élargir leur champ de compétence[79] », le volume de patients admis augmente de 44 %, générant une liste d'attente prolongée. Dans les années suivantes, le surplus d'admissions se résorbe mais l'attente perdure malgré tout, et la Régie régionale constate que, même là où la proportion d'usagers baisse par rapport à la population, « l'intensité de la consommation de services » par usager « a, elle, augmenté de façon importante[80] ».

Il est important de préciser que la corrélation entre l'irruption de pénuries et une hausse sans précédent des effectifs n'est pas propre aux paramédicales. Louis Demers a déjà souligné le fait que, en 2000, le Collège des médecins du Québec argue d'une pénurie d'un millier de médecins au moment précis où la province présente le meilleur ratio de médecin par habitant non seulement de son histoire, mais aussi de toutes

78. Rapport annuel de l'Institut Raymond-Dewar, 1993-2000.

79. Centre de réadaptation Lucie-Bruneau, *Étude relative aux conditions de vie des personnes vivant avec une blessure médullaire…*, *op. cit.*, p. 5. Rapport annuel du Centre de réadaptation Lucie-Bruneau, 1990, p. 3, 9-13 ; 1995, p. 18-20 ; 1996, p. 18-20 ; 1997, p. 9 ; 1998, p. 7, 11.

80. Rapport annuel du Centre de réadaptation Lucie-Bruneau, 1994, p. 8-9 ; 1995, p. 9 ; 1996, p. 9 ; 1997, p. 7 ; 1998, p. 10-11 ; 1999, p. 9 ; 2000, p. 6, 19 ; 2002, p. 4 ; 2003, p. 4 ; 2004, p. 3 ; 2005, p. 7.

les provinces canadiennes[81]. Dans le domaine paramédical, on constate que la pénurie survient au moment précis où les centres concèdent aux cliniciennes un accès accru au diagnostic.

En fait, même dans les rares cas où les politiques de complémentarité entraînent l'abandon de certains programmes pour éviter les dédoublements, on constate que ces « fermetures » ne servent souvent qu'à stimuler la quête de nouveaux créneaux. En effet, les transferts de clientèle d'un centre à l'autre ne s'accompagnent généralement pas d'un transfert des thérapeutes, qui demeurent dans leur établissement d'origine pour y être réaffectées à la création de nouveaux services, souvent non programmés. On trouve un exemple de ce *modus operandi* lors du transfert, en 1987, d'une clientèle de l'hôpital de réadaptation pédiatrique Marie-Enfant vers le CR Lucie-Bruneau. L'hôpital Marie-Enfant souhaite alors transférer les patients, devenus adultes, de son programme de maladies neuromusculaires, qui compte notamment des cas de dystrophie musculaire. Le CR Lucie-Bruneau est choisi pour accueillir la clientèle transférée. Or, ce transfert, apparemment à somme nulle, recouvre en fait la création de deux nouveaux services. D'une part, l'hôpital conserve les employées jadis affectées à cette population pour l'affecter en partie à une nouvelle clientèle, souffrant d'ataxie de Friedriech et recueillie du cabinet d'un médecin récemment décédé ; requérant donc un nouveau personnel, le CR Lucie-Bruneau, lui, plaide au Ministère que « seule une injection de nouveaux fonds permettra la mise sur pied des services requis[82] ». D'autre part, le CR Lucie-Bruneau profite, unilatéralement, de ces demandes pour assortir le programme transféré d'une nouvelle clientèle, souffrant de maladies dégénératives comme la sclérose en plaques, à laquelle il aspirait depuis longtemps. Le CR, en fait, semble utiliser le transfert comme prétexte pour réaliser ce projet pourtant distinct, et dont la population potentielle excède de plusieurs centaines de patients celle des « devenus adultes » recueillis de Marie-Enfant[83].

Cette propension à transformer le projet ministériel de complémentarité en une réelle inflation des programmes n'est que stimulée par les réformes des années 1990. Elle ne se limite pas à la deuxième ligne. Le cas

81. Louis Demers, *op. cit.*, p. 287.

82. Centre de réadaptation Lucie-Bruneau, *Analyse concernant les besoins des adultes ayant des problèmes évolutifs neurologiques ou musculaires*, Montréal, CRLB, 1988, p. 4.

83. *Ibid.*, p. 4-11, 15, 43-45.

de la réadaptation physique au Centre hospitalier universitaire de Sherbrooke offre un bon exemple. En 1996, l'hôpital est scindé en deux établissements complémentaires, soit l'Institut universitaire de gériatrie de Sherbrooke, qui se réserve le créneau gériatrique, et le Centre universitaire de santé de l'Estrie (CUSE). Dans un esprit de spécification des mandats, cette division entraîne la fermeture de l'unité de soins gériatriques du CUSE. Le personnel de cette équipe demeure cependant au CUSE, où il se recycle dans le « dépistage et la prise en charge de tout usager pouvant bénéficier de réadaptation » par « la création d'un programme élargi de dépistage[84] », qui démultiplie la présence des paramédicales sur le plancher.

On peut s'étonner de ce que des politiques qui visent à resserrer le mandat des établissements de soins leur laissent une telle latitude, ainsi qu'aux professionnels qui y travaillent. Pourtant, la création d'administrations d'encadrement comme les régies régionales (devenues des agences en 2003) et les Centres de santé et de services sociaux (CSSS) avait en partie pour objectif d'encadrer l'initiative des cliniciens et des décideurs locaux[85]. De fait, divers indices suggèrent qu'au moins certains agents du MSSS voient bel et bien la création unilatérale de services par les établissements comme une subversion du principe de complémentarité. C'est ce que suggère, en 1989, un document du Ministère qui critique une « répartition financière axée sur le développement des services[86] ». C'est aussi ce que suggère un épisode singulier, celui de la mise sous tutelle (pour de toutes autres raisons, conjoncturelles) du CR Constance-Lethbridge. Ce centre, de mars 1995 à mars 1997, se trouve sous la gouverne directe d'agents du Ministère. Or, les administrateurs ministériels rompent avec les usages des établissements en entreprenant de recentrer, et non d'élargir, l'action du centre autour de sa mission originelle, soit la déficience motrice adulte. L'entreprise culmine, en 1997, avec le transfert vers un autre

84. Centre universitaire de santé de l'Estrie, Service de réadaptation, *Changement de pratique professionnelle en réadaptation dans le cadre du virage ambulatoire*, Sherbrooke, Centre universitaire de santé de l'Estrie, [1997], non paginé.

85. Alan DAVIDSON, « Dynamics Without Change : Continuity of Canadian Health Policy », *Canadian Public Administration*, 47, 3 (2004) : 251-279.

86. MSSS, *Pour améliorer la santé et le bien-être au Québec. Orientations*, 1989, cité dans : Denis D. GAUTHIER, en collaboration avec Jean-Jacques CAMERA, *Pièces législatives, publications et activités déterminantes au Québec en déficience intellectuelle*, Laval, Centre d'intégration socioprofessionnelle de Laval, 1992, 131 p.

établissement, le Centre Mackay, du programme de « développement de l'enfant » qui avait été un fort véhicule de la croissance des services à Constance-Lethbridge ; surtout, le transfert du programme s'accompagne, cette fois, de celui de ses ressources humaines et matérielles, si bien que le transfert en demeure alors bien un[87].

Les associations de patients et les rhétoriques de la pénurie

Les vues des paramédicales pour une extension des territoires de soins convergent aussi avec celles des associations de patients, auprès desquelles elles trouvent des alliés de poids. Ces associations militent elles aussi pour des définitions élargies des besoins mais aussi des catégories, qui assurent à leurs membres des services étendus tout en influant sur leurs effectifs. Ces atomes crochus poussent des associations à laisser, non sans vigilance, un certain leadership aux professionnels dans la définition des besoins.

Après 1945, les associations de patients entretenaient surtout des relations avec les directions d'établissements, plus qu'avec les cliniciens. Leur rôle principal consistait alors souvent à adresser de nouveaux patients. Encore en 1990, l'Association pour la paralysie cérébrale du Québec, depuis longtemps proche de l'IRM et du Centre François-Charon (où loge son siège social), demeure le principal contact de l'IRM pour recruter des cas en Abitibi et en Estrie ; au CR Lucie-Bruneau, on use d'anciens patients paraplégiques pour convaincre des usagers potentiels qui hésitent à « faire la démarche » de réadaptation, un moyen présenté comme un « mode de marketing et de promotion très profitable[88] ». Les établissements à l'équilibre budgétaire périlleux, comme le Bouclier, n'hésitent pas à prendre à témoin les associations d'handicapés pour justifier leurs demandes de financement devant les instances régionales ou ministérielles[89].

87. Rapport annuel du Centre de réadaptation Constance-Lethbridge, 1986, p. 29 ; 1989, p. 15 ; 1993, p. 5 ; 1994, p. 4 ; 1995, p. 1 ; 1996, p. 3-4, 11 ; 1997, p. 1, 3, 6.

88. Marthe Migneault, *Service de l'APQ…*, *op. cit.*, p. 2-3. Rapport annuel du Centre François-Charon, 1983, p. 15. Institut de réadaptation de Montréal, *Journée d'échange clinique…*, *op. cit.*, 1990, p. 5.3 ; Centre de réadaptation Lucie-Bruneau, *À part entière…*, *op. cit.*, p. 32-35 ; Centre François-Charon, *Le Centre François-Charon vous accueille*, *op. cit.*

89. Archives du Centre de réadaptation Le Bouclier, dossier 2330, « Programme à l'âge scolaire – Laurentides centre », lettre de D. Lazure à L. Denis,

Au milieu des années 1980, le discours fonctionnel amène le contenu même de la pratique clinique, et les cliniciens, sous le feu des projecteurs. Le mouvement fonctionnel présente aussi les paramédicales, surtout en réadaptation physique, sous un jour favorable et des associations plaident vite pour l'embauche de ces cliniciennes, jugées plus ouvertes que les médecins aux besoins concrets des patients[90]. La nature des rapports entre associations et paramédicales varie, cependant. Les catégories diagnostiques en cause ont leur influence : les paramédicales jouent un rôle plus éminent auprès des associations liées à des diagnostics plus neufs, que les patients n'ont pas encore su s'approprier.

Dans le cas des « vieilles » clientèles, au diagnostic peu ambigu, les associations se sentent peu tenues d'endosser le point de vue des professionnels. Au CR Lucie-Bruneau, où l'Association des paraplégiques du Québec offre du soutien-conseil aux patients, une chef de programme déplore en 1994 que les conseillers de l'association minent l'autorité des professionnelles, jouant de leur propre expérience d'ex-patients pour contredire l'ergothérapeute en matière de fauteuil roulant ou offrir une « relation d'aide conseil » qui empiète sur la « thérapie réelle de psychologie[91] ». Dans le même genre, la Fédération québécoise des laryngectomisés offre aux patients des services bénévoles ouvertement destinés à pallier les insuffisances présumées des orthophonistes : témoignant devant un comité du MSSS, un laryngectomisé affirme, en 2000, que « c'est grâce à lui [le bénévole] que je parle, pas à l'orthophoniste. L'orthophoniste, t'as vu tout ce qu'elle avait pu faire pour moi[92]. »

Auprès de telles clientèles, l'influence des professionnels demeure somme toute limitée. Les « nouveaux » diagnostics, par contre, moins connus, mènent les associations à se rapprocher des paramédicales, avec

24 août 1998 ; dossier 1260, « Plaintes de parents », lettre circulaire du CR Le Bouclier aux parents, 17 janvier 2000. Rapport annuel du Centre de réadaptation Le Bouclier, 1984, p. 1, 4 ; 1994, p. 3 ; 1995, p. 8.

90. Rapport annuel du Centre Cardinal-Villeneuve, 1984, p. 13. Centre Cardinal-Villeneuve, *Apprendre à travailler ensemble, op. cit.*

91. Marthe Migneault, *Service de l'APQ…, op. cit.*, p. 1-2.

92. Ministère de la Santé et des Services sociaux, direction de la recherche et de la planification et du développement de la main-d'œuvre, *Verbatim des présentations d'associations d'usagers en orthophonie et en audiologie*, Sainte-Foy, MSSS, juin 2000, p. 8.

qui elles luttent pour faire connaître la catégorie. Inversement, des paramédicales contribuent activement aux activités de ces associations, et même à la création de certaines. De 1988 à 2004, des cliniciennes du Bouclier et du CR Constance-Lethbridge participent ainsi à la mise sur pied d'associations pour les victimes de sclérose latérale amyotrophique ou de TCC, et des orthophonistes collaborent de près à l'implantation de l'Association québécoise pour les enfants audimuets (AQEA) dans de multiples régions[93].

Quelle que soit la catégorie, associations, cliniciennes et établissements s'entendent cependant pour véhiculer, dans l'esprit de l'approche fonctionnelle, une définition large de ce qu'est un handicap requérant des soins. En 1991, le CR Lucie-Bruneau se réclame des avis de patients et de praticiennes en annonçant vouloir étendre ses services à toutes les personnes âgées, arguant que « notre intérêt n'est pas seulement d'offrir des services aux personnes handicapées [mais] que toute personne ayant une déficience physique ait accès à des services… Or, les personnes âgées sont, pour des raisons évidentes, susceptibles de bénéficier de services de réadaptation[94]. » De 1988 à 1994, le Bouclier et des associations de patients conviennent de définitions élargies de la déficience qui augmentent la prévalence estimée des handicaps physiques à 13 % au sein de la population, et à 38,5 % chez les personnes de 65 ans et plus ; en 1997, la Régie régionale estime que ces chiffres exigeraient de quadrupler le budget du Bouclier[95].

Jumelées aux conséquences imprévues des réformes publiques, ces évaluations agressives des besoins de la population alimentent l'impression, répandue depuis la commission Rochon, qu'une crise majeure frappe le réseau de la santé. Les contours de cette « crise » demeurent flous : on la dit financière, mais elle est souvent présentée sous l'angle d'une crois-

93. Julien Prud'homme, *Histoire des orthophonistes …*, *op. cit.*, p. 98-101.

94. Centre de réadaptation Lucie-Bruneau, *Mémoire concernant la réforme du système de la santé et des services sociaux du Québec*, Montréal, CRLB, 1991, p. 13. Ce genre de proposition devrait, parmi d'autres raisons, mettre en perspective l'attribution d'office des besoins accrus de santé au seul « vieillissement de la population ».

95. Régie régionale de la santé et des services sociaux de Lanaudière, *op. cit.*, p. 3-6, 10-11, 15, 17. Rapport annuel du Centre de réadaptation Le Bouclier, 1985, p. 1 ; 1997, p. 10-11 ; 1998, p. 3, 6.

sance naturelle des besoins (par le « vieillissement de la population », par exemple) qui entraînerait une pénurie des ressources humaines. Ainsi envisagée, la gestion de la santé devient une course à l'embauche accélérée de cliniciens.

Les ordres professionnels voient dans ce climat une occasion d'affermir leur position. Ils commencent à présenter leurs demandes pour l'élargissement des soins, non comme des aspirations nouvelles, mais comme la réponse évidente à une pénurie qui s'impose d'elle-même. Cette naturalisation des « besoins », et de leur urgence, correspond sans doute à l'idée que se font les professionnels eux-mêmes de leur utilité publique, mais elle leur permet aussi de se soustraire au fardeau de la preuve qu'auraient pu exiger ces demandes. Au même moment, de toute manière, les conséquences des initiatives unilatérales sur le terrain semblent valider le constat ambiant d'une pénurie de professionnels. À terme, les paramédicales les plus combatives font bel et bien croître la demande pour leurs propres services, au point de générer de réelles pénuries comme c'est le cas en ergothérapie après 1988 et en orthophonie après 1995[96]. Ces pénuries justifient tout particulièrement une augmentation des effectifs étudiants, notamment chez les orthophonistes, chez qui la création, en 2001, d'un nouveau programme de maîtrise à l'Université Laval et des levées successives du contingentement universitaire font plus que doubler le nombre de places disponibles à l'université[97].

Les ordres se font plus dynamiques dans leur estimation des besoins de la population. En 1970, des représentantes orthophonistes avaient établi la prévalence des besoins totaux d'orthophonie et d'audiologie au Québec

96. *Le Transfert*, 9, 4 (décembre 1985) : 4 ; 12, 2 (juin 1988) : 21 ; 12, 1 (mars 1988) : 16 ; 13, 2 (juin 1989) : 3-4 ; 14, 3 (septembre 1990) : 3. Rapport annuel de la Corporation professionnelle des psychologues du Québec, 1975, p. 8 ; 1977, p. 2 ; 1985, p. 5, 16 ; 1987, p. 18 ; 1990, p. 5, 23 ; 1992, p. 29. Julien PRUD'HOMME, *Histoire des orthophonistes…, op. cit.*, p. 119-121 ; Julien PRUD'HOMME, « Diagnostics, stratégies professionnelles et politiques de la santé. Les orthophonistes québécoises depuis 1970 », *Recherches sociographiques*, 47, 2, (2006) : 253-275, 271-273.

97. *Revue québécoise d'ergothérapie*, 4, 2 (juin 1995) : 49-50. Rapport annuel de la Corporation professionnelle des ergothérapeutes du Québec, 1982, p. 21 ; 1985, p. 10 ; 1987, p. 8 ; 1989, p. 2-3 ; 1990, p. 1-3 ; 1991, p. 2 ; 1996, p. 6 ; 2002, p. 5 ; 2004, p. 6. Corporation professionnelle des ergothérapeutes du Québec, *Commentaires concernant les propositions du document À part… égale*, Montréal, CPEQ, 1985, non paginé.

à tout au plus 2 % de la population adulte et 5 % de la population infantile, des chiffres qu'elles jugeaient élevés et ne soumettaient pas sans scrupule : « Pouvons-nous, demandaient-elles alors, penser exiger 2 $ par personne au Québec seulement pour l'orthophonie-audiologie[98] ? » En 1990, ces hésitations n'ont plus cours et la Corporation évalue désormais à pas moins de 10 % la part des Québécois pour qui l'orthophonie et l'audiologie représentent, comme on le dit maintenant sans complexe, « une nécessité vitale[99] ».

Les rhétoriques de la pénurie sont toutefois d'un emploi délicat. En insistant trop sur l'insuffisance des effectifs, on risque de donner à l'État un motif de remplacer les professionnelles par des techniciens, moins coûteux, aisément disponibles et plus rapides à former. À la fin des années 1970, la Corporation des travailleuses sociales avait mis en sourdine ses présages de pénurie en raison du spectre d'une délégation de tâches aux techniciens en éducation spécialisée[100]. En 1987, la Corporation des orthophonistes avait convaincu le MSSS de l'existence d'une grave pénurie, mais avait été prise de court par le projet inattendu d'y remédier par la création d'un programme collégial de « technicienne du langage », opportunément suggéré par le cégep d'Alma. Coincée, la Corporation avait dû calmer le jeu en revenant sur ses dires et arguer au contraire, en 1988, qu'« en l'absence d'études de prévalence fiables…, il est présentement difficile de mesurer l'étendue de la main-d'œuvre dont le Québec a besoin[101] » – un repli

98. Archives de l'Ordre des orthophonistes et des audiologistes du Québec, rapport du Comité des relations professionnelles et économiques, 1er décembre 1970.

99. Archives de l'Ordre des orthophonistes et des audiologistes du Québec, « Enfin 600 ! », communiqué de presse, 1990 ; « La pénurie de services en orthophonie-audiologie », pochette de presse, c. 1994. Corporation professionnelle des orthophonistes et des audiologistes du Québec, *L'évolution de l'orthophonie et de l'audiologie au Québec*, Montréal, CPOAQ, 1989, 16 p.

100. Archives de l'Ordre des travailleurs sociaux du Québec, guides de congrès, 1977, p. 6. Corporation professionnelle des travailleurs sociaux du Québec, *Prise de position de la CPTSQ au sujet du rapport Batshaw*, juillet 1976, p. 3.

101. Archives de l'Ordre des orthophonistes et des audiologistes du Québec, « Enfin 600 ! », communiqué de presse, 1990. Rapport annuel de la Corporation professionnelle des orthophonistes et des audiologistes du Québec, 1984, p. 6, 28 ; 1985, p. 16-17 ; 1986, p. 8, 14 ; 1987, p. 8, 18 ; 1988, p. 4-5 ; 1989, p. 3-4. Corporation des orthophonistes et des audiologistes de la province de Québec, *Avis sur l'« Étude de pertinence en technique de rééducation du langage » présenté par le*

purement stratégique puisque, une fois le projet de technique enterré, la Corporation recommence dès 1990 à invoquer la pénurie pour exiger de l'État qu'il double le nombre de thérapeutes. La situation se répète en 2002: devant un projet de technique en réadaptation du langage au cégep de Rosemont, l'Ordre des orthophonistes annonce «la dernière année de grande pénurie d'orthophonistes[102]», avant de changer à nouveau son fusil d'épaule une fois le projet abandonné, pour réclamer dès 2003 l'ajout de plusieurs dizaines de places «pour atteindre l'équilibre[103]», qu'on ne situe plus que vers 2011. Cette valse-hésitation prend fin quand l'Ordre s'entend avec le ministère de l'Éducation sur un projet de délégation moins menaçant, prévoyant, à partir de 2006, l'offre de cours d'appoint à des techniciens en éducation spécialisée, formés sous surveillance étroite, par des orthophonistes, à un strict rôle «de stimulation et non de rééducation[104]». Finalement, à d'autres occasions, on voit les paramédicales essayer de tirer elles-mêmes parti des mêmes mécanismes au détriment des médecins: entre 1986 et 1990, la Corporation des psychologues attire ainsi l'attention des médias sur une pénurie de psychiatres en suggérant d'y pallier par l'emploi de psychologues plus autonomes[105].

La recherche clinique, on l'a dit, s'arrime bien à ce mouvement général d'expansion des diagnostics et de l'intervention clinique. Il n'est pas étonnant que les professions les moins «frappées» de pénurie soient celles où l'essor de la recherche se fait tardif ou hésitant, comme en physiothérapie et en travail social. Les catégories neuves, en effet, doivent beaucoup à la recherche. Dans le secteur paramédical, celle-ci se réclame souvent du discours fonctionnel, qui facilite l'obtention de subventions et porte de façon naturelle sur le diagnostic des nouveaux problèmes. En 1985, la première subvention de recherche de l'histoire du CR Constance-Lethbridge vise ainsi à s'attacher un chercheur spécialisé dans la CIDIH;

cégep d'Alma, Montréal, CPOAQ, 1988, p. 4, 13-14; *L'évolution de l'orthophonie et de l'audiologie au Québec*, *op. cit.*, p. 2-3, 14.

102. Rapport annuel de l'Ordre des orthophonistes et des audiologistes du Québec, 2001-2002, p. 6-7.

103. Rapport annuel de l'Ordre des orthophonistes et des audiologistes du Québec, 2002-2003, p. 4; 2003-2004, p. 6.

104. Rapport annuel de l'Ordre des orthophonistes et des audiologistes du Québec, 2002-2003, p. 5; 2003-2004, p. 7; 2004-2005, p. 8; 2005-2006, p. 8.

105. *Psychologie Québec*, 3, 6 (novembre 1986): 4; 5, 2 (mars 1988): 1;7, 1 (janvier 1990): 4.

dans les années suivantes, les thérapeutes du centre mettent sur pied des projets d'envergure sur la fibromyalgie, les cas de TCC et leur référence depuis les hôpitaux. À l'IRDPQ, les projets de recherche recensés en 2000 portent en plus grand nombre sur les clientèles TCC et DMC, alors que les clientèles les moins étudiées sont les « vieilles » populations d'amputés ou de blessés médullaires. Au CRIR et à l'hôpital Sainte-Justine, les recherches en orthophonie se concentrent sur l'élaboration de grilles d'évaluation de la dysphasie chez les enfants de 0 à 6 ans[106].

Après 2000, les nouveaux territoires paramédicaux continuent de se transformer sous l'effet conjugué des facteurs professionnels, politiques et scientifiques. Deux exemples rendent bien compte de cette évolution continue, qui brouille les frontières du monde thérapeutique.

Le premier est l'élargissement progressif, mais continu, du concept de « traumatisme crânio-cérébral ». Les centres accueillant cette clientèle font pression sur leur principal tiers payeur, la SAAQ, pour étendre leurs services, au nom de l'équité, à des patients qui ne sont pas des accidentés de la route. L'IRM et le CR Lucie-Bruneau, par exemple, réclament dès 1988 des ressources, notamment en neuropsychologie, pour desservir ces autres patients, que l'on admet quand même et qui représentent en certains endroits jusqu'à 50 % de la clientèle. Par ailleurs, les limites indéfinies du TCC suscitent des désirs d'expansion. En 2003, des physiothérapeutes du Bouclier demandent l'admission de patients TCC souffrant de douleur, qu'elles refusaient encore en 1994 mais qu'elles s'estiment désormais capables de prendre en main par la thérapie manuelle. D'autres centres demandent à la SAAQ de financer des suivis psychosociaux plus longs. Après 1995, l'accueil dans des centres régionaux, comme Le Bouclier, de patients qui étaient jusque-là contraints de se rendre à Montréal, pousse les centres montréalais, qui conservent leurs thérapeutes et pour qui le transfert ne constitue qu'une perte sèche de revenus, à réclamer l'admission de cas qu'ils refusaient encore quatre ou cinq ans auparavant, comme

106. Rapport annuel du Centre de réadaptation Constance-Lethbridge, 1985, p. 4, 10 ; 1986, p. 8-9 ; 1994, p. 5 ; 1995, p. 3 ; 1996, p. 5 ; 1997, p. 15 ; 1998, p. 13 ; 1999, p. 7-8 ; 2001, p. 16 ; rapport annuel du Centre de réadaptation Le Bouclier, 2003, p. 10. Institut de réadaptation en déficience physique du Québec, *Étude descriptive de la participation en milieu clinique aux activités de recherche de l'IRDPQ*, Québec, IRDPQ, 2000, p. 30-33. Julien PRUD'HOMME, *Histoire des orthophonistes…*, *op. cit.*, p. 108.

les patients TCC en phase plus précoce ou manifestant des troubles graves du comportement[107].

Après 2000, les centres de deuxième ligne et leurs cliniciennes en viennent à s'intéresser aux cas de traumatismes crâniens dits « légers », plus proches de la commotion cérébrale et que les hôpitaux n'orientent pas toujours vers eux. En 2005, le CR Constance-Lethbridge lance une programmation supplémentaire pour ces « TCC légers », aux séquelles subtiles mais persistantes et qu'on juge « sous-desservis ». La catégorie se raffine, après 2001, grâce aux recherches cliniques de neuropsychologues, d'orthophonistes et d'ergothérapeutes du CRIR, de McGill ou de l'UQTR, qui intensifient le dépistage des traumatismes légers parmi les victimes d'accidents. Fait non négligeable, comme les lésions à l'origine du « TCC léger » se dérobent aux scanographies, son diagnostic passe par des « estimations de la personnalité » qui donnent plus de poids à l'évaluation par des paramédicales. Selon les prévalences suggérées, cette extension de la catégorie du TCC, en fait une médicalisation plus prononcée des commotions cérébrales, promet la clientèle d'environ 15 % des victimes de chocs dits légers à la tête, tant sur la route que dans les sports. En 2008, un ouvrage québécois regroupant les contributions de chercheurs paramédicaux en milieu universitaire et clinique comparait la nouvelle prévalence du TCC léger à un « épidémie silencieuse[108] ».

107. Rapport annuel du Centre de réadaptation Lucie-Bruneau, 1988, p. 9 ; 1989, p. 5 ; 2005, p. 19 ; rapport annuel de l'Institut de réadaptation de Montréal, 1991, p. 1.3, 7.1, 4-5, 11 ; 1992, p. 8.2 ; 1998, p. 14 ; 2004, p. 8. ; rapport annuel du Centre de réadaptation Constance-Lethbridge, 2003, p. 2-5. Institut de réadaptation de Montréal, *Journée d'échange clinique…*, *op. cit.*, 1989, p. 6.2-5 ; 1990, p. 6-12. Centre de réadaptation Constance-Lethbridge, *Évaluation de programmes*, *op. cit.*, section IX, p. 8, 56. Centre de réadaptation Lucie-Bruneau, *Bilan de la prise en charge des clients au PIC du CRLB*, Montréal, CRLB, 1988, non paginé. Centre Cardinal-Villeneuve, *Programme cadre pour les traumatisés crânio-cérébraux*, *op. cit.*, p. 15-16. Régie régionale de la santé et des services sociaux de Montréal Centre, *Monographies…*, *op. cit.*, p. 20.

108. Frédéric Banville, Pierre Nolin *et al.*, *Épidémie silencieuse. Le traumatisme crâniocérébral léger : symptômes et traitement*, Québec, Presses de l'Université du Québec, 2008, 310 p. Archives du Centre de réadaptation Le Bouclier, dossier 1350, « Congrès et colloques », *Le syndrome post-commotionnel ou la Boîte de Pandore. Programme préliminaire*, novembre 2004, p. 3-4. Rapport annuel du Centre de réadaptation Lucie-Bruneau, 1995, p. 18 ; 1996, p. 18-19 ; 1997, p. 9 ; 2003, p. 9, 16-17 ; rapport annuel du Centre de réadaptation Constance-

Un autre exemple de l'extension courante des catégories est l'entrée de paramédicales dans le milieu scolaire, où elles appliquent leur regard clinique à divers problèmes d'apprentissage. Les orthophonistes sont actives sur ce front. La multiplication des dysphasies et autres « troubles de langage et de communication » a permis à plusieurs d'entre elles d'entrer à l'emploi de commissions scolaires. Après 2000, certaines étendent leur rôle aux problèmes de lecture et d'écriture, qu'elles envisagent comme des troubles de la « communication écrite ». Des chercheuses en orthophonie, notamment à l'Université Laval, font depuis 1997 des liens entre les difficultés langagières des très jeunes enfants et de futurs échecs en lecture, plaidant en faveur de services d'orthophonie préventifs dès la petite enfance pour enrayer des troubles ultérieurs de l'apprentissage.

Chez les cliniciennes, de nouveaux langages neurologiques facilitent l'appropriation d'un diagnostic particulier, soit la dyslexie. Ce terme, qui décrit des troubles de l'écriture d'origine neurologique, avait été introduit dans le paysage scolaire dès les années 1970 par des orthopédagogues et d'autres spécialistes de l'adaptation scolaire. Mieux rompues au diagnostic que les orthopédagogues, des orthophonistes scolaires s'approprient le concept et, s'étant dotées d'une certaine expérience en pratique privée et par la lecture d'articles, développent des compétences en « troubles du langage écrit », reformulés en termes, plus familiers, de conscience phonologique et d'étiologie neurologique (« on a plus d'expérience qu'on pensait[109] », dira une praticienne). Ces nouveaux cadres conceptuels, diffusés par le biais de formations continues avant de trouver place à l'université, permettent à des orthophonistes de s'approprier, avec une relative aisance, des cas qui, jusque-là, relevaient d'experts de l'adaptation scolaire.

Lethbridge, 2003, p. 2 ; rapport annuel du Centre de réadaptation Le Bouclier, 2003, p. 10, 20 ; 2005, p. 13. *L'Antenne*, 4, 1 (février 2003) : 14. Centre de réadaptation Constance-Lethbridge, *Évaluation de programmes*, *op. cit.*, section X, p. 30-35, 47-51, 58-66. Centre Cardinal-Villeneuve, *Programme cadre pour les traumatisés crânio-cérébraux*, *op. cit.*, p. 5-6. Institut de réadaptation en déficience physique du Québec, *Étude exploratoire des besoins en services offerts à la clientèle traumatisée crânio-cérébrale au Québec*, Québec, IRDPQ, 1999, p. 1, 12-14. Centre de recherche interdisciplinaire en réadaptation de Montréal, *Recherche interdisciplinaire en réadaptation et traumatisme crâniocérébral*, Montréal, Publications du CRIR, vol. 2, automne 2005.

109. Entrevue citée dans Julien PRUD'HOMME, *Histoire des orthophonistes...*, *op. cit.*, p. 127.

L'encadrement légal des nouveaux territoires

L'élargissement rapide des territoires paramédicaux n'est pas sans générer une certaine confusion. Les paramédicales elles-mêmes ne s'entendent pas d'emblée sur le partage des nouvelles tâches. Les orthophonistes et les neuropsychologues, notamment, se disputent régulièrement l'évaluation et l'encadrement de ces choses, ardues à distinguer, que sont la cognition et la communication. En 2001, des neuropsychologues se plaignent ainsi des « préjudices [subis] dans leurs milieux[110] » lorsque des orthophonistes évaluent certains cas tandis qu'en milieu scolaire, des orthophonistes s'offusquent de voir des psychologues diagnostiquer des cas de dysphasie ou de dyslexie.

Il ne s'agit là que de quelques-uns des dilemmes qu'entraîne la colonisation des nouvelles provinces de la santé. Devant la multiplication de telles situations, l'Office des professions engage, à la fin des années 1990, une vaste réforme – la première depuis l'adoption du Code de 1973 – de la réglementation des professions de santé. La démarche, en fait, est surtout calibrée pour favoriser la délégation d'actes médicaux aux infirmières. Une fois cet épineux dossier mis sur les rails, néanmoins, l'État juge utile d'y associer un chantier plus large, qui comprend la précision des nouvelles attributions d'autres professions de santé. Les premières discussions sont lancées, en 1999, sous l'égide d'un groupe de travail, le comité Bernier, composé de professionnels et dont les travaux s'étendent jusqu'en juin 2002. Le rapport déposé est novateur à deux égards. D'une part, il propose de concéder certains monopoles de pratique aux paramédicales, à la grande joie des ordres concernés. D'autre part, cependant, rejetant la rigidité du concept de « champ exclusif » employé en 1973, il propose plutôt la création d'« actes réservés », plus pointus et susceptibles d'être partagés entre plusieurs groupes.

Ces recommandations sont approuvées par le législateur qui, pour simplifier les démarches, choisit d'en tirer deux projets de loi distincts. En 2002, l'adoption du projet de loi 90, octroie de nouveaux privilèges aux professions de santé physique. Le dossier de la santé mentale, pour sa part, plus complexe parce qu'il aborde le sujet délicat de la psychothérapie, est quant à lui déféré à un second groupe de travail, le comité Trudeau, composé lui aussi de professionnels et à pied d'œuvre de 2004 à 2006. Son

110. Rapport annuel de l'Ordre des psychologues du Québec, 2001-2002, p. 17 ; Rapport annuel de l'Ordre des orthophonistes et des audiologistes du Québec, 2004-2005, p. 4-6 ; 2005-2006, p. 6.

rapport inspire le dépôt du projet de loi 50 qui, mort au feuilleton à la fin de 2008, est finalement adopté sous l'intitulé de loi 21 au printemps 2009.

La loi 90, dont les dispositions relatives aux paramédicales entrent en vigueur au cours de l'année 2003, assure des monopoles réels aux professions de réadaptation physique. Les orthophonistes, en raison du lobbying efficace de leur ordre, y gagnent le monopole du diagnostic et du traitement des troubles du langage écrit, ce qui ouvre des perspectives d'emploi inédites en milieu scolaire. Les physiothérapeutes obtiennent un monopole sur l'évaluation des déficiences musculosquelettiques qui, jugent-elles, rendrait « illégale » la concurrence des « thérapeutes du sport[111] » ou d'autres usagers des médecines douces. La loi, cependant, ne clôt pas tous les débats. Les nouveaux « actes réservés » y sont définis de manière bien vague : les ergothérapeutes, par exemple, y gagnent un monopole sur « l'évaluation fonctionnelle », et les orthophonistes sur l'évaluation « du langage [dans une visée] d'intervention orthophonique[112] ». En ne portant pas sur des actes précis mais sur des angles d'évaluation, ces définitions laissent ainsi en plan le cœur des litiges, à savoir le sens précis, en clinique, de termes comme « évaluation fonctionnelle » ou « intervention orthophonique ». Les ordres professionnels ne s'en plaignent pas dans la mesure où cette imprécision accroît la marge de manœuvre des cliniciennes sur le terrain. Les orthophonistes et les ergothérapeutes, notamment, y trouvent de quoi répondre aux « empiètements » des neuropsychologues, des orthophonistes entreprenant même, en vertu de leur acte réservé, de contre-vérifier les évaluations de ces dernières sur le langage[113].

L'adoption, en 2009, de la loi 21, qui confère cette fois des privilèges aux professions psychosociales, laisse présager un renversement de situation. Cette fois, ce sont les psychologues et les neuropsychologues qui obtiennent un acte réservé franchement indéfini (« évaluer les troubles mentaux et neuropsychologiques ») qui leur laisse beaucoup de latitude dans l'autodétermination de leurs champs d'action, au grand dam des

111. C'est du moins ce qu'estime l'Ordre après l'adoption de la loi, rapport annuel de l'Ordre professionnel de la physiothérapie du Québec, 2004-2005, p. 7 ; 2006-2007, p. 10.

112. Assemblée nationale, *Projet de loi nº 90 : Loi modifiant le Code des professions et d'autres dispositions législatives dans le domaine de la santé*, art. 1.4, Éditeur du Québec, 2002.

113. Rapport annuel de l'Ordre des orthophonistes et des audiologistes du Québec, 2004-2005, p. 4-6 ; 2005-2006, p. 6 ; *Psychologie Québec*, 22, 1 (2005) : 13.

ergothérapeutes et des orthophonistes qui craignent qu'un psychologue n'ait plus qu'à émettre un diagnostic de trouble mental ou cognitif pour s'assurer le plein contrôle d'un cas donné. De manière générale, l'emploi dans les textes de loi de définitions quelque peu tautologiques des expertises de chacun paraît peu susceptible d'éteindre les rivalités. Dans un contexte de concurrence, il est à prévoir que ces règles attiseront la tentation, déjà forte, à étendre le sens des concepts de « trouble » et de « maladie » propres à chaque profession, rendant l'intérêt des professionnels solidaire d'une médicalisation encore plus poussée de problèmes comme la déprime, les misères conjugales ou l'échec scolaire.

La psychothérapie et la santé

Comme nous venons de le voir, les catégories émergentes en réadaptation physique sont si ouvertement novatrices qu'elles entraînent la création explicite de nouveaux programmes de soins. Dans le secteur psychosocial, les changements sont plus subtils mais aussi lourds de conséquences. La psychothérapie connaît des glissements de sens qui la moulent plus intimement au monde de la santé et de la pathologie, dont elle s'était éloignée dans les dernières décennies. Ce retour du balancier aide les psychologues et les travailleuses sociales à préciser leur place en clinique, tant dans le réseau public que sur le marché privé. Il modifie aussi leur rapport ambivalent à la santé. Les travailleuses sociales y trouvent un équilibre mieux assumé entre clinique et tâches administratives, tandis que les psychologues afferment leur autorité sur la thérapie de la psyché. De 1995 à 2010, les luttes pour le contrôle de la thérapie, notamment en privé, inspirent des expériences politiques originales de la part de l'État, qui désire stabiliser les marchés privés de la santé.

En travail social : en quête d'équilibre

Dans les années précédentes, le meilleur moyen pour les travailleuses sociales du milieu de la santé de se doter d'un rôle thérapeutique avait été de s'intéresser au cadre familial des patients. En entretenant leur rôle initial de facilitateur auprès de l'entourage du client, les travailleuses sociales évitaient ainsi la confrontation avec les psychiatres et les psychologues, surtout intéressés au patient lui-même. Cette approche continue de porter fruit, notamment en milieu psychiatrique où travaillent plus de la moitié des travailleuses sociales hospitalières[114]. Même hors des hôpitaux, par exemple dans les CLSC et les centres jeunesse, c'est en évaluant et en encadrant les familles que les travailleuses sociales jouent le rôle de thérapeute auquel plusieurs aspirent. Après 1995, l'évaluation des compétences parentales et les « thérapies » aux familles avec des enfants à problèmes y deviennent d'importants mots-clefs. Des CLSC, notamment en Outaouais, mettent au point des grilles d'évaluation de l'aptitude parentale pour « dégager des pistes d'intervention[115] » ; en 2002, la travailleuse sociale d'un centre jeunesse abitibien use aussi de tels outils d'évaluation de la compétence parentale, pour répondre à « l'urgence pour les travailleurs sociaux de faire leur place dans un domaine revendiqué par d'autres professionnels[116] ». Ailleurs, d'autres pressent leurs administrations de « considérer davantage les facteurs sociaux », surtout familiaux, liés au suicide ou à la délinquance chez les jeunes[117].

Alors que s'estompent les vieux débats internes à la profession sur la place de la thérapie en travail social, plusieurs estiment encore que les dysfonctions de la famille, plutôt que celles du patient lui-même, offrent l'assise la plus sûre pour leurs prétentions cliniques. Cela est d'autant plus vrai quand le contexte devient périlleux. Dans les années 1990, par exemple, le mouvement fonctionnel inspire la crainte que les paramédicales de réadaptation physique ne s'approprient l'encadrement des situations

114. Archives de l'Ordre professionnel des travailleurs sociaux du Québec, guides de congrès, 1998, p. 2, 5 ; 2000, p. 4 ; 2002, p. 3-4. Corporation professionnelle des travailleurs sociaux du Québec, *Étude sur la distribution des services de soutien et de réinsertion sociale offerts aux personnes ayant des troubles mentaux et vivant dans la communauté*, CPTSQ, 1985, p. 5-6.

115. Archives de l'Ordre professionnel des travailleurs sociaux du Québec, guides de congrès, 2003, p. 1, 7-8.

116. Archives de l'Ordre professionnel des travailleurs sociaux du Québec, guides de congrès, 2002, p. 4 ; 2001, p. 9.

117. Archives de l'Ordre professionnel des travailleurs sociaux du Québec, dossier « Congrès », Gilles Rondeau, « L'intervention en milieu scolaire : entre l'école et le CLSC », 1995, p. 3. *Bulletin de la CPTSQ*, 3, 2 (1976) : 11-14 ; 41 (1991) : document inséré ; 65 (juin 1997) : 14 ; 66 (octobre 1997) : 18 ; 77 (juin 2000) : 9. Ordre professionnel des travailleurs sociaux du Québec, *Guide pour la pratique professionnelle des travailleurs sociaux exerçant en CLSC et en milieu scolaire*, Montréal, OPTSQ, 1997, p. 10-12.

sociales de handicap. La Corporation/Ordre des travailleurs sociaux suggère alors à ses membres d'assurer leurs positions en se campant autour du soin à l'entourage du patient: « À défaut d'actes réservés, affichons notre expertise face à la dialectique individu – milieu[118]. »

Mais cette définition du travail social n'est pas exempte d'ambiguïté. En psychiatrie, les problèmes relevés par les travailleuses sociales demeurent collatéraux à la maladie mentale, et donc à l'autorité du psychiatre ou de la psychologue. En manque d'un objet plus spécifique, les travailleuses sociales continuent donc de se définir en partie par des tâches plus administratives que peu de gens leur disputent. Cet adossement à l'administratif est même impératif dans les milieux non psychiatriques, comme la médecine générale ou la réadaptation, où le travail psychosocial trouve une moindre place. Cette cohabitation obligée des fonctions « cliniques » et « institutionnelles[119] », selon les mots de l'Ordre, demeure un temps malaisée, ces rôles ayant longtemps été mis en opposition dans l'esprit des travailleuses sociales à qui le travail administratif avait été présenté comme un carcan.

Après 1990, pourtant, cette assise dans le travail de bureau semble mieux assumée. Mieux, les praticiennes apprennent à transformer les tâches plus directement liées au processus de soins, comme le transfert de patients de l'hôpital vers la réadaptation, en tremplins vers une thérapie qui n'est plus seulement familiale. Des travailleuses sociales d'hôpital créent des groupes de patients séropositifs ou cancéreux pour des motifs pratiques, comme la diffusion d'information, avant d'y lancer des démarches psychosociales et thérapeutiques. D'autres cliniciennes hospitalières, comme au Royal Victoria Hospital, entreprennent l'accompagnement de personnes en fin de vie qu'elles fréquentaient, au départ, pour des raisons administratives[120].

Dans certains lieux, le fait d'offrir un apport administratif facilite l'entrée de travailleuses sociales dans des services où leurs prétentions psychosociales n'étaient pas les bienvenues. En Outaouais, entre 1985 et

118. *Bulletin de l'OPTSQ*, 60 (1996) : 16.

119. Corporation professionnelle des travailleurs sociaux du Québec, *Politique de santé mentale (rapport Harnois)*, CPTSQ, 1987, p. 6, 9 ; *Étude sur la distribution des services de soutien et de réinsertion sociale offerts aux personnes ayant des troubles mentaux et vivant dans la communauté*, CPTSQ, 1985, p. 5-6.

120. *Bulletin de la CPTSQ*, 44 (1992) : 2 ; 47 (1992) : 10 ; 48 (1993) : 6-7 ; 53 (1994) : 26 ; 40 (1991) : 16 ; 41 (1991) : 12 ; *Bulletin de l'OPTSQ*, 57 (1995) : 14.

1989, des praticiennes affectées par leur CSS à des centres d'hébergement de personnes âgées pour y « sensibiliser les directions à l'importance des services psychosociaux » n'y sont que fraîchement reçues. Devant ces réticences, elles prêtent leur concours à des tâches administratives, comme la gestion des admissions, appréciées par le reste du personnel. Une fois bien en place, elles profitent de leur présence physique pour déployer leurs compétences psychosociales auprès des clients, avec un succès certain puisque, dès 1992, il est désormais établi qu'elles se consacrent à la « relation d'aide psychosociale » auprès des cas de dépression[121]. En plus de garantir un statut d'emploi, les tâches administratives facilitent ainsi les contacts thérapeutiques avec les patients et leur entourage. Pour cette raison, plusieurs travailleuses sociales du réseau de la santé en viennent, après 1990, à présenter l'administration comme un travail qualifiant – mais seulement s'il implique un contact personnel avec le patient, comme c'est le cas des visites à domicile, particulièrement prisées. Cette réconciliation avec le travail administratif rapproche les travailleuses sociales de la santé de leurs collègues d'autres secteurs. L'Ordre se met au diapason de cette évolution et défend désormais l'assise administrative en santé contre d'éventuels concurrents, comme des infirmières[122].

Cela dit, la solidité des nouveaux rôles psychosociaux en santé demeure variable. Ceux-ci sont parfois bien implantés. Au CR Constance-Lethbridge, par exemple, les mots « intervention psychosociale » désignent spécifiquement le travail social, et incluent tant l'adaptation du patient à son handicap que les problèmes relationnels qui en découlent, le soutien aux proches et

121. Archives de l'Ordre professionnel des travailleurs sociaux du Québec, guides de congrès, 2001, p. 5, 8. Marc LALONDE, Lyne LEVASSEUR et Henriette LUSSIER, « L'intervention psychosociale en centre d'hébergement », *Les pratiques sociales en Outaouais, d'hier à demain*, 1992, p. 137-143 ; Georges BEAUCHAMP et Monique ROBIN, « Réadaptation sociale auprès de personnes ayant un handicap physique », *Les pratiques sociales en Outaouais, d'hier à demain. Actes du colloque régional*, Montréal, Corporation professionnelle des travailleurs sociaux du Québec, 1992, p. 44-49. ; Lise PARENT et Gilles POIRIER, « Accompagnement des personnes mourantes : première expérimentation en centre hospitalier » , *Les pratiques sociales…*, *op. cit.*, p. 231-234.

122. *Bulletin de la CPTSQ*, 85 (été 2002) : 3 ; 62 (octobre 1996) ; 77 (juin 2000) : 9. Archives de l'Ordre professionnel des travailleurs sociaux du Québec, dossier « Congrès », Gilles RONDEAU, « Les relations entre les professions dans l'occupation du champ bio-psycho-social », 1995, p. 1-4, 8-9.

les évaluations de la dépression, du stress ou de la vie conjugale. Au Centre Cardinal-Villeneuve, ce sont même des travailleuses sociales qui forment les intervenantes de réadaptation physique à la gestion des problèmes émotifs[123]. En certains endroits, les tâches administratives sont même carrément déléguées à d'autres : à l'hôpital de Gatineau, l'organisation des congés postopératoires est dévolue à une « agente de liaison » tandis que la travailleuse sociale se consacre uniquement à « l'exploration de la situation psychosociale » du patient et de son entourage[124].

Ailleurs, toutefois, les travailleuses sociales ne jouent qu'un bien moindre rôle psychosocial. Pour plusieurs, cela ne pose d'ailleurs aucun problème. Au Bouclier, des travailleuses sociales remplissent des tâches comme l'octroi de suppléments financiers ou se définissent par leur connaissance des formulaires et des ressources du coin ; il s'agit là d'une lourde tâche en soi, et l'une d'elles se vante, en 2003, d'être « un bottin ambulant[125] », épithète qu'elle juge parfaitement qualifiante. D'autres, par contre, s'en satisfont moins bien. En 1995, l'Ordre relaie les plaintes de membres qui se disent « perçus à travers différents clichés : placeurs d'enfants, distributeurs d'aide financière » et « jugés à partir de critères davantage administratifs que professionnels », tandis que « la valeur du clinicien du psychosocial [est] passée sous silence[126] ». Ces écarts entre les ambitions des praticiennes et leur reconnaissance par certains établissements sont visibles sur le terrain. À l'IRM, entre 1992 et 1995, un gouffre sépare ainsi les discours du service social, qui dit répondre aux besoins psychosociaux du patient et de ses

123. *L'Éclaircie*, 8, 2 (février 1992) : 3 ; 10, 5 (mai 1994) : 4 ; 12, 1 (décembre 1995) : 6. Régie régionale de la santé et des services sociaux de Montréal Centre, *Monographies…*, *op. cit.*, p. 92. Centre de réadaptation Constance-Lethbridge, *Évaluation de programmes*, *op. cit.*, section IV, p. 115 ; section V, p. 113.

124. Centre hospitalier de Gatineau, *op. cit. L'Éclaircie*, 10, 7 (octobre 1994) : 4. Centre Cardinal-Villeneuve, *Élaboration et validation d'une échelle du niveau d'adaptation des parents ayant un enfant avec déficience physique*, Québec, CCV, 1994, p. 1, 9-10, 25-26, 37.

125. *L'Antenne*, 4, 1 (février 2003) : 9-10. Rapport annuel du Centre de réadaptation Le Bouclier, 1985, p. 7-8 ; 1988, p. 20-21 ; 1989, p. 17 ; 1990, p. 8-10 ; 1993, p. 8.

126. Archives de l'Ordre professionnel des travailleurs sociaux du Québec, dossier « Congrès », Gilles Rondeau, « Les relations entre les professions dans l'occupation du champ bio-psycho-social », 1995, p. 5-6, 8. Ordre professionnel des travailleurs sociaux du Québec, *Les travailleurs sociaux à l'aube du troisième millénaire*, Montréal, OPTSQ, 1998, p. 4.

proches, et celui de la direction qui présente plutôt le service comme un organe de coordination avec les organismes publics et communautaires[127].

Bien qu'un rapport plus serein aux tâches administratives rapproche les travailleuses sociales de la santé du reste de la profession, et favorise même souvent leurs visées psychosociales, plusieurs continuent ainsi à buter sur une division du travail qui ne leur réserve pas d'emblée un rôle thérapeutique. Ce succès incertain, toujours à renouveler, pousse des praticiennes à se réclamer plus franchement de la psychothérapie.

Les psychologues et la pathologisation de la psychothérapie

La majorité des travailleuses sociales se défend bien, durant la période, d'empiéter sur les plates-bandes de la psychologie. L'ordre des travailleuses sociales se fait très clair quant à son refus de lorgner sur les terres de « l'intrapsychique » et des « émotions intérieures[128] ». Des psychologues, pourtant, éprouvent quelques craintes. Au Centre Cardinal-Villeneuve, où le rôle psychosocial des travailleuses sociales est bien établi, les psychologues déplorent une banalisation de leur propre expertise par des prétentions dignes de « prétendus psychologues » qui réduiraient l'expertise psychosociale à une simple prédisposition à l'empathie. Les « vrais » psychologues cherchent ainsi à démêler ce qui devrait rester de leur ressort, comme la dépression ou l'adaptation au handicap, et ce qu'elles sont prêtes à abandonner aux travailleuses sociales, comme l'évaluation des familles. N'en demeurent pas moins des zones grises, par exemple lors de l'intégration d'un enfant en garderie ou à l'école[129].

Ajoutant à la confusion des genres, de plus en plus de travailleuses sociales se forment en privé à la psychothérapie après 1990, se disant aptes

127. Rapport annuel de l'Institut de réadaptation de Montréal, 1991, p. 7.1 ; 1992, p. 8.1-2. Institut de réadaptation de Montréal, *op. cit.*, p. 5.

128. Archives de l'Ordre professionnel des travailleurs sociaux du Québec, dossier « Congrès », Gilles Rondeau, « Les relations entre les professions dans l'occupation du champ bio-psycho-social », 1995, p. 1-4, 8-9. *Bulletin de la CPTSQ*, 43 (1991) : 9.

129. *L'Éclaircie*, 8, 2 (février 1992) : 5 ; 10, 2 (janvier 1994) : 3-4 ; 10, 4 (avril 1994) : 3 ; 10, 5 (mai 1994) : 4 ; 10, 6 (juin 1994) : 2 ; 11, 1 (décembre 1994) : 1-2 ; 11, 3 (mars 1995) : 3. Centre Cardinal-Villeneuve, *Programme musculo-squelettique*, Québec, CCV, 1993, p. 22-27.

à pratiquer la psychanalyse, la bioénergie ou la consultation conjugale. D'abord dispensées par des psychologues, qui s'attirent la réprobation de collègues, ces formations sont de plus en plus offertes par des travailleuses sociales, ce qui en facilite la diffusion dans la profession. En 1995, deux travailleuses sociales du CLSC de Rivière-des-Prairies se chargent ainsi des formations de l'Association des psychothérapeutes conjugaux et familiaux, tandis que d'autres s'impliquent au sein d'organismes privés comme l'Institut de formation humaine intégrale. À l'intérieur du réseau public, certaines acquièrent aussi des expertises psychothérapeutiques spécialisées en matière d'abus sexuels, de *burn-out* ou de syndrome post-traumatique[130]. À ces cliniciennes, la psychothérapie promet une appartenance à la thérapie que le service social n'a jamais garantie, au point où des praticiennes formées en psychothérapie vont, au grand dam de l'Ordre, jusqu'à « évite[r] de s'afficher comme travailleuse sociale, terme qui leur semble trop identifié à la Protection de la jeunesse[131] ».

Que la psychothérapie se présente comme un tremplin vers un rôle aussi résolument thérapeutique témoigne d'un subtil glissement dans la signification même de la psychothérapie. Paradoxalement, en effet, ce visage thérapeutique tranche avec le sens que les psychologues avaient originellement, dans les années 1975 à 1985, donné à la psychothérapie. À l'époque, les psychologues, du moins en privé, avaient présenté la psychothérapie comme une forme de « dé-pathologisation », une sortie du monde de la santé qui les dissociait de la psychiatrie. C'est ce qui avait contribué à étendre leur action à des maux dont on jugeait alors qu'ils ne relevaient pas de la santé, comme l'anxiété ou les tensions conjugales.

Après 1985, cependant, plusieurs psychologues révisent cette position. Si une approche démédicalisée les dissocie bien de la psychiatrie, elle les distingue mal des concurrents qui se multiplient hors du monde de la

130. Archives de l'Ordre professionnel des travailleurs sociaux du Québec, guides de congrès, 1998, p. 5, 2000, p. 4; 2001, p. 6. *Bulletin de la CPTSQ*, 5 (novembre 1981) : 3 ; 1 (avril 1982) : 6 ; 2 (juin 1982) : 7 ; 39 (1990) : 19 ; 40 (1991) : 16 ; 44 (1992) : 16 ; 45 (1992) : 25 ; 48 (1993) : 8, 20 ; 49 (1993) : 21 ; 50 (1993) : 10, 14 ; *Bulletin de l'OPTSQ*, 52 (1994) : 17 ; 53 (1994) : 24-25 ; 57 (1995) : 26 ; 61 (juin 1996) : 19, 22 ; 62 (octobre 1996) : 15 ; 71 (décembre 1998) : 5 ; 73 (juin 1999) : 11.

131. Ordre professionnel des travailleurs sociaux du Québec, *Les travailleurs sociaux à l'aube du troisième millénaire*, *op. cit.*, p. 9-10. Archives de l'Ordre professionnel des travailleurs sociaux du Québec, guides de congrès, 1998, p. 3 ; 2000, p. 5 ; 2001, p. 4.

santé, comme les sexologues ou les thérapeutes conjugaux. Dans les CLSC, des psychologues s'inquiètent de voir des infirmières ou des non-diplômés mener une relation d'aide qui confine à la thérapie. Devant ces menaces, le discours des psychologues s'infléchit en faveur d'une psychothérapie plus clinique, qu'on imagine mieux réserver aux « professionnels de la santé ». Le glissement est soudain : en 1985, le périodique de la Corporation des psychologues, le *Psycho-Québec*, identifiait encore la psychothérapie à une entreprise privée de démédicalisation mais, dès 1993, commence au contraire à revaloriser la psychothérapie à l'hôpital et désigne désormais les psychothérapeutes en privé comme « des psychologues offrant des services de santé[132] ». Le changement est aussi visible dans la pratique réelle. Alors que les thérapeutes des années 1970 et 1980 usaient de catégories d'interprétations fluides, axées sur l'exploration discursive de causes inconscientes, les praticiennes des années 1990 et 2000 se tournent plutôt vers un modèle biomédical organisé en diagnostics discrets, aux frontières clairement délimitées et qui reposent sur une distinction nette entre le normal et le pathologique. Par voie de conséquence, les problèmes autrefois annexés sous couvert de démédicalisation, comme la faible estime de soi, l'anxiété ou la dépression, subissent la même inflexion et sont progressivement élevés au rang de pathologies.

Ces changements ont diverses causes. Les services hospitaliers de psychologie, plus stables après 1990, offrent une vitrine mieux léchée pour une psychothérapie propre aux psychologues. De plus, la logique du réseau requiert des psychologues du public qu'elles attirent les références en usant de diagnostics à la facture résolument clinique, faits de catégories discrètes référant à une étiologie. Dès 1987, ce sont ainsi des psychologues du réseau public qui, sur la base d'études étasuniennes, redéfinissent l'anxiété comme un « trouble » « de la santé mentale » associé aux névroses[133]. Après 1991, les réformes renforcent cet usage en exigeant des établissements qu'ils

132. Rapport annuel de la Corporation professionnelle des psychologues du Québec, 1992, p. 26 ; 1993, p. 23 ; 1994, p. 22 ; 1995, p. 20-21, 24 ; 1998, p. 15 ; 2001, p. 22-23. *Bulletin de la CPTSQ*, 31 (1988) : 10 ; 35 (1989) : 5 ; 43 (1991) : 47 ; *Cahiers du psychologue du Québec*, 5, 2 (février 1984) : 1-2 ; *Psychologie Québec*, 1, 4 (octobre 1984) : 8-9 ; 2, 5 (octobre 1985) : 6-7 ; 3, 1 (janvier 1986) : 1 ; 3, 3 (mai 1986) : 6-7 ; 3, 5 (septembre 1986) : 6-7 ; 3, 6 (novembre 1986) : 1 ; 6, 3 (mai 1989) : 5 ; 7, 2 (mars 1990) : 11 ; 7, 3 (mai 1990) : 3 ; 7, 6 (novembre 1990) : 4, 8-9 ; 10, 1 (janvier 1993) : 5 ; 10, 2 (mars 1993) : 10 ; 13, 3 (mai 1996) : 19 ; 14, 5 (septembre 1997) : 26 ; 15, 2 (mars 1998) : 24.

133. *Psychologie Québec*, 4, 2 (mars 1987) : 8-9 ; 10, 1 (janvier 1993) : 1.

précisent les conditions d'admission et de référence des patients, y compris en psychothérapie. Les psychologues doivent s'adapter promptement à ces demandes, d'autant que les « cas de psychothérapie » leur sont encore disputés par des médecins : savoir présenter l'anxiété ou la dépression comme des « désordres bien identifiés », plutôt que des profils psychanalytiques flous, s'impose pour favoriser la référence en psychologie. Et comme les patients traversent couramment les frontières entre public et privé – plusieurs patients sont diagnostiqués au public avant de consulter au privé –, l'emploi de ces diagnostics pour baliser les circuits de références et remplir les déclarations d'assurance se répand jusque dans les cabinets privés[134].

Ces diagnostics à saveur biomédicale constituent une rupture importante en psychothérapie. Encore en 1986, selon un sondage, moins du tiers des psychologues-psychothérapeutes posaient des diagnostics formels, et la grande majorité n'en ressentait pas le besoin. Leur généralisation dans les années 1990 doit beaucoup aux efforts de la Corporation/Ordre des psychologues qui promeut l'usage de grilles formalisées de diagnostic pour satisfaire les exigences croissantes de tiers payeurs comme la SAAQ. L'Ordre avance aussi que des diagnostics plus formels, similaires à ceux de la médecine, convaincraient mieux les patients de s'en remettre à des experts. L'Ordre en fait même une question de protection du public :

> Beaucoup de personnes souffrant de dépression ne se considèrent pas nécessairement déprimées [et] il est probable que le fait d'ignorer que la dépression et l'anxiété sont des désordres bien identifiés constitue une barrière additionnelle à l'obtention de services de psychologues[135].

Vers 1995, l'Ordre suggère à ses membres que des outils standardisés propres à la santé ouvriraient même la porte à un éventuel monopole légal sur la psychothérapie[136].

En encourageant l'emploi de catégories formelles et discrètes en psychothérapie, l'Ordre des psychologues se fait le relais d'un mouvement

134. Rapport annuel de la Corporation professionnelle des psychologues du Québec, 1987, p. 19 ; 1990, p. 23. *Cahiers du psychologue du Québec*, 3, 6 (1981) : 20 ; 4, 2 (mars 1987) : 8-9 ; *Psychologie Québec*, 9, 2 (mars 1992) : 3 ; 10, 1 (janvier 1993) : 1 ; 13, 3 (mai 1996) : 21-22 ; 13, 5 (septembre 1996) : 4-5.

135. *Psychologie Québec*, 11, 5 (septembre 1994) : 16-19.

136. Rapport annuel de la Corporation professionnelle des psychologues du Québec, 1990, p. 5 ; 1991, p. 5-7 ; 1993, p. 22 ; 1994, p. 5, 21-22 ; 1995, p. 23 ; 1997, p. 29. *Psychologie Québec*, 12, 6 (novembre 1995) : 5, 8-9.

mondial. Ce mouvement de pathologisation des troubles affectifs et mentaux est favorisé par la diffusion de nouvelles grilles d'évaluation, dont la plus connue est le *Diagnostic and Statistical Manual of Mental Disorders* publié par l'American Psychiatric Association – le fameux *DSM*, dont l'influente troisième édition révisée paraît en 1987. D'un usage jusque-là limité, le *DSM* offre un vocabulaire diagnostique riche et conciliant plusieurs approches. Ses rééditions de 1987 et 1994 s'intéressent plus qu'auparavant aux troubles anxieux ou de la personnalité, et sacrent un virage biomédical vers des catégories discrètes et une séparation tranchée entre le normal et le pathologique[137]. Dans les années 1990, les textes des psychologues québécoises réfèrent de plus en plus à cet outil, qu'elles s'approprient de diverses manières tout en restant fidèles à leurs écoles de pensée respectives. Après 1987, les formateurs du Centre d'intervention gestaltiste, par exemple, reformulent leurs modèles de diagnostic différentiel des troubles de la personnalité en adaptant les grilles du *DSM*, tout en préservant l'originalité de leurs interventions, axées sur le transfert et le contre-transfert[138].

Pour tenir leur rang sur le marché ouvert de la psychothérapie, les psychologues adhèrent ainsi à une vision clinique, pathologisante, de la consultation psychothérapeutique. Cette inflexion clinique prend après 1994 un sens très concret alors que sont renégociées les règles professionnelles en psychothérapie, dont les enjeux politiques et économiques sont importants pour les thérapeutes en privé. En parallèle, on le verra, une plus vaste restructuration des marchés privés met les physiothérapeutes devant des défis analogues.

137. Sur l'histoire du *DSM*, voir : Mitchell WILSON, « DSM-III and the Transformation of American Psychiatry », *American Journal of Psychiatry*, 150, 3 (1993) : 399-410 ; Rick MAYES et Alan HORWITZ, « DSM-III and the Revolution in the Classification of Mental Illness », *Journal of the History of the Behavioral Sciences*, 41, 3 (2005) : 249-267 ; Wilbur J. SCOTT, « PTSD in DSM-III : A Case in the Politics of Diagnosis and Disease », *Social Problems*, 37, 3 (1990) : 294-310 ; Anne E. FIGERT, « The Three Faces of PMS : The Professional, Gendered, and Scientific Sructuring of a Psychiatric Disorder », *Social Problems*, 42, 1 (1995) : 56-73.

138. *Psychologie Québec*, 3, 1 (janvier 1986) : 4 ; 4, 2 (mars 1987) : 8-9 ; 6, 1 (janvier 1989) : 16 ; 9, 2 (mars 1992) : 4 ; 10, 1 (janvier 1993) : 13 ; 10, 6 (novembre 1993) : 13 ; 14, 1 (janvier 1997) : 16.

La lutte politique pour la psychothérapie

De fait, les concurrents sont encore légion sur le marché de la psychothérapie privée. On y trouve des travailleuses sociales, quelques ergothérapeutes, des infirmières, des médecins, des conseillers en orientation, des psychoéducateurs, des sexologues, en plus d'une multitude d'individus moins identifiables car le titre de psychothérapeute, non protégé par la loi, est alors disponible au tout-venant. En 1997, l'Ordre des psychologues estime ainsi qu'« entre 4000 et 8000[139] » psychothérapeutes pratiquent sans appartenir à un ordre professionnel. Or, ces concurrents adhèrent le plus souvent à une représentation peu ou pas clinique de la psychothérapie[140].

Si la concurrence est vive, c'est que le marché privé des soins non médicaux en entier connaît une véritable explosion: de 1975 à 2005, les dépenses privées pour des soins non médicaux passent, en dollars constants de 2005, de 230 millions à près de 2,9 milliards $, soit une augmentation de 1142 %. De ce lucratif marché, la psychothérapie emporte une large part[141]. Cette généralisation de la thérapeutique privée devient un enjeu économique considérable, et influe sur les politiques de la santé. Aux prises avec des problèmes budgétaires, l'État se montre favorable au transfert en privé des coûts afférents aux nouvelles demandes de soins, d'ailleurs en partie stimulées par les couvertures élargies des assureurs privés. Pour qu'une telle externalisation des coûts de la santé soit couronnée de succès, l'État doit cependant garantir la viabilité du marché privé. Pour ce faire, il doit rafraîchir l'encadrement des professions afin de l'étendre aux praticiens qui n'appartiennent à aucun ordre[142]. La psychothérapie est particulièrement visée, mais l'exercice ne va pas de soi. Le

139. *Psychologie Québec*, 14, 3 (mai 1997): 5.

140. Rapport annuel de la Corporation professionnelle des psychologues du Québec, 1990, p. 23; 1992, p. 29. Office des professions du Québec, *Partageons nos compétences*, *op. cit.*, p. 19-26. Centre de réadaptation Lucie-Bruneau, *Programme des personnes présentant une pathologie du système locomoteur*, *op. cit.*, p. 5-6. Centre Cardinal-Villeneuve, *Programme des myélopathies*, *op. cit.*, p. 13.

141. Luc BONNEVILLE et Jean-Guy LACROIX, « Une médicamentation intensive des soins au Québec, 1975-2005 », *Recherches sociographiques*, 47, 2 (2006): 321-334, 323-324.

142. Selon Pierre DORAY, Johanne COLLIN et Shanoussa AUBIN-HORTH, il serait typique de l'État néolibéral de se créer à la pièce de nouveaux interlocuteurs pour mieux déconcentrer la régulation réglementaire, « L'État et l'émergence des "groupes professionnels" », *Canadian Journal of Sociology*, 29, 1 (2004): 88-92.

Code de 1974 ayant été conçu pour réserver les champs d'action et les titres à des groupes précis et homogènes, il ne prévoit pas l'encadrement d'actes partagés entre plusieurs groupes. Et puis, comment étendre le Code aux thérapeutes qui n'appartiennent pas à un ordre professionnel ?

L'Office des professions inaugure en 1994 ce chantier délicat. S'inspirant d'expériences ontariennes, il suggère deux voies complémentaires. D'une part, il suggère de transformer le titre de « psychothérapeute » en un titre réservé, qui pourrait être porté par les membres de différents ordres. D'autre part, l'Office propose d'étendre le régime professionnel aux psychothérapeutes qui ne sont pas encore affiliés à un ordre, que ce soit en créant une corporation spéciale à leur attention ou en persuadant les ordres existants de les accueillir en leur sein. Hors du secteur de la santé, l'Office pilote d'ailleurs des dossiers de même nature, qui créent certains précédents. Entre 1995 et 1997, l'Ordre des administrateurs agréés intègre ainsi dans ses rangs des groupes tiers, comme les planificateurs financiers et les conseillers en management, qui se soumettent à sa supervision mais y gagnent la réserve de leurs titres. Plus près de la psychothérapie, l'Office préside, entre 1995 et 2001, à l'intégration des « thérapeutes conjugaux et familiaux » dans l'Ordre des travailleurs sociaux. Les 335 thérapeutes concernés ne deviennent pas des travailleurs sociaux (ils constituent une classe à part de membres) mais voient leur titre protégé par l'Ordre qui, en contrepartie, contrôle l'admission à une spécialité proche du champ de pratique de ses membres.

En 1984, la Corporation des psychologues avait déjà suggéré de réserver le titre de psychothérapeute aux membres de certaines corporations ; le projet était resté lettre morte, en raison de l'attentisme de l'Office, mais aussi des réticences de psychologues à officialiser le partage de la psychothérapie. Dix ans plus tard, l'enjeu paraît plus pressant. Dans un colloque consacré à la question en 1994, plusieurs psychologues s'inquiètent de la concurrence accrue et des dérives commerciales ou ésotériques d'un marché non encadré. Les psychologues se rallient alors aux promesses de l'Office qui promet, s'ils reconnaissent l'aptitude à la psychothérapie de groupes comme les sexologues et les psychoéducateurs, de réserver le titre de psychothérapeute aux praticiens accrédités par des ordres[143].

143. Rapport annuel de la Corporation professionnelle des psychologues du Québec, 1983, p. 12 ; 1985, p. 8 ; 1987, p. 5 ; 1992, p. 26 ; 1992, p. 9-11 ; 1994, p. 20-21 ; 1995, p. 4, 10-11. *Psychologie Québec*, 1, 4 (octobre 1984) : 2 ; 2, 1 (février 1985) : 2 ;

La démarche n'est pas sans péril. De 1993 à 2008, des négociations houleuses impliquent plus d'une demi-douzaine de professions. L'Office et la communauté des psychologues oscillent entre diverses positions. On suggère d'abord de réserver le titre mais de déléguer à six ordres différents (les ordres des psychologues, des conseillers d'orientation, des ergothérapeutes, des travailleuses sociales, des infirmières et des médecins) le pouvoir d'accréditer des thérapeutes non membres. Plusieurs psychologues s'opposent à ce partage du pouvoir en un trop grand nombre d'acteurs, qui garantit mal le caractère distinctif de la psychothérapie. En 1995-1996, l'exécutif de l'Ordre des psychologues envisage donc, à la suggestion de l'Office, d'intégrer à ses propres rangs les sexologues et les psychoéducateurs, mais la proposition est brutalement rejetée en assemblée générale par les membres qui y voient une dévaluation de leur propre statut. Ce cul-de-sac ramène à l'avant-plan l'idée initiale d'un mécanisme partagé d'accréditation, moyennant des garanties supplémentaires.

Tout en se ralliant de mauvais gré à cette idée, l'Ordre des psychologues, pourvu d'un nouvel exécutif, change de stratégie. Plutôt que de débattre de la seule mécanique réglementaire, il choisit de faire porter les discussions sur la définition officielle de la psychothérapie, puisqu'il faudra bien lui en donner une. C'est par cette voie que l'Ordre veut contrer le spectre d'une dilution du concept, accusant ses concurrents de « confondre toutes les interventions d'aide [avec] une forme de psychothérapie[144] », confondant le vrai thérapeute et le « technicien en relation d'aide[145] ». En prenant les devants, l'Ordre veut imposer une définition plus restrictive, qui exclurait certains concurrents des privilèges à venir. Or, à cette fin, l'Ordre mise sur une définition résolument clinique et qui réfère le plus directement possible à l'expertise en psychologie. C'est en

2, 2 (avril 1985) : 2 ; 2, 4 (août 1985) : 2 ; 3, 5 (septembre 1986) : 3 ; 4, 4 (septembre 1987) : 2 ; 5, 2 (mars 1988) : 1, 6-7.

144. *Psychologie Québec*, 13, 4 (juillet 1996) : 10-11.

145. Rapport annuel de la Corporation professionnelle des psychologues du Québec, 1998, p. 4 ; 1994, p. 6 ; 1995, p. 4 ; 1997, p. 5. *Psychologie Québec*, 10, 2 (mars 1993) : 1-3 ; 11, 2 (mars 1994) : 5 ; 11, 6 (novembre 1994) : 2-3 ; 12, 1 (janvier 1995) : 2, 9, 14 ; 12, 6 (novembre 1995) : 5-7 ; 13, 1 (janvier 1996) : 4-5, 22-25 ; 13, 5 (septembre 1996) : 22-23, 28 ; 13, 6 (novembre 1996) : 9 ; 14, 1 (janvier 1997) : 5 ; 14, 3 (mai 1997) : 4-5 ; 14, 4 (juillet 1997) : 24 ; 14, 6 (novembre 1997) : 20-21 ; 15, 1 (janvier 1998) : 9 ; 15, 3 (mai 1998) : 9 ; 15, 5 (septembre 1998) : 4 ; *Bulletin de l'OPTSQ*, 54 (1994) : 4 ; 64 (février 1997) : 4.

partie pour cette raison que les représentantes psychologues refusent la proposition de l'Office de ne se pencher dans un premier temps que sur la psychothérapie privée, et qu'elles insistent au contraire pour que les discussions englobent la pratique hospitalière. Cette précaution, en plus d'assurer les privilèges à venir aux membres au public, justifie mieux la proposition d'une définition à caractère clinique, susceptible de laisser en plan les compétiteurs éloignés du réseau. En 1995, un membre proposait déjà une stratégie de ce genre, en suggérant d'inclure à la future définition des éléments cliniques comme l'évaluation de la personnalité, la psychopathologie et les tests projectifs, étant entendu que « seuls les psychologues peuvent réunir toutes ces habiletés[146] ».

Ce projet d'élaborer une définition taillée sur mesure pour les psychologues fait face à certains obstacles. La variété d'approches qui prévaut parmi les psychologues elles-mêmes ne simplifie rien : même une définition minimaliste, axée sur l'échange verbal, est contestée par des psychologues adeptes de la bioénergie (qui passe par le toucher), de la thérapie par l'art ou spécialisées auprès des sourds-muets. On prend finalement le parti de définir la psychothérapie par son ancrage obligé dans les « théories scientifiques concernant le fonctionnement psychologique[147] », ce qui justifie l'exigence d'une scolarité de maîtrise qui exclurait plusieurs concurrents.

La suite des négociations récompense cette stratégie. Dans un premier temps, un accord survenu en 1998 prévoit de réserver légalement le titre de psychothérapeute en donnant aux six ordres déjà évoqués le pouvoir d'accréditer des thérapeutes, à charge cependant que leur pratique corresponde à la définition âprement négociée par l'Ordre des psychologues et qui présente la psychothérapie comme « un processus interactionnel qui, fondé sur un diagnostic, vise le traitement d'un trouble de santé mentale à l'aide de méthodes psychologiques reconnues[148] ». L'entente prend la forme du projet de loi 433, adopté promptement par l'Assemblée

146. *Psychologie Québec*, 12, 1 (janvier 1995) : 16 ; 11, 5 (septembre 1994) : 22-23. Rapport annuel de la Corporation professionnelle des psychologues du Québec, 1995, p. 4 ; 2000, p. 5.

147. *Psychologie Québec*, 10, 3 (mai 1993) : 4 ; 10, 5 (septembre 1993) : 5 ; 10, 6 (novembre 1993) : 5-6 ; 11, 1 (janvier 1994) : 5 ; 11, 4 (juillet 1994) : 5 ; 12, 1 (janvier 1995) : 2-3, 16 ; 14, 6 (novembre 1997) : 23-26.

148. Rapport annuel de l'Ordre professionnel des psychologues du Québec, 2000, p. 6.

nationale au printemps 1998, mais sans les règlements qui permettraient sa mise en application et qui restent à négocier. Or, après avoir imposé le principe d'une définition qui exclut certains concurrents, l'Ordre des psychologues fait volte-face et contribue à faire trainer ces négociations sans lesquelles la loi 433 ne peut s'appliquer. En effet, la mise sur pied annoncée du comité Bernier promet la réserve future non seulement du titre, mais aussi de l'acte psychothérapeutique lui-même, ce qui soulève des enjeux beaucoup plus conséquents. Sans doute sensible à cette éventualité, l'Ordre des psychologues se satisfait du statu quo jusqu'à la parution, en 2002, du rapport Bernier qui rend la loi 433 obsolète avant même d'avoir été appliquée[149].

L'entrée du dossier de la psychothérapie dans le chantier plus vaste lancé par l'Office en 1999 permet à l'Ordre des psychologues d'intensifier son offensive pour une définition fermement clinique de la psychothérapie, en plaidant pour que le dossier soit traité dans le cadre plus large des discussions sur la « santé mentale » et du comité Trudeau lancé en 2004. En 2006, l'Ordre se dit heureux du rapport Trudeau qui définit la psychothérapie comme « un traitement psychologique pour un trouble mental » et qui recommande d'en limiter l'usage aux thérapeutes formés en psychothérapie à l'université (plutôt qu'en privé) et de réserver l'émission de permis au seul Ordre des psychologues. Mieux, les psychologues seraient toutes habilitées d'office à la psychothérapie tandis que les autres, membres ou non d'un ordre professionnel, devront adhérer à la nouvelle définition pour obtenir le droit, non seulement de se dire psychothérapeute, mais aussi de pratiquer la psychothérapie elle-même. Malgré quelques oppositions, ces recommandations sont pour l'essentiel reproduites dans le projet de loi 21 adopté par l'Assemblée nationale en 2009[150].

Manœuvrant habilement, l'Ordre des psychologues tire ainsi partie du désir de l'État de policer le marché privé des soins et obtient d'importants pouvoirs de contrôle sur l'avenir de la psychothérapie. Cette victoire couronne deux décennies de pressions pour une « clinicisation » des pro-

149. *Psychologie Québec*, 17, 2 (2000) : 6 ; 17, 5 (2000) : 4-5 ; 17, 6 (2000) : 11 ; 21, 1 (2004) : 8 ; Rapport annuel de l'Ordre professionnel des travailleurs sociaux du Québec, 1998-1999, p. 7.

150. *Psychologie Québec*, 19, 5 (2002) : 5 ; Rapport annuel de l'Ordre professionnel des travailleurs sociaux, 2005-2006, p. 5 ; 2006-2007, p. 5 ; Rapport annuel de l'Ordre des psychologues du Québec, 2003-2004, p. 6. Assemblée nationale du Québec, *Projet de loi n° 50*, *op. cit.*, art. 10.

blèmes menant en psychothérapie, qui aide les psychologues à se distinguer de leurs concurrents et à établir ce qu'est, et qui peut réaliser, une psychothérapie. À terme, la pression à employer des diagnostics cliniques s'impose ainsi à d'autres psychothérapeutes, contribuant par exemple à généraliser l'usage du *DSM* chez des praticiens, comme les sexologues, jusque-là peu férus de tels outils[151].

En comparaison : la physiothérapie et la réforme des médecines douces

Le dossier de la psychothérapie n'est cependant qu'un épisode dans la vaste redistribution des cartes du régime professionnel dans laquelle s'est lancé l'Office des professions. Dans ses efforts pour étendre les règles professionnelles aux pratiques et aux praticiens apparus depuis 1974, l'Office s'attarde aussi au marché des thérapies physiques par le toucher. Dans ce secteur, ce sont les physiothérapeutes qui côtoient une panoplie de concurrents allant des chiropraticiens et des acupuncteurs à d'autres acteurs moins définis.

Depuis les années 1980, en effet, les apôtres des « médecines douces » se multiplient, au point d'imposer aux physiothérapeutes une concurrence désormais plus redoutable que celle des médecins physiatres. Ces derniers perdent d'ailleurs beaucoup de leur prééminence sur le marché privé. Déjà en perte de vitesse en raison de leur faible nombre persistant, les physiatres propriétaires de cliniques voient, après 1987, leurs privilèges abolis après de nouveaux scandales, ce qui entraîne la fermeture de plusieurs cliniques. En 1986, une réforme des programmes de la CSST et de la RAAQ favorise aussi les cliniques tenues par des physiothérapeutes en leur facilitant l'accès aux clientèles de ces tiers payeurs[152]. Avec ce recul des médecins, le marché privé de la thérapie physique devient plus similaire à celui de

151. Rapport annuel de la Corporation professionnelle des psychologues du Québec, 2000, p. 6. *Bulletin de l'OPTSQ*, 65 (juin 1997) : 9 ; 70 (septembre 1998) : 1 ; 74 (septembre 1999) : 3 ; *Psychologie Québec*, 15, 6 (novembre 1998) : 19.

152. Rapport annuel de la Corporation professionnelle des physiothérapeutes du Québec, 1987, p. 4 ; 1988, p. 4. Pour comparer avec les physiothérapeutes ontariennes, Ruby Heap, « Physiotherapy's Quest for Professional Status in Ontario, 1950-1980 », *Canadian Bulletin of Medical History*, 12 (1995) : 69-99, 86-87. Voir : Julien Prud'homme, « Professionnelles de la santé et marchés des soins. Les trajectoires analogues des psychologues et des physiothérapeutes québécoises, 1950-2010 », *Revue d'histoire de l'Amérique française*, 62, 2 (2009) : 253-287.

la psychothérapie en se partageant entre les physiothérapeutes et des usagers des médecines douces dont une fraction seulement appartient à un ordre professionnel. Assez tôt, d'ailleurs, l'Office des professions lui-même souligne les parallèles entre le dossier de la psychothérapie et celui des thérapies physiques faisant appel au toucher[153].

La situation des physiothérapeutes et des psychologues diffère toutefois à plusieurs égards. D'une part, il n'est pas utile pour les physiothérapeutes d'exacerber le visage clinique du soin par le toucher puisque tous les acteurs en cause se présentent déjà comme des thérapeutes au sens plein. D'autre part, alors que les psychologues défendent ce qu'elles considèrent comme leur château-fort, ce sont plutôt les physiothérapeutes qui cherchent à faire admettre l'emploi de modalités qui sont pour elles relativement neuves, comme la thérapie manuelle. Ce sont aussi les physiothérapeutes qui défient sur leur terrain des groupes, comme les chiropraticiens, déjà pourvus eux-mêmes de privilèges professionnels. La chiropratie a en effet reçu, en 1974, un monopole sur une pratique dont des physiothérapeutes ne se sont approchées qu'après coup. Après quelques tentatives de rapprochement, les ponts se brisent entre les deux groupes à la fin des années 1970 et, au début des années 1990, l'Ordre des chiropraticiens conteste vigoureusement les prétentions de certaines physiothérapeutes à manipuler des vertèbres cervicales.

Pour les physiothérapeutes, le projet de l'Office pour une réforme des marchés privés offre une occasion de faire confirmer leur expertise récente en soins par le toucher. La démarche est d'autant plus prometteuse que, en raison de la dangerosité des gestes en cause, l'Office pose comme point de départ l'idée d'un acte réservé, laissant miroiter un premier monopole de pratique pour la profession. Les négociations, ardues, s'échelonnent de 1998 à 2003 et, là aussi, finissent par être assimilées aux travaux du comité Bernier. En chemin, l'Ordre des physiothérapeutes obtient pour ses membres le droit formel d'occuper le secteur de la thérapie manuelle et il fait entériner l'idée que la thérapie manuelle inclut bel et bien l'usage de manipulations cervicales, malgré la farouche opposition de l'Ordre des chiropraticiens qui, en 2000, conteste en vain cette interprétation jusqu'en Cour suprême[154].

153. Rapport annuel de la Corporation professionnelle des psychologues du Québec, 1995, p. 4; 1997, p. 5. *Psychologie Québec*, 9, 4 (juillet 1992): 1.

154. Plus précisément, l'Ordre des chiropraticiens perd sa cause en Cour d'appel avant de voir sa demande de renvoi rejetée par la Cour suprême. Il s'agit

À la différence des psychologues, les physiothérapeutes doivent aussi compter avec la concurrence des techniciens en réadaptation physique formés dans les cégeps. Sur ce plan aussi, les réformes projetées par l'Office offrent une occasion de faire aboutir des revendications déjà anciennes. Parce que l'Office veut intégrer ces techniciens au régime professionnel, l'Ordre, après quelques hésitations, se propose de les accueillir dans ses propres rangs pour en assurer lui-même l'encadrement. En 1999, l'Ordre annonce sans ambages qu'à son sens, cette intégration annonce une subordination claire du TRP à la physiothérapeute qui, de par « ses connaissances acquises par une formation universitaire exigeante », devrait « occuper tout le champ de la physiothérapie et le gérer » tout en « précis[ant] l'étendue[155] » du rôle des TRP. Les techniciens s'opposent au projet avec force mais l'intégration est rendue inévitable par l'adoption de la loi 90, qui réserve le terme « physiothérapie » aux seuls membres de l'Ordre. L'intégration est finalement réalisée par décret en 2003. En faisant des TRP une classe à part au sein de l'Ordre (rebaptisé Ordre professionnel de la physiothérapie du Québec), elle confirme le principe d'une subordination des TRP qui devront réduire leurs prétentions à évaluer et se limiter à traiter les patients diagnostiqués et assortis d'instructions détaillées – ce qui, jusque-là, n'était pas la norme dans de nombreuses cliniques privées, tant médicales que physiothérapeutiques d'ailleurs[156]. À terme, et malgré la réticence des TRP, des négociations avec les cégeps

d'un épisode décisif dans une lutte qui oppose les chiropraticiens et les physiothérapeutes à l'échelle canadienne, et qui est particulièrement dure en Ontario, voir : Ruby Heap, *loc. cit.* Rapport annuel de l'Ordre des physiothérapeutes du Québec, 1976, p. 10 ; 1977, p. 17 ; 1984, p. 19 ; 1985, p. 7 ; 1986, p. 4-5, 17 ; 1987, p. 4-5 ; 2000, p. 3, 12 ; 2001, p. 7, 10 ; 2004, p. 5. *Physio-Québec*, 1, 4 (mars 1976) : 10 ; 2, 4 (septembre 1977) : 7 ; 4, 1 (mars 1979) : 1-2 ; 4, 2 (août 1979) : 2 ; 12, 3 (septembre 1987) : 7 ; 12, 4 (décembre 1987) : 13 ; 14, 3 (décembre 1989) : 5 ; 16, 1 (été 1991) : 15 ; 21, 4 (printemps 1997) : 9. Corporation professionnelle des physiothérapeutes du Québec, *Mémoire de la CPPQ sur l'avant-projet de loi modifiant le Code des professions*, *op. cit.*, p. 11, 13.

155. *Physio-Québec*, 23, 3 (hiver 1999) : 5.

156. Rapport annuel de l'Ordre professionnel de la physiothérapie du Québec, 2004-2005, p. 7 ; 2005-2006, p. 15 ; 2006-2007, p. 27-30 ; *Physio-Québec*, 25, 4 (printemps 2001) : 7 ; 27, 2 (automne 2002) : 5 ; 29, 2 (automne 2004) : 8-9 ; 29, 3 (hiver 2005) : 6 ; 30, 2 (automne 2005) : 16.

achèvent de concrétiser ces changements grâce à une révision des contenus de la formation collégiale[157].

En introduisant de nouvelles règles, comme des actes réservés partagés et l'encadrement par les ordres d'individus demeurés jusque-là en marge du régime, l'Office offre aux paramédicales présentes sur le marché privé une rare opportunité d'inscrire dans la loi certaines de leurs principales revendications. Aux psychologues, il permet de redéfinir la psychothérapie pour l'adosser à la psychologie clinique. Aux physiothérapeutes, il offre la reconnaissance d'une expertise contestée en thérapie manuelle et une emprise nouvelle sur les TRP. Les enjeux sont affaires de définition : définition de la psychothérapie ou de la thérapie manuelle, déni aux TRP du droit de diagnostiquer et donc de définir eux-mêmes les cas. Alors que les orthophonistes, les ergothérapeutes et les neuropsychologues se renouvellent grâce à l'usage de diagnostics neufs, les psychologues et les physiothérapeutes profitent des joutes politiques des années 2000 pour se redéfinir, ainsi que leurs positions sur les marchés public et privé.

157. Rapport annuel de l'Ordre des physiothérapeutes du Québec, 2000, p. 4 ; 2001, p. 7 ; 2002, p. 5 ; 2003, p. 7 ; 2004, p. 4. *Physio-Québec*, 9, 4 (novembre 1984) : 3-4 ; 19, 2 (décembre 1994) : 9 ; 19, 4 (avril 1995) : 3 ; 22, 3 (hiver 1998) : 5-6. Ordre professionnel de la physiothérapie du Québec, *Commentaires présentés au ministre de l'Éducation dans le cadre du forum de consultation sur l'avenir de l'enseignement collégial*, *op. cit.*, p. 2-4.

Conclusion

Le 28 mars 2011 paraissait une lettre ouverte signée, fait rarissime, de « jeunes exclus du système scolaire », en raison de troubles affectant leur comportement ou leur capacité d'apprentissage. Ces jeunes témoignaient du poids des diagnostics sur leur vie. « Aussitôt que l'école nous met une étiquette, on ne s'en débarrasse plus. On doit travailler tellement fort pour prouver à ceux qui nous entourent qu'on vaut quelque chose [et] encore plus fort contre nous même pour défaire ce qu'on a intégré comme étiquette. » Les signataires relevaient le faible apport de cette étiquette : « Nous pouvons vous dire comment on se sent quand on se retrouve au bout du chemin des classes spéciales, sur le trottoir avec l'aide sociale, analphabètes, sans diplôme, avec une qualification bidon qui ne donne pas de travail. On se sent mal, en colère et trompé[1]. » À leurs yeux, les promesses qui avaient accompagné l'attribution d'un diagnostic ne s'étaient pas concrétisées.

L'inflation des diagnostics et la médicalisation de nos sociétés sont des phénomènes controversés. Des critiques en soulignent l'impact psychologique sur les personnes, qui brouille l'expérience humaine de la différence, du vieillissement, de la détresse ou de la maternité[2]. D'autres

1. Collectif d'auteurs, « Les jeunes sont absents du débat. Lettre à la ministre de l'Éducation Line Beauchamp et à la coalition Pour une intégration réussie », *Le Devoir*, 28 mars 2011, p. A-9.

2. Peter Conrad, *The Medicalization of Society. On the Transformation of Human Conditions into Treatable Disorders*, Baltimore, Johns Hopkins University Press, 2007, 204 p.

craignent qu'une extension sans fin de la thérapeutique ne brime toute réflexion sérieuse sur le véritable droit à la santé et la priorisation des services[3]. En clinique, suggère-t-on aussi, les catégories les plus alléchantes pour les thérapeutes, comme les catégories génériques, cernent mal les besoins véritables des patients[4]. Et puis, le regard thérapeutique, avec son biais individualiste, ne nous détourne-t-il pas de l'origine sociale et politique de plusieurs problèmes, dont témoigne pourtant leur inégale distribution (comme dans le cas de la dyslexie, par exemple[5]) ? À l'heure où les catégories de la déviance se font de plus en plus élastiques, que penser de la pathologisation accélérée des problèmes scolaires ou de l'explosion du nombre d'enfants « autistes » en ce début de 21e siècle ?

Les professions étudiées ici sont parties prenantes à ces transformations. Qu'elles soient convoquées à y réfléchir sérieusement, au même titre que les médecins ou les compagnies pharmaceutiques, témoigne de leur formidable progression.

De leur timide entrée dans le milieu hospitalier, au milieu du 20e siècle, à la reconnaissance et à la croissance des années 1990, les professions paramédicales ont en effet parcouru un chemin important. Ce parcours remarquable s'est révélé sinueux. Il est celui du monde québécois de la santé.

Si ces professions ont une histoire, si elles ont changé et transformé le monde qui les entoure, c'est que ce que nous appelons la « santé » change aussi. Les diagnostics, les « étiquettes » ont une histoire, comme les clientèles, les administrations publiques, les universités et les législations. Toutes ces histoires prennent un visage humain sous les traits des individus qui soignent par conviction et par métier.

Après 1940, les paramédicales ont intégré les hôpitaux à l'appel de médecins spécialistes. Insatisfaites d'œuvrer dans l'ombre de ceux-ci, plusieurs ont voulu étendre leur activité loin de l'autorité de la médecine. Après 1961, puis 1970, elles ont vu la férule médicale s'atténuer. Favorisées par des réformes qui incitent les établissements à multiplier les niches, elles ont investi de nouveaux espaces qu'elles n'ont d'abord meublé qu'avec

3. Daniel CALLAHAN, « Health and Society: Some Ethical Imperatives », *Daedalus*, 106, 1 (1977) : 23-33.

4. Roger T. MULDER, « An Epidemic of Depression or the Medicalization of Distress », *Perspectives in Biology and Medicine*, 51, 2 (2008) : 238-250.

5. Jean-Paul MARTINEZ, *Un dyslexique ou un mauvais lecteur: le grand malentendu*, Montréal, Éd. Nouvelles, 2003, 211 p.

peine. Puis, après 1985 et surtout 1990, sous l'effet d'une seconde vague de réformes et avec le soutien d'une science désormais à leur mesure, elles ont su mieux étendre leurs territoires de soins. Cette évolution est toujours en cours et rien ne suggère qu'elle s'interrompra bientôt.

Cette histoire commune se décline de plusieurs façons. En réadaptation physique, les praticiennes ont élargi leurs pratiques en usant de diagnostics neufs et bien visibles. Empruntées et limitées dans les années 1970, leurs catégories se sont renouvelées après 1985. Les ergothérapeutes, les orthophonistes et les neuropsychologues témoignent du dynamisme qui anime, dans les années 1990 et 2000, le regroupement de nouvelles clientèles, souvent infantiles. Les membres des professions psychosociales vivent une appartenance plus ambiguë au monde de la thérapie. Celles qui travaillent dans les marchés public ou privé de la santé, et dont nous avons suivi la trace dans ce livre, s'engagent néanmoins sur la voie thérapeutique, parfois spontanément et parfois parce que telle est simplement la logique à l'œuvre dans leur milieu de travail. Thérapeutes aux marges de la thérapie, elles jouent un rôle clef dans la délimitation des frontières de la santé. La transformation de la psychothérapie, subtile et implicite, n'en est pas moins réelle et contribue à déplacer les frontières de ce que nous appelons la « santé » – non sans bénéfice pour les psychologues. De 1940 à 2010, les groupes étudiés ici demeurent ou deviennent des professions « de femmes », une réalité agissante même si les rapports de genre n'ont sans doute pas joué un rôle toujours identique au fil des années.

Que nous disent ces histoires ? Le déplacement des expertises est saisissant. Depuis 1940, les orthophonistes et les ergothérapeutes sont passées de l'entraînement articulatoire et de l'artisanat à des « troubles » de la « communication » ou de la « cognition », largement définis par la neurologie. Les psychologues sont passées de la passation de tests d'intelligence à la psychothérapie des problèmes affectifs, tandis que la psychométrie héritée du début du 20e siècle devenait « neuropsychologie » et que le service social se muait, à l'hôpital et ailleurs, en une action clinique. Il faut garder en tête ce que ces glissements doivent au volontarisme de praticiennes pour qui de nouvelles tâches, opportunément définies, sont un gage de promotion sociale. L'histoire des concepts et des outils fournis par la science est ici indissociable d'une histoire des aspirations professionnelles et des pratiques concrètes.

L'espace couvert ici est très souvent celui de l'État, qui intervient tôt dans le 20e siècle et étatise l'essentiel du secteur de la santé après 1961, puis 1970. Il n'y a pas que lui, notons-le : avant l'étatisation, les employeurs privés de la santé et des secteurs sociaux, qu'ils s'agisse des hôpitaux, des assureurs ou des agences sociales, se bureaucratisaient déjà et favorisaient déjà la professionnalisation des services. Les marchés privés actuels ne sont pas négligeables non plus. L'État québécois, cela dit, demeure le joueur politique le plus décisif de la période étudiée ici. Or, que penser de cette régulation de la santé par l'État ? Qu'y voir ? On a constaté l'impact de ses choix administratifs sur la différenciation et la multiplication non programmée des soins. Il n'est pas sans conséquence que les réformes successives se soient peu attardées au contenu concret des tâches cliniques, pourtant un important ressort de l'évolution réelle des services et de leur expansion. Cet angle mort est encore le lot des plus récents textes de loi censés régir l'activité professionnelle. Les lois 90 et 21, adoptées en 2002 et en 2009, en offrent des exemples éloquents. Rédigés à la suggestion de professionnels, ces textes assurent bien l'exclusion des soignants non membres d'ordres, mais ils se font bien moins précis lorsque vient le temps de baliser les pouvoirs réels, notamment diagnostiques, des professionnels en titre.

En protégeant des actes qu'il décrit mal, le législateur laisse la détermination réelle des responsabilités de chacun à la discrétion des rapports de force. C'est donc à la force du poignet, et pas autrement, que sera déterminé l'avenir de populations entières, autistes ou dyslexiques, ou que se déplacera encore la frontière entre le normal et le pathologique. C'est dans les « zones grises » de la pratique, devenues autant de zones d'ombre pour le public, que seront faits des choix d'autant plus lancinants, et d'autant plus opaques, qu'une bonne part des soins délégués aux marchés privés de la santé continueront d'être financés par les fonds publics de l'assurance maladie ou de la CSST[6].

À moins, bien sûr, que toutes ces questions ne soient finalement abordées en pleine lumière. Les décisions prises en clinique sont des décisions politiques – pas au sens où tout ce qui touche l'humain est politique, mais au sens plus concret, plus restreint, plus bête, où l'avenir

6. Voir : Alan DAVIDSON, « Privatization and Two-Tier Healthcare in Canada », *Healthcare Papers*, 8,3 (2008) : 16-20 ; Jacinthe TREMBLAY, « La CSST, acheteur numéro 1 de soins privés au Québec », *Le Devoir*, 12 novembre 2008.

des réseaux public et privé de la santé dépend directement des choix des professionnels sur le terrain. Qu'est-ce qu'une maladie ? Qui soigne ? À quelle fin ? Dans quel intérêt ? À la lumière des histoires racontées ici, il paraît difficile de croire que l'on puisse réellement penser l'avenir de la santé sans interroger le contenu réel des gestes posés au quotidien, ou sans scruter la construction et l'emploi des diagnostics qui « font » les clientèles. Cela devrait justifier que l'on cesse d'ignorer les ressorts professionnels, les ambitions, les reformulations tacites et les initiatives unilatérales qui animent, souvent à l'écart de la gouverne politique, l'un des principaux lieux d'échange entre l'État et ses citoyens.

Table des matières